総合診療医テキスト

慢性期医療概論

第1巻

一般社団法人日本慢性期医療協会 編集

中央法規

推薦のことば

　日本慢性期医療協会の武久洋三会長は本書の序文「はじめに」で,「確実に言えることは, 日本の医師は少なくとも全員総合診療医たる教育を受け, 国家により認定されている. 8年も人間を総合的に診るべく教育されてきたことを, ひょっとしたら臓器別専門医は忘れてしまっているのではないか. 自分はこの臓器の専門医であって, その外のことは診るべきでないと自認しているのではないか」と, 怒りにも満ちて断じている. このような専門医ばかりが増えることにはならないとは思うが, これからの新制度においては, すべての医師が何らかの専門医になることを目指しての専門医制度を構築しようというのである. 果たしてこのような専門医制度は人々を幸せにするのだろうか? という素朴な疑問を抱かざるを得ない.

　超高齢社会を目の前にして, 医療界ではそれへの対応に迫られているというのにである. しかも, それどころか, その具体的姿さえ見えてこないのが現状である. 多くの政策的提案や評論まがいの意見が述べられるなかで, 実現へと結びつくものがないのも事実である.

　翻って, 従来のテキストブックといわれる医学書の大部分は, 現場で真に役立つものとは必ずしもなっていない. つまり, ベッドサイドで役に立たないというのである. しかも, チーム医療の時代, 医師のみでなく, 看護師や他の医療スタッフに共有できるテキストブックが必要なのである.

　従来のものは, 何らかの病気や健康問題をもった患者の立場での記述やその人たちの生活ぶりや住む環境状態への配慮がないままに書かれていて, 多くは, 現場感覚のない記述になっていたのかも知れない. それに引き替え, 本テキストブックはあしたからでも直ぐに医療現場で役立つ医学書として推薦に価する. しかも, 本書は2014 (平成26) 年11月から始められた「第1回総合診療医認定講座」と第2回を経た上での周到な準備のもとで編纂されたものである. いわば, 講座で関わった執筆者の生の声を集大成したものである.

　それは, 恐らくはじめに書いたような危惧が感じられないほどに執筆者の多くが地域で患者に寄り添いながら, 或いは医療の現場でリーダーとして活躍されている現場感覚のある面々で執筆されたことによると考えられる. 本書の構成・章立てにやや硬さが見られるものの, 読後の印象ではさしたる邪魔立てにはならない. どこを開いても実証的であり,

推薦のことば

　医師のみでならず看護師をふくむ，すべての医療・介護スタッフ，関係者に容易に理解できるものとなっている．随所に図版が入れられ文章を補完し，より分かりやすくしているのも本書の特徴といえる．

　第1巻慢性期医療概論は総論的に纏められていて，特記すべきは，第2章で，小山秀夫氏がこれからの課題でもある地域包括ケアシステムの構築に必要な，医療と介護との連携を円滑にするためのノウハウを制度的なものと関連させながら分かり易く解説を加え，未来志向の今後のこれら方向性にもふれている．また第12章には訪問看護の生みの親とも称される秋山正子氏が自らの数々の訪問看護の経験から，看取りをも視野に入れ，しかも，予防の視点を持つ高齢者ケアについての執筆に及んでいて，医師をはじめすべての医療職種にも現場ですぐに役立つものとなっている．次いで，第15章は秋下雅弘氏による薬物療法と服薬管理において多剤服用にふれ，高齢者にふさわしくない薬物や服薬管理では，薬剤起因性老年症候群発生に警告を発し，さらに，服薬管理能力の把握，アドヒアランスへの工夫を促している．

　第2巻は慢性期医療における疾患の管理で，いわば慢性期に見られる各種病気のケアという各論である．この巻の特色は心臓・肺といった臓器別ではなく，呼吸器系・循環器系という系統別に分類されて執筆されている．第18章の井川誠一郎氏による慢性期医療における診療のポイントでは，患者の診方の注意点が要を得て簡潔に述べられていて，現場に即した診療の在り方が示されている．続く木下牧子氏の脳血管疾患では，急性期医療ではあまり注目される機会がないとして高次脳機能障害を取り上げている．次いで，橋本茂樹氏による地域生活を支えるという視点からリハビリテーションの考え方を述べており，地域包括ケアにリハ本来の重要な部分を加味していかねばならないとして，超高齢化社会でのリハの役割とは何かを問いかけている．第21章では伊藤弘人氏が行政的立場から，しかしそれに傾き過ぎない筆の運びで，認知症対策政策を概観し，認知症に高頻度にみられる複数の慢性疾患の合併・併存する事例を提示しながら多様な対策例を紹介している．ここでは，各地域で試みられている「認知症地域連携パス」を示しており，お薬手帳を媒体とした連携パス事例は明日からでもどこででも応用可能と思われる．矢野　諭氏は最後の第34章の「その他の留意すべき疾患と病態の知識と管理」において，まず「はじめに」で，何故にこのテーマでの執

筆が必要なのかを述べ，その上で自己免疫疾患，血液疾患，婦人科関連疾患，耳鼻咽喉科疾患をとりあげ，さらには，「嚥下障害」に言及されている．しかも，ここには本書最大のねらいが記述されていて，そのままの言葉で述べておく．「臓器別各論のなかで最も重視したものは，Minimum Requirement としての『総合診療医の視点からみた慢性期医療における Common Disease の理解と対応』であり，『QOL が最大限に確保・維持された状態』をつくり出すための方策である」と．また，「あとがき」で編集責任者としての矢野 諭氏は「在宅医療へのシフト」「地域包括ケアネットワークの構築」の推進が加速したことで，それらの中心的担い手としての「総合診療医」に求められる医師像が明確になった，というが，実は加速推進したのは執筆者たち自身であったし，そのなかで医師像そのものを自分たちの手で築き上げていったとものと思われる．そのことが明示的に述べられていて，読み応えのある「あとがき」である．

　さいごに，本来的には総合診療医という医師は，どのような患者や家族をも容易に受け入れ，分かりやすい医療を提供できる医師であるはずである．コミュニケーションよく患者・家族に分かる言葉で分かるように説明し，すべての職種とのチームワークで仕事ができることは当然なのである．このように，そんなに特別でない普通の医師がいて，はじめてよい医療，質の高い医療が成り立つのではないだろうか．このような事を目指したのが本書であり，すべての人々のための熟読の書として推薦する次第である．

　2016 年 6 月
　　　　　　　NPO 法人卒後臨床研修評価機構専務理事　　岩﨑　榮

Foreword

はじめに

　私達医師は，医学生時代に人間形成の期間として一般教養などの科目を2年近く受講し，その後，4年間の専門課程に進むという医学教育を受けてきた．

　現在では，チュートリアル等新しい手法で教育が行われているものの，医学の基礎や，人体の状況，形態的あるいは機能的な面等について，すべての診療科目についての講義を受けた上で，実際の患者を前にしての臨床講義や臨床実習をみっちり行う．その成果を確実なものとするために学科試験をクリアして医学部を無事に卒業し，医師国家試験に合格した者が医師となっている．その後は，昔はインターン，今では前期研修が必須である．前期研修の2年間は，各種臓器に異常を来している患者と向き合いながら，その治療を自らも試行錯誤しつつ，各診療科を巡回する．特殊で小さい科は行かなくとも，少なくとも人間の全身の病変についての総合的な診療経験は積んできているのだ．そして，2年後の後期研修開始時に，自らの専門を決めるために選んだ臓器別診療科別実務の修得に専念することになる．

　しかし，忘れてはならないことは，総合的に勉強してきたのは実に8年もの期間である．にもかかわらず後期研修からまだ2～6年しか経たない医師が，自分の専門としていない臓器や診療科の患者を診ようともせず，「診られない」と言って断わる場合が多々あるのは一体どうしたことだろう．

　一応医学教育は医学全般を広く教育することになっているからこそ，6年もの長期間の学生生活を送り，且つ国の規定する4年間の実務研修を幅広く受けているのである．

　それにも拘わらず，自分の自信のある診療科しか診ようとせず，専門から外れた患者さんを忌避するとはいったいどういうことなのか．

　一人の医師を教育するのに国はどれだけの費用をかけているのか理解しているのだろうか．自信がなければ復習し勉強すればよい．細かい所がわからなければよく知っている人に聞けばよい．そうでなければ，教育してくれた国に報いることはできない．多分彼等はそんな風に大げさには考えていないだろう．あまり得意でもない疾患を無理に診療して失敗すれば裁判になったり，官憲に訴追されたりすることを避けているのであろう．

　今後，自己保身ばかり考えるような医師が増え，国民を積極的に診よ

はじめに

うとしなければ，医学教育に国費を割く理由はなくなるだろう．看護師は卒業して資格を得たら，その時点からあらゆる場面で活躍しなければならない．他のコメディカルも同様である．医療職の大元である医師のすることをじっと見ていれば彼等も身の安全を保とうとするに違いない．

医師とは病にかかった人達を拒絶することはできない．医師法の第19条にその規程はある．まず診断をつけたら，自ら治療するか，より最適な医療機関があるなら紹介するなどして，その患者が良くなるように努力するのは当然ではないか．確実に言えることは，日本の医師は少なくとも全員が総合診療医たる教育を受け，国家により認定されている．

8年も人間を総合的に診るべく教育されてきたことを，ひょっとしたら臓器別専門医は忘れてしまっているのではないか．自分はこの臓器の専門医であって，その外のことは診るべきでないと自認しているのではないか．今19番目の専門医として総合診療医が注目されている．どうやら新しい専門医制度が，大学の復権を意図したものではないかとの疑念を持たれているのかも知れない．私達医師でもNHKの「ドクターG」なる番組を見る時があるが，一般国民にわかりやすく創作しているものの，自らが主役になったように診断学を思い出しながら一喜一憂している自分に気付いているだろう．そうなのだ，診断とはそのように謎解きでもあり，レトリックな思考回路をフルに活用し正しい診断に到達する過程は実に頭を使う．そして，最近では忘れていてもすぐSNSで資料が見つかり，大いなる助けとなっている．

正しい診断がつけば，その治療に入ることになるが，日本の患者の平均年齢は，外来，入院ともに70歳以上となっている病院が多い．高齢者は既に多くの臓器に障害を有している．その高齢者が，新たに発症した急性期症状について，専門医の門を叩くと，その専門医はほとんど単一の診療科の技術しか深く習熟していないため，専門治療は行っても，その患者が既に有している他の臓器障害にまで思いを十分にいたさぬ治療をしてしまう可能性がある．

慢性期と言われる病院には，急性期の病院から，そのような弊害の被害者であろう患者が当然のように送られてくる．ここに，当博愛記念病院とその関連法人の病院における，2010（平成22）年1月〜2016（平

表　新入院患者の検査値の異常値割合

2010（平成22）年1月〜2016（平成28）年1月に，当院を含む計16病院に入院した患者31,521名の，入院時検査における検査値の異常値割合

	患者数（人）	割合（%）	一番悪い値
BUN 20.1 以上	12,436	39.45	225.9
Na 136 未満	9,399	29.82	99.2
Na 146.1 以上	804	2.55	186.5
ALB 3.8 未満	18,795	59.63	1.4
TCHO 130 未満	5,401	17.13	21
GLU 111 以上	19,099	60.59	1,122
Hb	16,854	53.47	2.3
再掲　（男性）12.0 未満	7,627	56.57	2.3
再掲　（女性）11.3 未満	9,227	51.15	3.1

　成28）年1月までの6年間の31,521名の入院時の検査値の異常者数を表に示しておく．急性期の病院は，このような状態の患者を平然と紹介するのである．送られた側はほつれた糸をほぐすように各種臓器の複合障害状態を解きほぐしてからでないと，本格的に日常に戻す治療に入れない．急性期にも総合的に診療できる医師がいればなぁと思うが叶わぬものなのか．

　総合診療医は巷間にいて活躍している．ただ今回創られようとしている専門医制度では，資格としては不十分と言わざるを得ない．大学などの高度急性期での経験がなければ専門医受験の機会すら与えられないのは如何なものか．ここはやはり，専門医としての総合診療医は「臨床総合診療医」と「学術総合診療医」の2つに分けた方が良いのではないか．学術的に更に高みを目指すことは当然であるが，市井の中での総合診療医こそが本当の「総合診療医」と認めるべきであろう．

2016年6月

日本慢性期医療協会 会長
博愛記念病院 理事長　　　武久洋三

Contents

Chapter 1　慢性期医療における理念と実践　016
（武久洋三）

Chapter 2　日本の医療・介護提供体制の今後の方向性 ——制度・政策から読み解く　038
（小山秀夫）

1. はじめに　038
2. 地域包括ケアシステム構築への課題　039
3. 社会福祉法人制度改革議論と介護報酬　041
4. 介護報酬改定の方向性　042
5. 地域医療構想策定ガイドラインの現状　044
6. 今後の方向性　045

Chapter 3　地域包括ケアにおける慢性期医療と介護の展望 ——実践現場にはどのような対応が求められているのか　047
（池端幸彦）

1. 「地域包括ケアシステム」概念の変遷　047
2. 慢性期医療からみた地域包括ケアとは？　049
3. 地域医療構想における慢性期医療の定義　049
4. 近年の診療報酬改定や介護報酬改定からみえてくるものとは？　050
5. 慢性期医療からみた地域包括ケアに必要な5つの連携の鍵　051
6. 退院支援・退院調整の実際　054
7. 最後に　056

Chapter 4　在宅医療推進の必要性と方向性　058
（鳥羽研二）

1. はじめに　058
2. 「治し，生活を支える医療により，長寿と生活の質両面での効果の最大化を目指す」在宅医療　059
3. 地域差に配慮した，在宅医療展開の必要性　059
4. 多職種連携の課題——医師は何を望んでいるか　060
5. 認知症に係る在宅医療　061

- **6** エンドオブライフケア及び緩和ケア ……… 063
- **7** 終わりに ……… 064

Chapter 5　慢性期医療におけるリハビリテーション　065
（橋本康子）

- **1** はじめに ……… 065
- **2** 慢性期リハの位置づけ ……… 065
- **3** 慢性期リハ医療のあり方──7つのキーワード ……… 067
- **4** 廃用症候群 ……… 069
- **5** チームアプローチ ……… 071
- **6** 症例紹介 ……… 073

Chapter 6　病院における在宅支援の役割と地域包括ケア病棟の実際　075
（仲井培雄）

- **1** 地域包括ケア病棟について ……… 075
- **2** 事例紹介 ……… 077
- **3** まとめ ……… 084

Chapter 7　在宅療養支援診療所の実際　085
（照沼秀也）

- **1** 総論──在宅医療経営から ……… 085
- **2** 診療の実際 ……… 088

Chapter 8　慢性期医療における終末期医療　095
（中川　翼）

- **1** 人間は必ず死ぬもの ……… 095
- **2** 死を迎える場所の年次推移 ……… 096
- **3** 死を迎える場所の特徴 ……… 096
- **4** 病院での死──優れている点と劣っている点 ……… 098
- **5** 定山渓病院における「終末期医療」の取り組み ……… 098
- **6** 終末期の意思表示はいつ，どのように？ ……… 099
- **7** 人生の最終段階における医療に関する意識調査集計結果の概要 ……… 101

| 8 | 記録からみる終末期医療 | 101 |
| 9 | おわりに | 104 |

Chapter 9　慢性期医療における緩和ケアの実際　105
（高世秀仁）

1	はじめに	105
2	緩和ケアでは何を行っているのか	105
3	慢性期医療とは何か	107
4	慢性期医療と緩和ケアの類似点	107
5	慢性期医療における緩和ケアの実践に際しての問題点	107
6	慢性期医療における緩和ケア	109
7	おわりに	112

Chapter 10　慢性期医療における臨床指標と総合機能評価——総合診療医に求められる「診療の質」　114
（矢野 諭）

1	はじめに	114
2	臨床指標とは何か	114
3	高齢者総合機能評価（CGA）とは	118
4	さまざまな場で導入されているCGAの視点	120
5	在宅医療における診療の質とは——臨床指標策定へのアプローチ	121
6	臨床指標策定の意義と今後の課題	122
7	おわりに	124

Chapter 11　慢性期医療における医療事故防止対策　125
（飯田達能）

1	医療事故防止対策（リスクマネジメント）の歴史	125
2	医療事故と医療過誤	125
3	医療事故の例，そして医療安全の事業と制度	125
4	医療事故の件数	126
5	慢性期医療における医療事故のリスクの変化と特徴	126
6	医療安全の管理	126
7	医療事故調査制度	130

Chapter 12　在宅最前線の慢性期医療——高齢者ケア 訪問看護の立場から　136
(秋山正子)

1. はじめに　136
2. 地域包括ケアのなかで在宅ケアが推奨される理由　136
3. 訪問看護の活用　140
4. 「生活を支える視点」をもった医療のかかわり　141
5. 求められる地域での医療・介護連携　141
6. 「暮らしの保健室」での取組み——介護予防の視点　142
7. 連携の見える化　143
8. 人々が集う場としての「暮らしの保健室」　143

Chapter 13　在宅最前線の慢性期医療——小児ケア　144
(髙橋昭彦)

1. 普通に暮らすということ　144
2. 医療的ケアが必要な重症児が増えている　144
3. 小児在宅医療の特徴　144
4. 事例1——人工呼吸器装着児の地域支援　146
5. 事例2——子どもの自宅での看取り　148
6. 子どもを一時的に預かるレスパイトケア　149
7. 小児在宅ケアの課題と展望　151
8. おわりに　152

Chapter 14　慢性期医療と身体拘束の廃止　154
(田中志子)

1. はじめに——安易に縛らない信念を　154
2. 「助けて」と泣いたAさん　154
3. 「身体拘束ゼロ」を目指した取組みへ　155
4. 身体拘束はさまざまな弊害をもたらす　156
5. 薬物療法を上回る非薬物療法　156
6. スタッフの存在そのものが非薬物療法　157
7. BPSD発生のメカニズム　157

8	人工呼吸器をはずすBさん	158
9	大切なのは愛する気もち	159
10	最終目的は身体拘束廃止ではない	159
11	在宅復帰したCさん	159
12	Happy End of Life Care	160

Chapter 15　慢性期医療における薬物療法と服薬管理　162
(秋下雅弘)

1	はじめに	162
2	薬物有害作用の実態と要因	162
3	高齢者の薬物動態と処方への反映	163
4	高齢者の多剤服用	164
5	高齢者にふさわしくない薬物	165
6	高齢者の服薬管理	166
7	おわりに	168

Chapter 16　慢性期医療における栄養管理　169
(若林秀隆)

1	はじめに	169
2	栄養管理	169
3	サルコペニア	174
4	サルコペニアの摂食嚥下障害	177
5	おわりに	178

Chapter 17　慢性期医療における口腔管理とチームアプローチ　180
(阪口英夫)

1	はじめに	180
2	口腔ケアとは	180
3	口腔ケアの歴史	180
4	慢性期医療における口腔ケアの効果	182
5	各職種の口腔ケアにおける役割	183
6	慢性期医療における口腔管理においてみられる口腔のトラブル	185

索引　191

総合診療医講座テキスト　第1巻

- Chapter 1　慢性期医療における理念と実践
- Chapter 2　日本の医療・介護提供体制の今後の方向性──制度・政策から読み解く
- Chapter 3　地域包括ケアにおける慢性期医療と介護の展望──実践現場にはどのような対応が求められているのか
- Chapter 4　在宅医療推進の必要性と方向性
- Chapter 5　慢性期医療におけるリハビリテーション
- Chapter 6　病院における在宅支援の役割と地域包括ケア病棟の実際
- Chapter 7　在宅療養支援診療所の実際
- Chapter 8　慢性期医療における終末期医療
- Chapter 9　慢性期医療における緩和ケアの実際
- Chapter 10　慢性期医療における臨床指標と総合機能評価──総合診療医に求められる「診療の質」
- Chapter 11　慢性期医療における医療事故防止対策
- Chapter 12　在宅最前線の慢性期医療──高齢者ケア　訪問看護の立場から
- Chapter 13　在宅最前線の慢性期医療──小児ケア
- Chapter 14　慢性期医療と身体拘束の廃止
- Chapter 15　慢性期医療における薬物療法と服薬管理
- Chapter 16　慢性期医療における栄養管理
- Chapter 17　慢性期医療における口腔管理とチームアプローチ

総合診療医講座テキスト　第2巻

- Chapter 18　慢性期医療における診療のポイント
- Chapter 19　慢性期医療における脳血管疾患の知識と管理
- Chapter 20　地域生活を支えるリハビリテーション
- Chapter 21　慢性期医療に必要な認知症の知識とケア
- Chapter 22　認知症のタイプと実践現場でのケア
- Chapter 23　慢性期医療における呼吸器疾患の知識と管理
- Chapter 24　慢性期医療における循環器疾患の知識と管理
- Chapter 25　慢性期医療における消化器疾患の知識と管理
- Chapter 26　慢性期医療における内分泌・代謝疾患の知識と管理
- Chapter 27　慢性期医療における腎・泌尿器疾患の知識と管理
- Chapter 28　慢性期医療における整形外科疾患の知識と管理
- Chapter 29　慢性期医療における感染症の知識と管理
- Chapter 30　慢性期医療における皮膚疾患の知識と管理
- Chapter 31　慢性期医療における褥瘡の知識と管理
- Chapter 32　慢性期医療における精神疾患の知識と管理
- Chapter 33　慢性期医療における神経難病の知識と管理
- Chapter 34　慢性期医療におけるその他の留意すべき疾患と病態の知識と管理

Chapter 1 慢性期医療における理念と実践

武久洋三

　「慢性期医療」とは，一体どのような医療をいうのであろう．それを論ずるには，まずもって「急性期医療」とは，どういう医療のことを指すのかが決まらないと，それに続く「慢性期医療」の定義は決まらない．

　最近の「急性期医療」の定義としては，中央社会保険医療協議会（中医協）の2007（平成19）年度第6回診療報酬調査等専門組織・DPC評価分科会において提示された図1-1のものがあげられる．

　これによると，急性期だけである程度安定した状態になるまでずっと治療するのかと訝ってしまう．そこには，期間という概念はどこにもない．要するに「不安定」な状態からある程度「安定」した状態になるまでとなると，安定しなければ極端にいえば，何年でも「急性期だ！」ということになる．この定義は明らかにその当時「一般病床は急性期だ」などと能書きをのたまう，公平な目をもたない輩が吹聴するものだから，そこに入院している「超慢性期」の患者まで「急性期患者なんだ」として，7対1の入院直後の患者と同じ高額な入院費がかかる「特定除外」というバカげた制度を，厚生労働省のお役人までもが目をくらまされて，払い続けていた歴史がある．特定除外制度とは，一般病棟入院基本料7対1，10対1を算定する病棟に90日を超えて入院する患者のうち厚生労働大臣が定める状態等にある患者（特定除外患者，表1-1）は，特定入院基本料の算定対象から除かれるという仕組みである．特定除外患者は

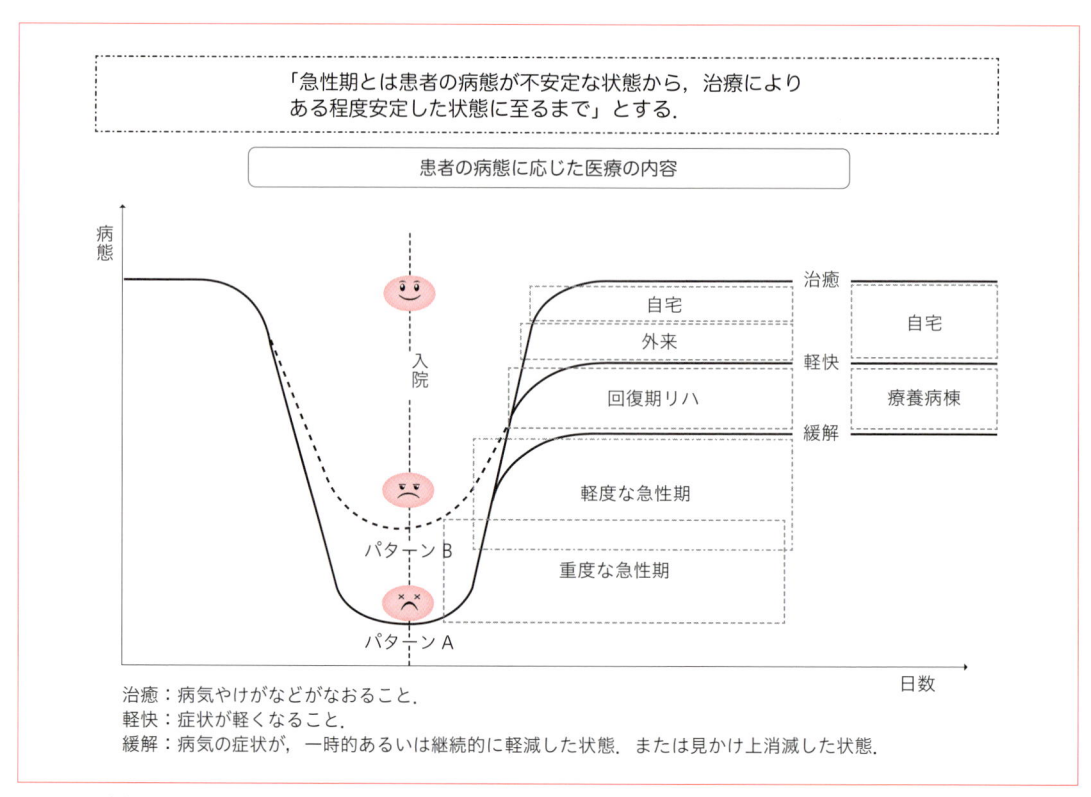

治癒：病気やけがなどがなおること．
軽快：症状が軽くなること．
緩解：病気の症状が，一時的あるいは継続的に軽減した状態．または見かけ上消滅した状態．

図1-1　急性期の定義
　　　　出典：中央社会保険医療協議会2007年度第6回診療報酬調査専門組織・DPC分科会（2007年10月22日）資料．

表1-1 特定除外患者（平均在院日数の計算対象としない患者）

① 難病患者等入院診療加算を算定する患者
② 重症者等療養環境特別加算を算定する患者
③ 重度の肢体不自由者（脳卒中の後遺症の患者及び認知症の患者を除く），脊髄損傷等の重度障害者（脳卒中の後遺症の患者及び認知症の患者を除く），重度の意識障害者，筋ジストロフィー患者および難病患者等
④ 悪性新生物に対する治療（重篤な副作用のおそれがあるもの等に限る）を実施している状態にある患者
⑤ 観血的動脈圧測定を実施している状態にある患者
⑥ 心大血管疾患リハビリテーション料，脳血管疾患等リハビリテーション料，運動器リハビリテーション料または呼吸器リハビリテーション料を実施している状態にある患者（患者の入院の日から起算して180日までの間に限る）
⑦ ドレーン法もしくは胸腔もしくは腹腔の洗浄を実施している状態にある患者
⑧ 頻回に喀痰吸引及び干渉低周波去痰器による喀痰排出を実施している状態にある患者
⑨ 人工呼吸器を使用している状態にある患者
⑩ 人工腎臓，持続緩徐式血液濾過または血漿交換療法を実施している状態にある患者
⑪ 全身麻酔その他これに準ずる麻酔を用いる手術を実施し，当該疾病に係る治療を継続している状態（当該手術を実施した日から起算して30日までの間に限る）にある患者
⑫ 前各号に掲げる状態に準ずる状態にある患者

表1-2 病床機能報告制度における病床の機能区分

医療機能の名称	医療機能の内容
高度急性期機能	・急性期の患者に対し，状態の早期安定化に向けて，診療密度が特に高い医療を提供する機能
急性期機能	・急性期の患者に対し，状態の早期安定化に向けて，医療を提供する機能
回復期機能	・急性期を経過した患者への在宅復帰に向けた医療やリハビリテーションを提供する機能 ・特に，急性期を経過した脳血管疾患や大腿骨頸部骨折等の患者に対し，ADLの向上や在宅復帰を目的としたリハビリテーションを集中的に提供する機能（回復期リハビリテーション機能）
慢性期機能	・長期にわたり療養が必要な患者を入院させる機能 ・長期にわたり療養が必要な重度の障害者（重度の意識障害者を含む） ・筋ジストロフィー患者または難病患者等を入院させる機能

表1-3 日本慢性期医療協会の沿革

- 1992（平成4）年9月26日
  「介護力強化病院連絡協議会」設立
- 1998（平成10）年4月1日
  「介護療養型医療施設連絡協議会」に改称
- 2003（平成15）年8月22日
  「日本療養病床協会」に改称
- 2008（平成20）年7月2日
  「日本慢性期医療協会」に改称
- 2009（平成21）年3月12日
  「一般社団法人日本慢性期医療協会」に移行

平均在院日数の算定の対象にならない．本来超急性期患者のために2006（平成18）年度診療報酬改定にはじめて導入された新しい看護基準の7対1にまで「この特定除外を適応してよい」としたものだ．7対1がはじまってからは，大学病院から中小の自称急性期病院までが，全国に看護師採用キャンペーンをはって大騒ぎになったこともまだ記憶に新しい．

その後，2014（平成26）年10月の病床機能報告制度制定のときの急性期のクライテリアを，表1-2に示す．

しかし私は，今や急性期とは，「手術や急性期処置が終了して数日間」であると思っている．多くの国民もそう思っているに違いない．

私は7対1が導入される前から急性期病院に超慢性期の患者が混入している状態を許容していることは，あまりにも不合理であり，公平であるべき診療報酬制度の信頼性を揺るがすも

のだと一人でわめいていたのである．実は，私が旧日本療養病床協会の会長に推薦されたときに，協会の名前を日本慢性期医療協会（以下，日慢協）に変更するとともに（表1-3），会の範囲を療養病床から在宅を含む広い領域をカバーする，「慢性期」という概念を協会名としたのである．そのときから，この不自然の象徴である「特定除外」を排除することが，日慢協の共通の課題として会員の皆様に了解していただいたのである．そのいわくつきの「特定除外」を「急性期」だと認めさせる定義が図1-1である．この日本の医療保険制度を崩しかねない「特定除外制度」が2012（平成24）年度診療報酬改定において一般病棟入院基本料13対1，15対1について廃止され，2014（平成26）年

年改定において7対1，10対1の病棟においても90日を超えて入院する患者について，平均在院日数に算入するか，療養病床入院基本料1を算定するかを選択しなければならなくなったのである．

恐るべきことは，これまでは何年入院していても「特定除外」の患者は平均在院日数に算入しなくてもよかったわけで，特定除外の患者が90％入院していてもたった10％の患者の入院日数の平均が18日以下であれば7対1のとてつもなく高い点数をずっと算定していたわけである．

これが実質改善されて，ある程度は不公平はなくなりつつあるが，もうひとつ，重大で不正直な病院運営が行われていたのである．

それは，一般病床の7対1や10対1と療養病床の両方の病棟からなる，いわゆるケアミックス病院がどんどん増えてきたことによる．すなわち，病床すべてを一般病棟として運営のできなかった，急性期患者がそんなにいない「自称急性期病院」は，特定除外患者だけでなく，実は慢性期から超慢性期の状態の患者をもっと多くかかえていたのである．

療養病床の基準は1病室当たり4床以下，患者1人当たりの病室面積6.4m^{2}以上，廊下幅は中廊下で2.7m以上と定められているが，ケアミックス病院では，6人部屋を4人部屋にした不完全な療養病棟をつくり，そこに在宅に帰ることのできない患者を入れたのである．これら，いわゆるケアミックスの病院は，療養病床の経過形のような不完全な療養病棟を運営している病院が多かっただけでなく，医療区分2，3が80％以上の20対1ではなく，何の縛りもない25対1の病棟に軽症を中心に主に高齢の慢性期患者を住居代わりに入院させるとともに，熱が出たり，病変が現れるとすかさず一般病棟に転棟させて，出来高で高い治療費を稼ぎ，よくなると元の25対1に戻すという，いわば患者の「キャッチボール」を繰り返していたのである．

このことも20対1の療養病棟に比べ，著しく公平性を欠くものとして，日慢協は是正を訴えてきたが，2014（平成26）年4月の診療報酬改定では，「在宅復帰率」の導入により，あっけなくこの「キャッチボール」は事実上不可能に陥ったのである．

このように，主にケアミックス病院は「自称急性期」と「一見慢性期」の患者の組み合わせが多かったのは事実であり，名目だけの「迷惑救急患者」が多い救急指定をとっているものの，一部に急性期患者が入院しているというだけで，うちは「急性期病院」だと胸を張っていた胸は完全にぺしゃんこになってしまった．

そのうえ，「救急医療管理加算」の見直しにより，救急管理加算2が新設され，点数が半減させられたのである．

これらは厚生労働省自体が一般病床の優遇，保護政策をとってきたため，命脈をつないできた「カメレオン病院」にとっては，「まさかそこまでやられるとは！」と絶句させられたものであろう．それらの病院は，今後は新設の「地域包括ケア病棟」をいち早く申請して生き残りを図っている．

しかし，中途半端な「急性期」治療しかできていない病院は，当然良質な「慢性期」治療はできるわけがない．「慢性期」医療に真面目に取り組んでいる日慢協の会員の志気は高く，正に「慢性期」に命をかけて頑張っている病院は，日本の宝である．

実際「慢性期医療」が独立した概念として認められているのは，世界でも日本くらいであろう．欧米先進国では，「急性期」しか頭になく，治療しても，家に帰れなくなった患者はスキルドナーシングホームなどに十把一絡げで入れられてしまう．

すなわち，きちんと治療すればよくなって帰れる人も，そうでない人もほとんど区別されていない．最近やっとアメリカでLTAC（long term acute care）の病院が500を超えてきたことは，喜ぶべきである．LTACは，「長期急性期（LTAC）病院とは複数の合併症を抱え重篤で長期入院が必要な医学的に複雑な患者に専

門性の高い急性期ケアを提供する病院である」というような定義のもとに運営されている．

　これらのLTACについて，日慢協も5年くらい前から日本への導入を提言し，2013（平成25）年には「日本長期急性期病床（LTAC）研究会」を発足させ，初代会長は公立昭和病院の上西紀夫先生が務められており，毎年定期的な研究大会を開催している．

　これらの概念は，2014（平成26）年4月に新設された「地域包括ケア病棟」の発想に少なからず影響を及ぼしたとすれば幸いである．

　この「地域包括ケア病棟」は間違いなく最大で最強の病棟となり，2014（平成26）年改定の「時々入院，ほぼ在宅」を実践した病棟となろう．2014（平成26）年5月15日に日慢協の提案で設立された「地域包括ケア病棟協会」は初代会長の仲井培雄先生のもと，大きく羽ばたこうとしている．

　一方，日慢協には，国際委員会が2008（平成20）年12月に発足し，委員長には 中村哲也先生が就任されている．中村先生は，そのバイタリティーと統率力により，2010（平成22）年3月に第1回 アジア（国際）慢性期医療学会を京都で開催した．実に参加11か国という，初回としては大きなエポックメイキングな大会となり，その後，第2回，第3回と続けて開催されている．

　中国・韓国など最近の国際情勢の変化により，なかなか難しい状況にもかかわらず，2015（平成27）年6月には，新たに中国が加入し，東京で中国慢性期医療協会の郭 躍氏（上海仁済医療集団 総裁），韓国慢性期医療協会の金 德鎮氏（喜縁病院理事長）と日慢協の三者での調印式が行われた．今後も日本から発信された「良質な慢性期医療がなければ日本の医療は成り立たない」が「アジアのそして世界の医療は成り立たない」というレベルにまで高められるように，中村哲也アジア慢性期医療協会理事長の手腕に大いに期待するところである．

　ところで，日慢協は，もとをたどればそのルーツは「老人の専門医療を考える会」にある．

思えば，1981（昭和56）年頃に大騒ぎとなった三郷中央病院事件を憶えておられるであろうか．「老人病院悪徳論」が喧騒され，真面目に老人病院を運営してきた医師たちは，初代会長天本宏先生や二代目会長大塚宣夫先生を中心に「老人の専門医療を考える会」を設立し，一部の悪徳老人病院ではない，真面目な老人医療を専門として運営している全国の同志が集結し，良質な老人医療の普及に力強く努めたことが，事実上の日本の慢性期医療の「黎明」といえるだろう．この「老人の専門医療を考える会」は2015（平成27）年7月より，再び天本宏先生を第5代会長として迎え，新しい形でその息子である「日本慢性期医療協会」とは少し違った観点から継続して運営されている．

　さて，「日本療養病床協会」から「日本慢性期医療協会」に改称してから療養病床のみならず，「慢性期医療」という大きな視点からの会の運営となり，会員施設数も1,150を超えてきている．小さくとも山椒のように，じりりと辛い存在感のある会の運営を心がけている．

　表1-4 に「慢性期医療」の概念と範囲を示してある．

　2014（平成26）年には，8月に医療法が改正され，「医療介護総合確保推進会議」が7月に，「地域医療構想策定ガイドライン等に関する検討会」が9月にスタートした．この2つの委員会に日慢協から会長である筆者が委員として参加している．

　改正された医療法に基づき，都道府県は，医

表1-4　慢性期医療の範囲

- 一般慢性期病床
- 地域包括ケア病棟
- 回復期リハビリ病棟
- 医療療養病床（在宅復帰機能強化型，重度長期慢性期病床）
- 障害者等入院基本料算定病棟
- 特殊疾患病棟
- 介護療養型医療施設
- 介護老人保健施設，介護老人福祉施設における医療
- SNW，SNR 在宅及び居住系施設における医療

療計画に，将来の医療提供体制に関する構想（地域医療構想）に関する事項を定めることとされている．「地域医療構想策定ガイドライン等に関する検討会」では，地域医療構想策定のためのガイドライン，病床機能報告の公表（病床機能報告制度）などに関する事項を検討した．病床機能報告制度は，全国の病院病床を4つの医療機能（高度急性期機能，急性期機能，回復期機能，慢性期機能）に分類するものである．都道府県に地域医療の構想区域を定め，その区域に機能区分ごとに病床がどの程度必要になるのかを医療計画に記載する．人口が減少し，医療需要の減少した地域の病床を大きく削減させようとするものであり，全国の病院が高い関心を示している．

図1-2には，2015（平成27）年6月に発表された，全国の機能別病床の数が書いてある．

これによると，2025（平成37）年には急性期の約53万床に対して，慢性期は約66万床にもなり，新たに在宅へ移行するものを含めば100万床にもなり，急性期の2倍となっている．それを都道府県別・医療機関所在地ベースでみたものが図1-3である．おおむね大都市部では不足するところが多く，それ以外の地域では過剰となるところが多い．

最も不足する大阪府では約10,000床足りなくなると推計され，逆に最も過剰となる高知県では約5,000床が余ると推計されている．

医療機能別必要病床数の推計においては，4つの医療機能のうち，高度急性期，急性期，回復期については，患者の状態や診療の実態を勘案できるよう，2013（平成25）年度のNDBのレセプトデータ及びDPCデータ等を活用し，医療資源投入量（患者に対して行われた診療行為を1日当たりの診療報酬の出来高点数（入院基本料相当分及びリハビリテーション料の一部を除く）で換算した値）を入院経過日数順に並べて，その境界点の分析・検討が行われている．

具体的な考え方は，次のとおりである（図1-4）．

- 医療資源投入量の推移から，高度急性期と急性期との境界点（C1），急性期と回復期との境界点（C2）となる医療資源投入量を分析．
- 在宅等においても実施できる医療やリハビリテーションに相当する医療資源投入量として見込まれる境界点（C3）を分析したうえで，在宅復帰に向けた調整を要する幅をさらに見込み，回復期機能で対応する患者数とする．

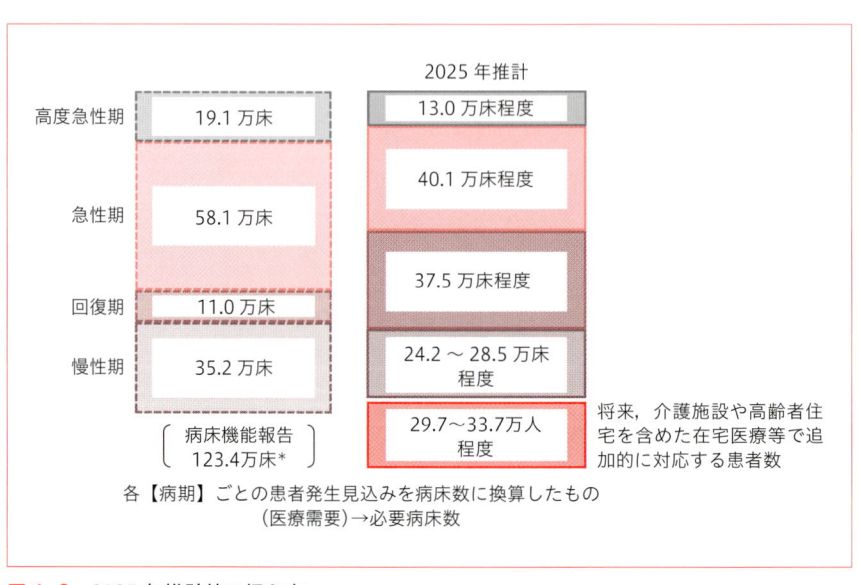

	病床機能報告	2025年推計
高度急性期	19.1万床	13.0万床程度
急性期	58.1万床	40.1万床程度
回復期	11.0万床	37.5万床程度
慢性期	35.2万床	24.2～28.5万床程度
	病床機能報告 123.4万床*	29.7～33.7万人程度（将来，介護施設や高齢者住宅を含めた在宅医療等で追加的に対応する患者数）

各【病期】ごとの患者発生見込みを病床数に換算したもの（医療需要）→必要病床数

図1-2　2025年推計値の捉え方

出典：厚生労働省医政局地域医療計画課佐々木昌弘先生資料（2015年6月29日）．

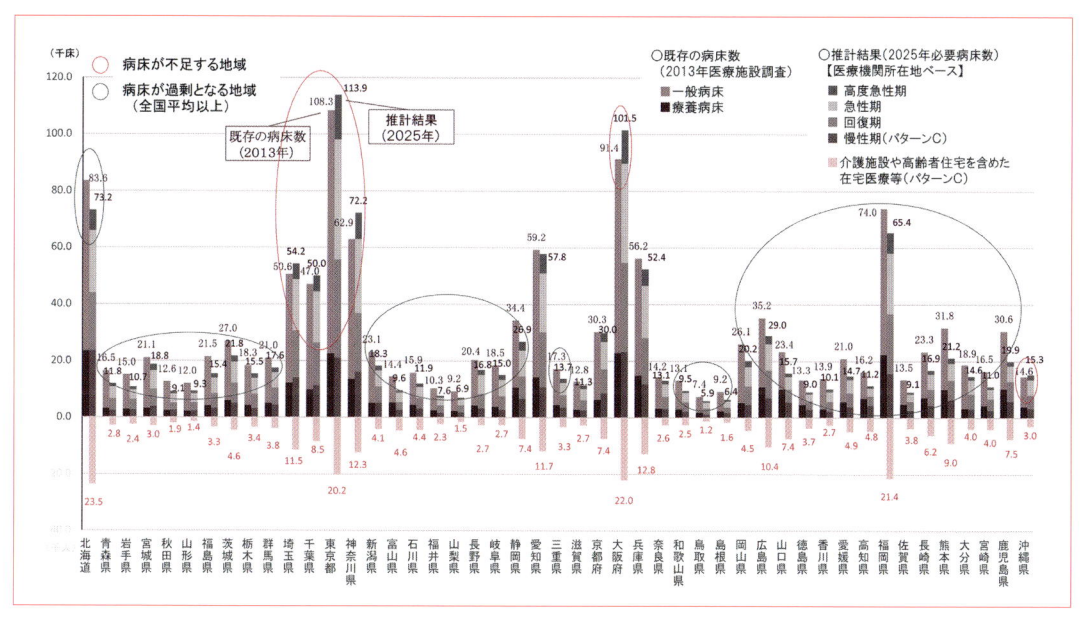

図1-3 2025年の医療機能別必要病床数の推計結果（都道府県別・医療機関所在地ベース）
出典：医療・介護情報の活用による改革の推進に関する専門調査会「医療・介護情報の活用による改革推進に関する専門調査会 第1次報告」（2015年6月15日）.

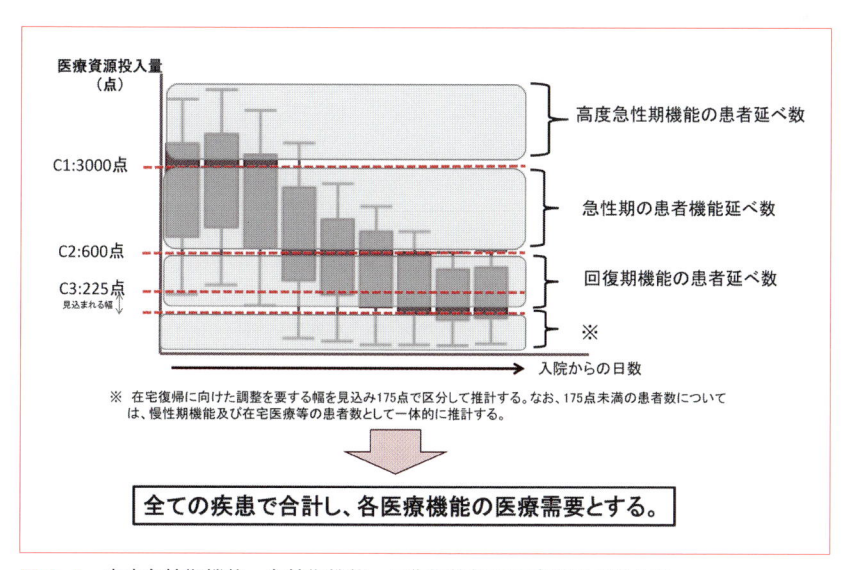

図1-4 高度急性期機能，急性期機能，回復期機能の医療需要の考え方
出典：第9回地域医療構想策定ガイドライン等に関する検討会（2015年3月18日）資料.

なお，調整を要する幅として見込んだ点未満の患者数については，慢性期機能及び在宅医療等の患者数として一体的に推計することとする（在宅医療等とは，居宅，特別養護老人ホーム，養護老人ホーム，軽費老人ホーム，有料老人ホーム，介護老人保健施設，その他医療を受ける者が療養生活を営むことができる場所であって，現在の病院・診療所以外の場所において提供される医療を指す）.

・C1を超えている患者延べ数を高度急性期機能の患者数，C1～C2の間にいる患者延べ数を急性期機能の患者数，C2～C3の間にいる患者延べ数を回復期機能の患者数として計算.

このように3,000点以上と600点，さらに225点以下というように，DPC病院に入院した患者は入院初日から数日間は高い入院費と

表 1-5　病床の機能別分類の境界点（C1〜C3）の考え方【案】

	基本的考え方	患者像の例
高度急性期と急性期の境界点（C1）	対象が重症者に限られ，充実した人員配置等が要件となっているハイケアユニット等を退室する段階の医療資源投入量	人工呼吸器は離脱したが，抗菌薬治療等の標準治療が必要．画像や血液検査等による評価も継続して実施する必要がある状態．
急性期と回復期の境界点（C2）	急性期における治療が終了し，医療資源投入量が一定程度落ち着いた段階における医療資源投入量	抗菌薬治療等の標準治療は終了したが，経口摂取不十分や術後の体液排出のため，輸液管理や術後のドレーン管理は継続している状態． （急性期の医療需要の考え方） 医療資源投入量が落ち着いていても，状態の安定化に向けて急性期としての医療が必要な患者もいることから，そうした患者をどのように見込むか．
回復期と慢性期・在宅医療等の境界点（C3）	療養病床または在宅等においても実施できる医療やリハビリテーションの密度における医療資源投入量	輸液管理や術後のドレーン管理が不要となり，定期薬以外の治療は終了． （調整期間の医療需要の考え方） 境界点に達してから退院調整等を行う期間の医療需要をどのように見込むか．

出典：第6回地域医療構想策定ガイドライン等に関する検討会（2014年12月25日）資料．

回復期と居宅施設等の医療※の境界点（C3）	療養病床または在宅においても実施できる医療やリハビリテーションの密度における医療資源投入量 ○境界点に達してから退院調整等を行う期間の医療需要を見込む	・誤嚥性肺炎に対する抗菌薬療法は終了し，全身状態は安定しているが，経口摂取は不安定で補液が必要．喀痰が多いため吸引を行っている． ・大腸がんの手術後，経過は良好であったが，腸閉塞となり，絶飲食とし，補液およびイレウス管によるドレナージを行っている．

※居宅で訪問診療を受ける者，施設で訪問診療を受ける者，医療機関に通院する者等が含まれる．

| 慢性期 | ・長期にわたり療養が必要な患者を入院させる機能
・長期にわたり療養が必要な重度の障害者（重度の意識障害者を含む），筋ジストロフィー患者または難病患者等を入院させる機能 | ・脳幹出血のため，急性期病院へ入院した．意識障害及び人工呼吸器による呼吸補助が長期化し，気管切開を行った．意識障害が続き，さらに長期にわたる療養が必要なため，療養病床のある病院へ転院し，経鼻胃管にて栄養剤を注入している．
・先天性ミオパチーにより幼児期より入院し，寝たきりで体動は少ないが意識清明．気管切開をし，1日数回の喀痰吸引が必要．胃瘻を造設し，栄養剤を1日3回注入している． |

平成27年1月29日　第7回地域医療構想策定ガイドライン等に関する検討会　資料より

↓

| 在宅医療等 | ○点 | 在宅等においても実施できる医療やリハビリテーションの密度における医療資源投入量
○境界点に達してから退院調整等を行う期間の医療需要を見込む． | ・誤嚥性肺炎に対する抗菌薬療法は終了し，全身状態は安定しているが，経口摂取は不安定で補液が必要．喀痰が多いため吸引を行っている．
・大腸がんの手術後，経過は良好であったが，腸閉塞となり，絶飲食とし，補液およびイレウス管によるドレナージを行っている．

［例］
補液＋点滴管理＋ドレーン |

図 1-5　慢性期の患者像の例

出典：第8回地域医療構想策定ガイドライン等に関する検討会（2015年2月12日）資料．

なっているが，1週間を過ぎると次第に安くなっていくことを利用して，その減衰の状況により病床の機能分類を利用しようとしたものである．回復期までくらいならわからないこともないが，慢性期は175点以下とし，ほとんど在宅と変わらないという設定とされていた．しかも病床機能別患者の例示として，表1-5が出された．

表1-6　医療の提供状況の推移

	一般慢性期 (13対1+ 15対1)	医療療養 病棟 (20対1)		医療療養 病棟 (25対1)		介護療養 病棟 (30対1)		介護老人 保健施設 (療養型)		介護老人 保健施設 (従来型)		介護老人 福祉施設	
総数	11,873人	333人	14,472人	11,147人	13,521人	1,833人	16,603人	5,067人	436人	257人	24,013人	2,030人	19,785人	1,426人
中心静脈栄養	9.8%	6.9%	8.8%	10.8%	5.3%	8.4%	0.9%	1.5%	0.0%	0.0%	0.0%	0.0%	0.1%	0.0%
人工呼吸器	1.6%	2.1%	2.2%	2.6%	0.5%	0.8%	0.0%	0.2%	0.0%	0.0%	0.0%	0.0%	0.0%	0.0%
気管切開・気管内挿入	4.5%	5.2%	15.9%	17.8%	7.2%	6.7%	1.7%	1.4%	3.5%	0.0%	0.1%	0.1%	0.1%	0.1%
酸素療法	14.0%	10.8%	19.7%	21.3%	11.4%	11.4%	2.9%	4.1%	2.3%	0.4%	0.5%	0.5%	0.8%	0.6%
喀痰吸引	20.6%	30.0%	40.2%	47.2%	25.6%	29.0%	18.3%	29.6%	14.9%	5.4%	2.4%	1.8%	4.4%	1.6%
経鼻経管・胃ろう	16.0%	39.8%	35.7%	56.1%	29.9%	41.7%	36.8%	46.2%	35.1%	5.1%	7.3%	6.9%	10.7%	7.0%

□ 2010年度　厚生労働省調査　　■ 2015年度　日慢協調査

出典：厚生労働省「医療施設・介護施設の利用者に関する横断調査」速報値及び日本慢性期医療協会「医療施設・介護施設の利用者に関する横断調査」．

　このなかでの慢性期の患者像の例には本当に驚いた．

　検討会であまりにも軽すぎる病態の例示であり，実際には重症が多い事実からみると適切でない由を強力に訴えたところ図1-5のように症例の例示を変更してくれた．

　慢性期医療の患者像として，医療資源投入量1,000点よりもさらに低い患者が，慢性期に移行するのではなく，医療資源投入量の高い場合，すなわち十分治りきらず，濃度の濃い治療を行わざるをえない患者が，高度急性期病院から慢性期病院に紹介されてくるのが実態である．

　表1-6のように，2010（平成22）年の厚生労働省保険局と老健局の横断調査（医療施設・介護施設の利用者に関する横断調査）と日慢協が2015（平成27）年5月31日付で行った緊急調査（医療施設・介護施設の利用者に関する横断調査）を比べるとわかるように，明らかに医療療養20対1では，重度の人が増加している．ちなみに私が運営する徳島の博愛記念病院の2016（平成28）年4月27日現在の重症患者割合を表1-7に示す．

　表1-8は，日慢協役員施設（病院50，老健16）で2013（平成25）年4月〜12月31日までに入院していた患者を対象とし，退院患者

表1-7　博愛記念病院 医療療養・障害者施設等病棟における入院患者の病態（210床）
（2016年4月27日現在）

気管切開		45.5%
人工呼吸器		21.2%
CVカテーテル		17.9%
経腸栄養　80.6%	食道ろう	0.8%
	経鼻	23.6%
	胃ろう	52.8%
	腸ろう	10.6%
尿道留置カテーテル		5.7%

平均年齢 80.8歳
地域包括ケア病棟1（51床），回復期リハビリテーション病棟1（30床），医療療養病棟（20対1）（72床），障害者施設等病棟（13対1）（57床）

個別調査を実施したものであるが，医療療養20対1で入院後2週間以内に在宅復帰を果たした患者は31.7％を占めていた．また，1か月以内に在宅復帰を果たした患者は，52.7％と半数を占めていることがわかった．以上の結果から日慢協の会員病院は平均的に重症の患者をpost acuteとsub acuteから受け入れていることを表している．

　地域医療構想策定ガイドライン等に関する検討会で「慢性期の患者の状況」がよくわからないといわれているが，2014（平成26）年11月にすでに542病院がDPCのデータ加算をとり詳細レセプトデータを提出している．検査

表1-8 日本慢性期医療協会役員施設における在宅復帰者入院（所）日数の分布（%）

入院期間		病院全体	医療療養20対1	医療療養25対1	回復期リハ病棟	亜急性期病棟	一般病床7対1	一般病床10対1	一般病床13対1	一般病床15対1	特殊疾患病棟	障害者施設等入院基本料	認知症病棟（精神科）	介護療養型医療施設	老健全体	在宅強化型老健	一般老健
全退院患者数		100	100	100	100	100	100	100	100	100	100	100	100	100	100	100	100
在宅復帰	自宅	43.1	16.3	19.9	56.8	81	74.4	51.5	43	8.1	31.1	34.9	17.5	11.4	33.6	48.5	18.2
	居住系	5.8	4.9	2.5	9.2	3.4	1.7	6.2	17.9	5.4	2.1	4.6	17.5	6.3	10.1	17.6	2.4
	特養	3.8	7.6	4.7	3.9	2.4	1.3	1.3	0.2	4.5	2.5	2.5	5	5.6	7.4	8	6.8
	計	52.7	28.8	27	69.8	86.8	77.4	59	61.1	17.9	35.7	42	40	23.3	51.1	74	27.4
死亡退院		16.8	37.2	38.4	3.4	0.5	3.3	6.8	13.3	12.5	34.5	18.4	3.8	36.6	6.6	5.4	7.8
在宅復帰率		63.3	45.9	43.8	72.2	87.3	80	63.3	70.5	20.5	54.5	51.4	41.6	36.7	54.7	78.2	29.7
1〜7日		30.1	18	7	3.3	9.7	54.6	49	61.3	18.3	65.9	28.9	0	16.8	0.4	0.4	0.5
8〜14日		13.4	13.7	7.6	3	14.9	21.6	19.4	15.9	18.3	5.9	13.4	0	7.1	0.6	0.2	1.6
15〜21日		8	11.3	8.6	3.3	14	8.5	14	5.1	16.7	2.4	9.5	3.1	3.1	0.7	0.6	1.1
22〜30日		6.9	9.7	2.2	5.4	16.1	5.9	8.5	4	10	4.7	8.7	6.3	4.9	4.5	1.4	13.2
1〜2か月		14.4	19.2	13.5	21.6	40.4	6.4	7.1	5.6	25	8.2	12	12.5	13.7	16.8	17.6	14.3
2〜3か月		13.8	11.3	8.6	37.4	4.9	2	1.4	2.7	5	5.9	9.9	12.5	8.8	17.3	17.6	16.5
3〜6か月		10.4	9.7	31.4	24.5	0	0.9	3	6.7	2.4	13.2	31.3	31.3	1.8	35.8	39	26.9
6か月〜1年		1.8	5	10.3	1.1	0	0	0	1.3	0	3.5	2.4	21.9	12.8	12.3	12.4	12.1
1〜2年		0.7	0.8	8.1	0.3	0	0	0	0.3	0	1.2	0.6	9.4	7.5	7.1	6.3	9.3
2〜3年		0.2	0.5	2.7	0	0	0	0	0	0	0	0	3.1	1.8	2.7	2.7	2.7
3年以上		0.3	0.8	0	0	0	0	0	0.5	0	0.2	0	5.3		1.7	1.8	1.6
合計		100	100	100	100	100	100	100	100	100	100	100	100	100	100	100	100

出典：日本慢性期医療協会病院 退院患者・老人保健施設退所者調査集計結果.

やX線，注射，処方，投薬，リハビリテーションなどすべての処置をつぶさに報告している．これらのデータを公表すれば慢性期にどのような患者が入院しているかということや，それらの患者はとても在宅患者の状態とは比べものにならないことが直ちに明白となる．しかし全国の療養病床を有する病院は4,000近くある．日慢協の会員外の約3,000近い病院では25対1が70%近くを占め，医療区分1が50%を超えているのである．だからこれらの病院にいる患者のなかには在宅療養が十分に可能な患者がいることも事実である．

2015（平成27）年3月4日の中医協のデータでも図1-6のように，一般病床で7.2万人，療養病床で4.3万人，合計11.5万人が病状としてはいつでも退院できるということを病院自らが認識しているのである．

在宅に移行させるべき患者は，一般病床には数多く潜在していると思ってよい．そして劣悪な環境で，もしかしたら適正な慢性期医療を受けることができていないかもわからない．実際に，厚生労働省保険局医療課が2015（平成27）年10月に中医協に出した資料が，図1-7，1-8である．これまで，療養病床には状態の安定した患者が多く入院しているという内容の資料ばかりが出されていたが，ついに，日本の医療の最高のレベルの病棟である7対1病棟入院患者の実態調査結果を公表したのだ．図1-7にあるように「医師の指示の必要ない」か，あっても「週1回程度」という患者が半

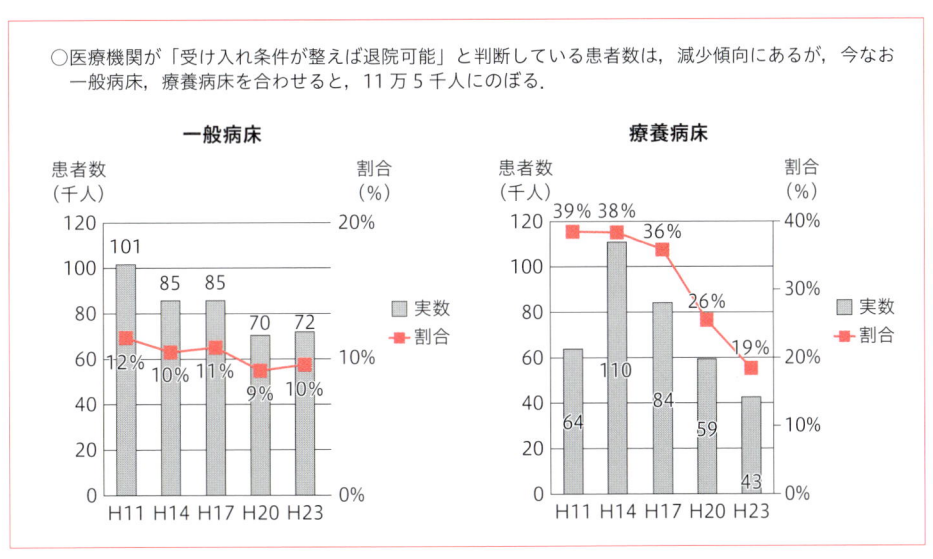

○医療機関が「受け入れ条件が整えば退院可能」と判断している患者数は，減少傾向にあるが，今なお一般病床，療養病床を合わせると，11万5千人にのぼる．

図1-6 「受け入れ条件が整えば退院可能」な患者

資料：平成11-23年患者調査．
出典：第292回中央社会保険医療協議会 総会（2015年3月4日）資料．

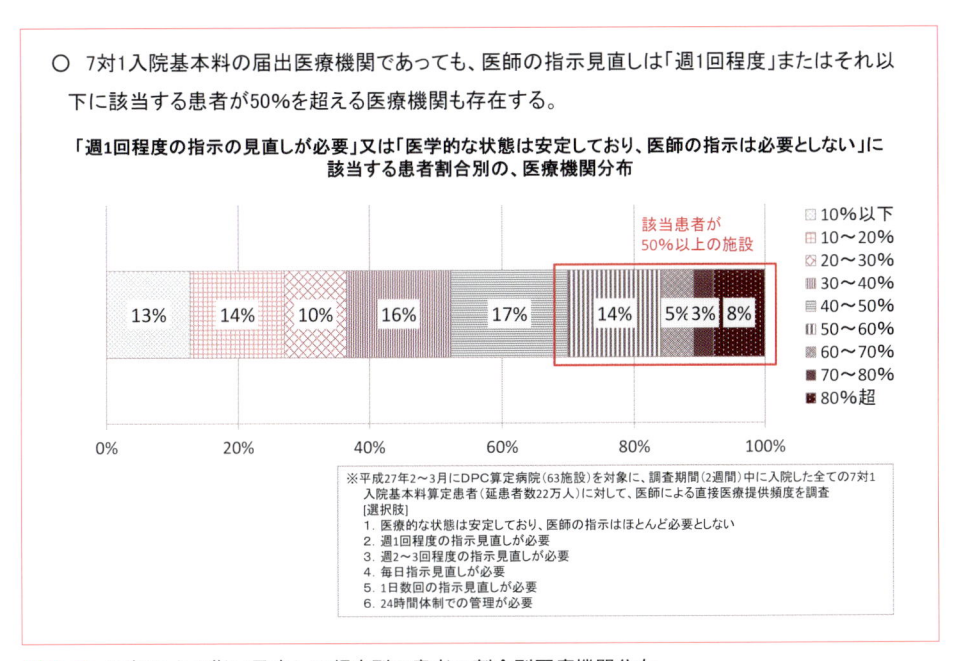

○ 7対1入院基本料の届出医療機関であっても，医師の指示見直しは「週1回程度」またはそれ以下に該当する患者が50％を超える医療機関も存在する．

「週1回程度の指示の見直しが必要」又は「医学的な状態は安定しており，医師の指示は必要としない」に該当する患者割合別の，医療機関分布

図1-7 医師による指示見直しの頻度別の患者の割合別医療機関分布

資料：保険局医療課調べ．
出典：第306回中央社会保険医療協議会 総会（2015年10月14日）資料．

分以上入院している病棟が何と40％近く存在し続けていることが示されている．

図1-8には，7対1の病棟での入院患者が退院できない理由として，退院後の入所先や入院先が見つからない，家族や本人の希望によりもっと入院していたいという希望があるなどの理由である患者が，症状はいつ退院しても良い程度であるにもかかわらず，何と最大75％も入院していることを示している．

これらの資料を公表したということは，厚生労働省はすでに7対1の現状を把握していたのだ．そしてこれらの状況を知っていたからこそ，2014（平成26）年度改定で7対1の大幅削減をはじめたのではないか．前回の2014

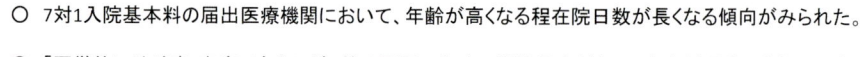

○ 7対1入院基本料の届出医療機関において、年齢が高くなる程在院日数が長くなる傾向がみられた。

○ 「医学的には外来・在宅でもよいが、他の要因のために退院予定がない」患者が退院できない理由として、年齢が高くなる程、「入所先・入院先の施設が確保できないため」や「家族の希望」と回答した割合が高くなる傾向がみられた。

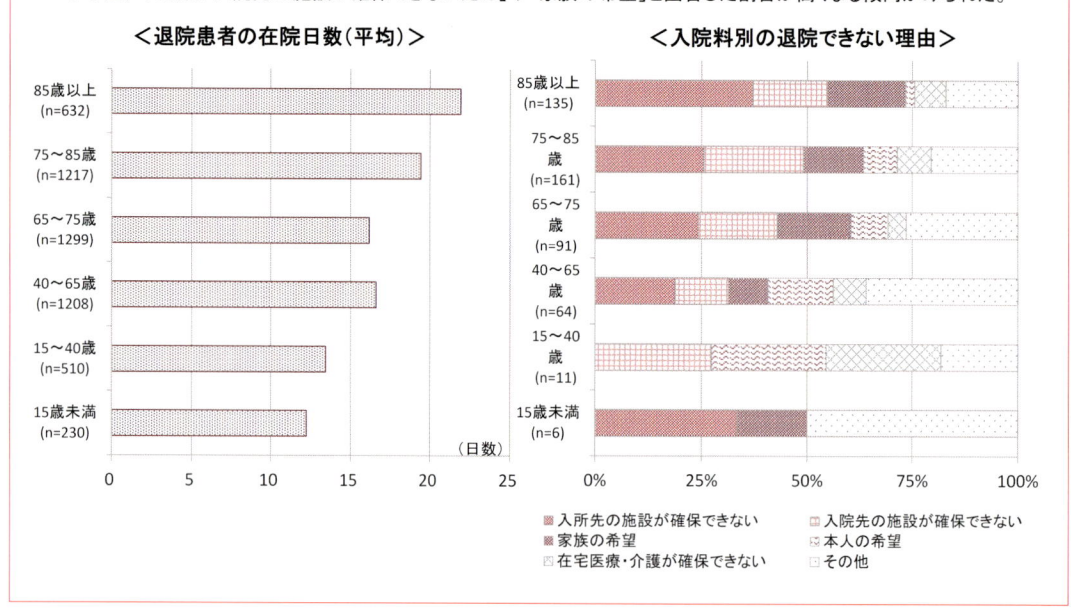

図 1-8　年齢階級別の在院日数と退院できない理由

出典：2014 年度入院医療等の調査（患者票）．
出典：第 306 回中央社会保険医療協議会 総会（2015 年 10 月 14 日）資料．

（平成 26）年度改定で敷いた太いレールの上を改定列車は走っており，これは 2018（平成 30）年度同時改定まで続くだろう．事実，今回の 2016（平成 28）年度改定は，正に論理的改定ともいえる大変に緻密なものとなった．

厚生労働省は，高度急性期病院だけを急性期病院と位置づけ，それ以外のいわゆる"地域"急性期病院は，7 対 1 である必要はないということを示しているのである．

さらに日本は諸外国と比べ，寝たきり患者がたくさんいるといわれている．それは，急性期病院の平均在院日数が長いことに起因しているのである．諸外国では 5 日程度であるが，日本では前述した特定除外の対象者を入れると 45 日程度である．手術が終わった後もだらだらと入院させてきた結果，高齢者は自分で動けなくなり，多くの寝たきり状態の患者が出てきている．実際に，急性期病院での入院期間が短ければ，急性期治療後を受け持つ慢性期病院での入院期間が短いという結果が得られている（図 1-9）．また，急性期病院での入院日数が短いほうが，慢性期病院での 1 日当たりの FIM 効率が高いという結果も得られている（図 1-10）．

まだまだ日本の医療は整理整頓，効率化すべきところが多いということかもしれない．今年度に入ってから各都道府県の二次医療圏で「地域医療構想調整会議」がはじまっている．医師会主導で行われている場合が多いが，病床の未来を決める会議に無床診療所出身の議長に音頭をとられてもどうか，という意見もあるが，むしろ第三者的に采配してくれるならそのほうがよいかもしれない．

全国のほとんどのところで病床の削減をしなければならない．しかし，まだどの地域の会議も手さぐり状態で何かが決まる様子はうかがえない．

ここではっきりしておいてほしいことがある．厚生労働省の案では約 20 万床くらい削減させるといっているが，冷静に考えてみればよ

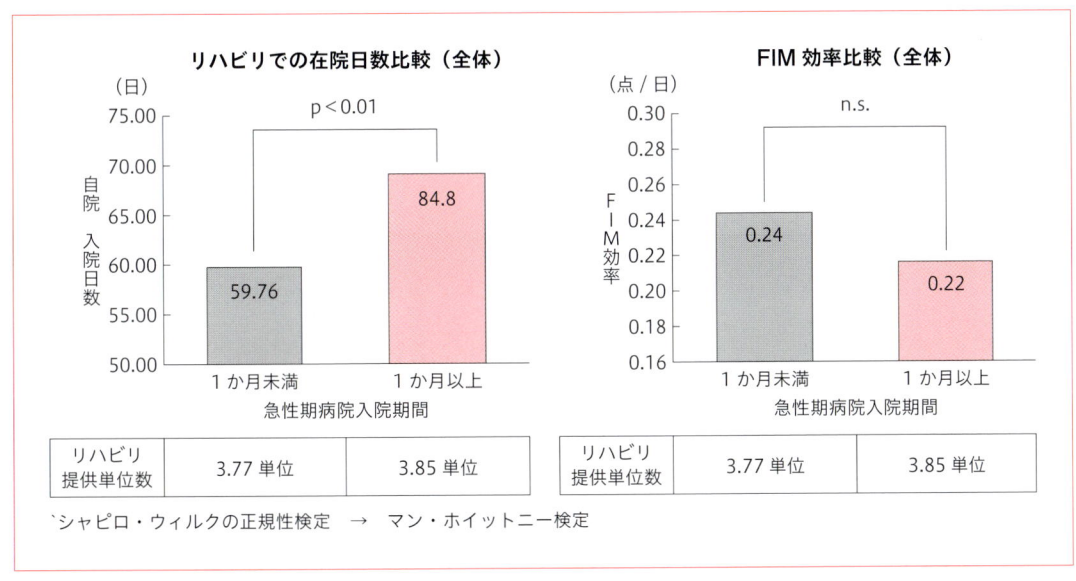

図1-9 急性期病院での入院日数別

	リハビリでの在院日数比較（全体）	FIM効率比較（全体）
1か月未満	59.76日	0.24点/日
1か月以上	84.8日	0.22点/日
リハビリ提供単位数	3.77単位 / 3.85単位	3.77単位 / 3.85単位
検定	p<0.01	n.s.

`シャピロ・ウィルクの正規性検定 → マン・ホイットニー検定`

FIM効率：1日当たりのFIMの向上点数のこと（FIM/在院日数）．
急性期病院での入院期間が短ければ，急性期治療後を受け持つ慢性期病院での入院期間も短いことがわかる．また，急性期病院での入院期間が短いほうが，1日当たりのFIM向上点数を示すFIM効率も高いことがわかる．

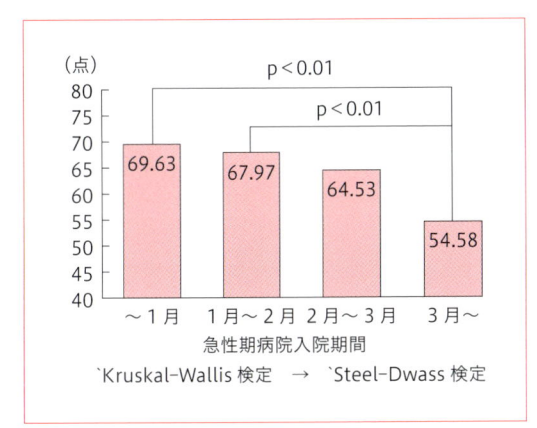

図1-10 後方病院の入院時FIM点数〈全体〉（急性期病院での入院日数別）

急性期病院入院期間	点数
～1月	69.63
1月～2月	67.97
2月～3月	64.53
3月～	54.58

p<0.01

`Kruskal-Wallis検定 → `Steel-Dwass検定

急性期病院での入院期間が長ければ，後方病院の入院時FIM点数が低い．

図1-11 ベッドは強制しなくても30万床は減る

1) 一般病床の60% ⇒ 約40万床
   （平成26年12月の入院率）（一般病床約100万床のうち40万床が空床）
2) 3.4 中医協資料より
   「受け入れ条件が整えば退院可能な患者」⇒ 11.5万床
3) 公的病院1,600病院 × 休眠病床30床 ＝ 約5万床

{ 1 }の1/2＝20万床）＋{ 2 }の内10万床）＋{ 3 }の5万床）≒35万床

表1-9 SNRの条件案

- 施設長；特定看護師
- 病院内にのみ認可
- 面積基準；6.4㎡以上，4人部屋以内，廊下幅1.8m以上
- 看護配置；40：1
- 介護配置；30：1
- リハビリ配置；包括
- 介護保険施設とするか，住宅扱いで医療外部門にするか

い．図1-11のように何も厚生労働省が無理矢理に病床を減らさなくても，自然なまま約30万床は10年も待たずして減少するであろう．

問題は削減された病床に入院している患者を介護施設や在宅などに移行させるとすると，約20万人分の居所を10年以内に新設しなければならないことになる．それは莫大な資金と時間がかかることである．そこで，日慢協は2015（平成27）年7月16日に病院内で空床となった病棟を新しい形の病院内施設としてSNR（skilled nursing residence）の設置を提案している（表1-9）．また，表1-10では，他の病院施設との相違点を想定して示している．

この提案は単なるたたき台として公表したものであるが，この"病院内施設化"については，

表 1-10 病院・介護施設の居室面積基準と1人当たりの最低家賃

	（経過措置）病院病床	病院病床	介護療養	SNR（案）	グループホーム・小規模多機能型居宅介護	老健	特養	有料老人ホーム	サ高住（共同の居間,食堂,浴室等がある場合）	サ高住
病室面積（居室）	4.3 m²	6.4 m²	6.4 m²	6.4 m²	7.43 m²	8.0 m²	10.65 m²	13 m²	18 m²	25 m²
定員	5〜10人	4人以下	4人以下	4人以下	1人	1〜4人	1〜4人	1人	1人	1人
廊下幅（中廊下）	1.6 m	2.7 m	2.7 m	1.8〜2.7 m	1.6 m（建築基準法）	2.7 m	2.7 m	2.7 m		1.6 m（建築基準法）
最低家賃	13,000円	19,500円	19,500円	19,500円	23,000円	24,000円	32,000円	40,000円	54,000円	80,000円
計算根拠【建築費】m²単価＝30万円,20年償還,金利2%想定	8.6 m²×30万円÷20年÷12か月＝10,750円	12.8 m²×30万円÷20年÷12か月＝16,000円	12.8 m²×30万円÷20年÷12か月＝16,000円	12.8 m²×30万円÷20年÷12か月＝16,000円	14.86 m²×30万円÷20年÷12か月＝18,575円	16 m²×30万円÷20年÷12か月＝20,000円	21.3 m²×30万円÷20年÷12か月＝26,625円	26 m²×30万円÷20年÷12か月＝32,500円	36 m²×30万円÷20年÷12か月＝45,000円	50 m²×30万円÷20年÷12か月＝62,500円
【1人当たりの建築面積】病室（居室）面積×2倍とする	金利入れて約13,000円	金利入れて約19,500円	金利入れて約19,500円	金利入れて約19,500円	金利入れて約23,000円	金利入れて約24,000円	金利入れて約32,000円	金利入れて約40,000円	金利入れて約54,000円	金利を入れて約8万円

表 1-11 慢性期の医療・介護ニーズへ対応するためのサービスモデル

	現行の医療療養病床（20対1）	案1 医療内包型 案1-1	案1 医療内包型 案1-2	案2 医療外付型 案2	現行の特定施設入居者生活介護
サービスの特徴	長期療養を目的としたサービス（特に,「医療」の必要性が高い者を念頭）／病院・診療所	長期療養を目的としたサービス（特に,「介護」の必要性が高い者を念頭）	長期療養を目的としたサービス	居住スペースに病院・診療所が併設した場で提供されるサービス	特定施設入居者生活介護／有料老人ホーム／軽費老人ホーム／養護老人ホーム
		長期療養に対応した施設（医療提供施設）		病院・診療所と居住スペース	
利用者像	医療区分ⅡⅢを中心／医療の必要性が高い者	医療の必要性が比較的高く,容体が急変するリスクがある者	・医療区分Ⅰを中心 ・長期の医療・介護が必要 医療の必要性は多様だが,容体は比較的安定した者		
医療機能	・人工呼吸器や中心静脈栄養などの医療 ・24時間の看取り・ターミナルケア ・当直体制（夜間・休日の対応）	・喀痰吸引や経管栄養を中心とした日常的・継続的な医学管理 ・24時間の看取り・ターミナルケア ・当直体制（夜間・休日の対応）又はオンコール体制	多様なニーズに対応する日常的な医学管理 オンコール体制による看取り・ターミナルケア	併設する病院・診療所からのオンコール体制による看取り・ターミナルケア	医療は外部の病院・診療所から提供
介護機能	介護ニーズは問わない	高い介護ニーズに対応	多様な介護ニーズに対応		

※医療療養病床（20対1）と特定施設入居者生活介護については現行制度であり,「新たな類型」の機能がわかりやすいように併記している.
※案2について,現行制度においても併設は可能だが,移行を促進する観点から,個別の類型としての基準の緩和について併せて検討することも考えられる.

出典：厚生労働省療養病床の在り方等に関する検討会資料.

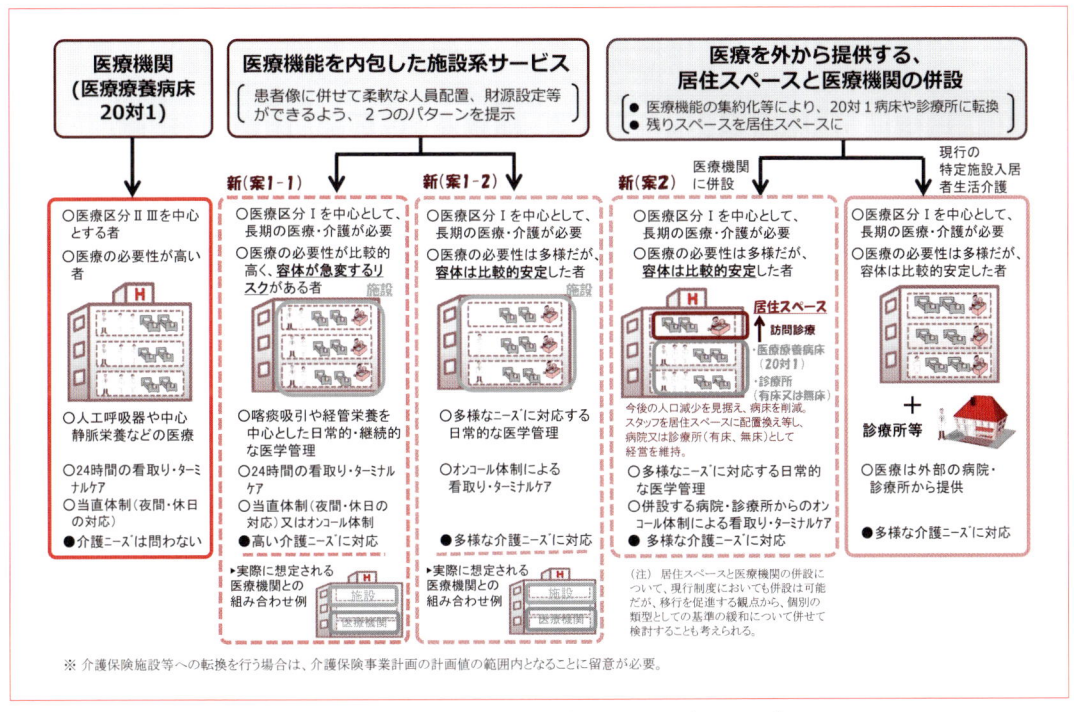

図1-12 慢性期の医療・介護ニーズへ対応するためのサービス提供類型（イメージ）

出典：厚生労働省療養病床の在り方等に関する検討会資料.

厚生労働省の「療養病床の在り方等に関する検討会」で議論が進められており，2018（平成30）年の同時改定までに制度化されるだろう（表1-11，図1-12）．

さて，急性期医療と慢性期医療の責務として以下の項目をあげてみた．

- 「急性期医療」：正確な診断力・正確な技術力・急性期治療力
- 「慢性期医療」：急性期医療の後始末・リハビリ力・慢性期治療力

そのなかで急性期医療の担当者から異論が出そうなのは「急性期医療の後始末」という項目であろう．

もちろん急性期医療の担当医は誠心誠意，適正に治療していると思っているので慢性期側からそのような指摘を受けるとは想像だにしていないだろう．しかしこれには膨大なEBMがあるのである．表1-12には16の慢性期病院の2010（平成22）年1月〜2016（平成28）年1月までの入院患者のうち，入院時の血液検査で異常を示した人数と％を示している．

表1-12 新入院患者31,521名の入院時検査異常値割合

	患者数（名）	割合（％）
BUN 20.1 以上	12,436	39.45
Na 136 未満	9,399	29.82
Na 146.1 以上	804	2.55
ALB 3.8 未満	18,795	59.63
TCHO 130 未満	5,401	17.13
GLU 111 以上	19,099	60.59
Hb	16,854	53.47
再掲（男性）12.0 未満	7,627	56.57
再掲（女性）11.3 未満	9,227	51.15

このように「低栄養」「脱水」「電解質異常」「貧血」「高血糖」にこれだけの異常者がいるのである．これらは主にpost acuteの患者である．何が安定した患者であろうか．それどころかあまりにも重度で極端な症例も多いため，表1-13には紹介元病院からの患者のパラメーターデータ異常率の高い病院から順番に並べた結果を示している．このような患者を紹介しておきながらこれらの検査値の異常については紹

029

表 1-13 急性期病院から紹介入院してきた患者の血液検査値別病院ワーストランキング

	紹介元施設名	患者数(名)	BUN 25 以上 人	%	平均	最高	紹介元施設名	患者数(名)	Na 136 未満 人	%	平均	最低	紹介元施設名	患者数(名)	ALB 3.5 以下 人	%	平均	最低
1	1 公立	21	11	52.4	平均 31.11 / 最高 **131.40**		8 公立	26	12	46.2	平均 135.88 / 最低 **130.00**		15 民間	21	18	85.7	平均 3.19 / 最低 **2.60**	
2	8 公立	26	12	46.2	平均 25.52 / 最高 **59.80**		23 国立	36	16	44.4	平均 136.36 / 最低 **128.00**		12 公的	26	20	76.9	平均 3.19 / 最低 **2.30**	
3	19 公立	75	32	42.7	平均 24.70 / 最高 **73.20**		31 民間	23	10	43.5	平均 136.49 / 最低 **128.50**		18 民間	23	17	73.9	平均 3.29 / 最低 **2.30**	
4	20 公立	69	28	40.6	平均 26.76 / 最高 **149.90**		13 公立	45	19	42.2	平均 137.53 / 最低 **123.00**		26 公的	71	52	73.2	平均 3.17 / 最低 **2.00**	
5	5 民間	47	17	36.2	平均 26.98 / 最高 **225.90**		11 公的	20	8	40.0	平均 137.80 / 最低 **131.00**		13 公立	45	32	71.1	平均 3.31 / 最低 **2.40**	
6	23 国立	36	13	36.1	平均 25.45 / 最高 **116.10**		18 民間	23	9	39.1	平均 136.46 / 最低 **124.30**		11 公的	20	14	70.0	平均 3.33 / 最低 **2.50**	
7	32 公立	49	17	34.7	平均 26.08 / 最高 **166.10**		5 民間	47	18	38.1	平均 136.44 / 最低 **124.00**		23 国立	36	25	69.4	平均 3.23 / 最低 **2.00**	
8	11 公的	20	6	30.0	平均 25.19 / 最高 **97.10**		1 公立	21	8	38.1	平均 136.82 / 最低 **126.60**		5 民間	47	31	66.0	平均 3.38 / 最低 **2.40**	
9	15 民間	21	6	28.6	平均 21.75 / 最高 **42.60**		2 公立	565	209	37.0	平均 136.84 / 最低 **118.10**		28 公立	87	55	63.2	平均 3.39 / 最低 **2.20**	
10	22 公立	36	10	27.8	平均 22.95 / 最高 **98.30**		30 公立	102	37	36.3	平均 136.73 / 最低 **126.30**		7 民間	35	22	62.9	平均 3.31 / 最低 **2.00**	
11	29 民間	144	39	27.1	平均 21.69 / 最高 **85.80**		12 公立	26	9	34.6	平均 137.31 / 最低 **126.00**		2 公立	565	352	62.3	平均 3.39 / 最低 **1.90**	
12	28 公立	87	23	26.4	平均 21.87 / 最高 **78.10**		26 公的	71	24	33.8	平均 137.06 / 最低 **123.00**		8 公立	26	16	61.5	平均 3.36 / 最低 **2.70**	
13	31 民間	23	6	26.1	平均 21.03 / 最高 **53.10**		15 民間	21	7	33.3	平均 137.17 / 最低 **128.20**		31 民間	23	14	60.9	平均 3.36 / 最低 **1.40**	
14	26 公的	71	18	25.4	平均 21.78 / 最高 **119.30**		6 公的	251	82	32.7	平均 137.30 / 最低 **120.90**		30 公立	102	61	59.8	平均 3.46 / 最低 **2.10**	
15	30 公立	102	25	24.5	平均 20.76 / 最高 **56.70**		19 公立	75	24	32.0	平均 137.66 / 最低 **126.50**		6 公的	251	145	57.8	平均 3.46 / 最低 **1.60**	
16	21 公立	75	18	24.0	平均 23.35 / 最高 **176.30**		14 公的	22	7	31.8	平均 136.93 / 最低 **124.00**		3 公的	26	15	57.7	平均 3.40 / 最低 **2.20**	

当院及び関連する慢性期病院に急性期病院から紹介入院してきた患者の血液検査値別に異常値を示す紹介患者の割合が高い病院を並べたもの. BUN 25 以上の紹介患者がその病院における紹介患者の 50% 以上を占めていた 1 番の公立病院は, 最高で BUN 131 もの異常値を示す患者を紹介してきた.

介状に記載があったのは何と1%であった．

　怠慢なのか，事の重大性に鈍感なのか，事実は事実である．これらの急性期医療よりもたらされた「医原性身体環境破壊」の後始末こそ，総合診療医がまず取り組む治療となる．これらが複雑に絡み合った病態はとてもではないが臓器別専門医一人で治療できるものではない．正に総合診療医の出番である．これらの実際の治療や成果については別項で十分に記載されると思うのでここには書かない．

　慢性期医療の総合的治療と並んでもう一つの重要な治療法がリハビリテーションについてである．適正で十分なリハビリテーションこそが患者を病前の日常に早く戻してあげる重大なポイントとなる．

　表1-14には古いリハビリ体質を，そして表1-15には新しいリハビリテーションへの転換を提言している．これらの取り組みについて，特に表1-15の（4）（5）について新しく導入したリハビリテーションの効果を示す．

　図1-13は，リハビリスタッフの夜間介入による転倒転落件数の推移であるが，2012（平

表1-14　古いリハビリ体制は

- 土日祝日はリハビリは休みです．
- リハビリは昼間するものだ．
- 認められている単位はすべて取る．
- 患者の喜ぶリハビリをすればよい．
- 最大限，効率的に利益を取る．
- 療法士は先生と呼びなさい．

表1-15　リハビリ提供体制の抜本改革

（1）出来高から包括への全面転換
（2）疾患別リハビリの廃止
（3）算定日数制限の撤廃
（4）9時〜5時リハビリから24時間リハビリへ
（5）嚥下障害リハビリ，膀胱直腸障害リハビリの優先

	レベル0	レベル1	レベル2	レベル3a	レベル3b	レベル4	レベル5	合計
2012年8月	11.0	5.5	4.6	0.0	1.1	0.3	0.0	22.5
2012年9月	7.2	3.4	5.8	1.1	0.0	0.0	0.0	17.5
2012年10月	5.4	5.5	5.0	0.5	0.3	0.0	0.0	16.7
2012年11月	4.0	5.0	3.8	1.5	0.0	0.0	0.0	14.3
2014年4月	1.1	8.8	5.5	0.0	0.0	0.0	0.0	15.4
2014年8月	1.1	2.2	6.6	0.0	0.0	0.0	0.0	9.9
2014年12月	0.0	2.2	4.4	1.1	0.0	0.0	0.0	7.7
2015年3月	0.0	4.4	4.4	1.1	0.0	0.0	0.0	9.9

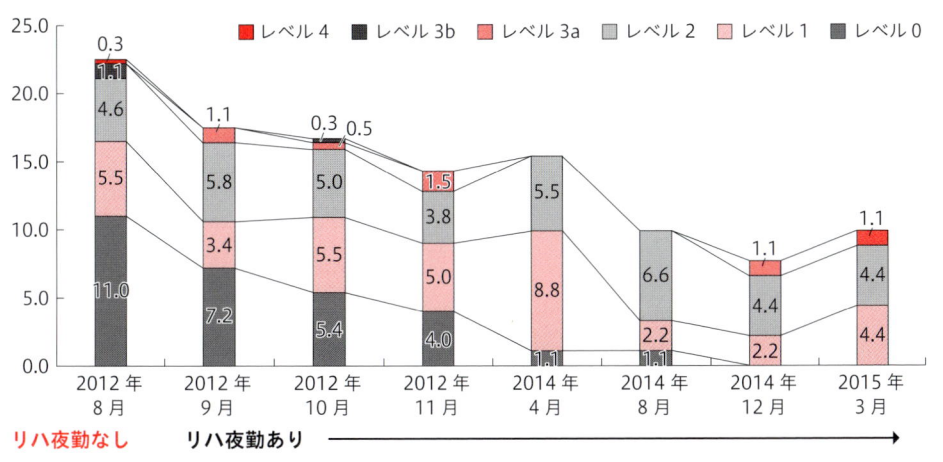

図1-13　夜間における転倒・転落件数の推移（リハ夜勤あり病棟・100床当たり）

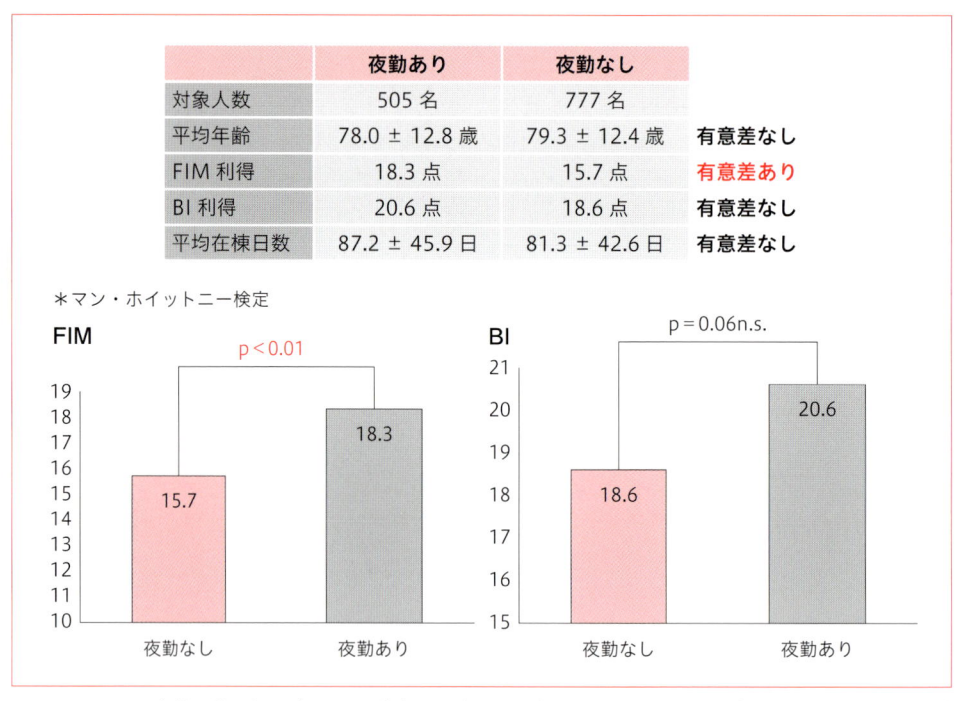

	夜勤あり	夜勤なし	
対象人数	505 名	777 名	
平均年齢	78.0 ± 12.8 歳	79.3 ± 12.4 歳	有意差なし
FIM 利得	18.3 点	15.7 点	有意差あり
BI 利得	20.6 点	18.6 点	有意差なし
平均在棟日数	87.2 ± 45.9 日	81.3 ± 42.6 日	有意差なし

＊マン・ホイットニー検定

図 1-14　リハ夜勤の効果検討（FIM・BI）（2014（平成 26）年 4 月 1 日～ 2015（平成 27）年 3 月 31 日）

成 24）年 8 月がリハ夜勤なしの数値で，その後リハ夜勤の実施により徐々に事故が減少し，低い発生率のまま現在も維持できていることがうかがえる．

リハビリスタッフが夜間介入することによる機能的自立度評価表（Functional Independence Measure：FIM）の変化について，有意な差を認めた（p＜0.01）．バーセルインデックス（Barthel Index：BI）はわずかに有意差は認められなかったが，点数の向上は，リハ夜勤なしに比べて高い傾向である．平均年齢，入院時の FIM，BI 値は，両群で大差ないため，同じような状態で入院してきて，リハ夜勤実施により大きな改善を得て退院しているといえる．平均在院日数は，両群ともに 80 日ほどで有意差は認められなかった（図 1-14）．

表 1-16，図 1-15 ～ 1-18 は，言語聴覚士（ST）が積極的に，患者の摂食嚥下訓練に多単位介入した効果を検証したものであるが，嚥下機能の指標であるフィルス（Food Intake Level Scale：FILS），改定水飲みテスト（Modified Water Swallow Test：MWST），反復

表 1-16　積極的な摂食嚥下訓練の効果検証

ST（摂食嚥下）訓練　多単位介入	
実施対象病院	4 病院
患者数	30 名（男性 19 名・女性 11 名）
年齢	78.1 ± 11.2 歳
主疾患	中枢神経疾患：27 名 その他：3 名
平均 ST 実施単位（1 日当たり）	5.6 単位

唾液飲みテスト（Repetitive Saliva Swallowing Test：RSST）において有効な改善を認めた．また，FIM の食事項目についても有効に向上していることがわかる．

開始時の嚥下状態で 2 群に分けて比較したところ，摂食嚥下訓練の開始時に，嚥下機能が低い（経口摂取していない人）ほど，RSST 及び MWST ともに改善度が高い傾向がみられた．また，FIM の食事動作の改善も優位に高く，以上の結果から症例数は少ないが，経口摂取できていない状態の患者への積極的嚥下訓練の意義を示すデータであると考えられる．（図 1-16）

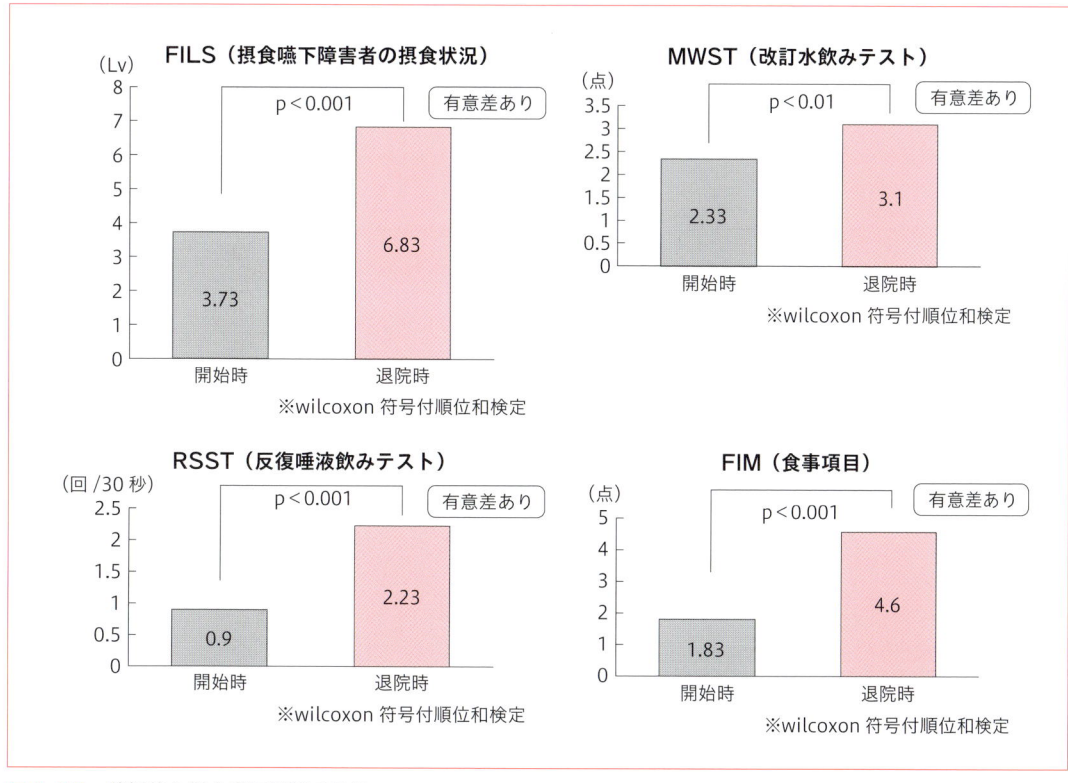

図 1-15　積極的な摂食嚥下訓練の効果
STの多単位介入によって，嚥下機能の指標である，FILS，改訂水飲みテスト，反復唾液飲みテストの有意な改善を認めた．また嚥下機能だけでなく，FIMの食事項目も有意に向上している．

- 開始時に嚥下機能が低い（経口摂取していない人）ほど，RSST，MWSTともに改善度が高い傾向がある．
- FIM（食事動作）の改善は有意に高かった．
- 症例数は少ないが，経口摂取できていない状態の人への積極的嚥下訓練の意義を示すデータと考えられる．

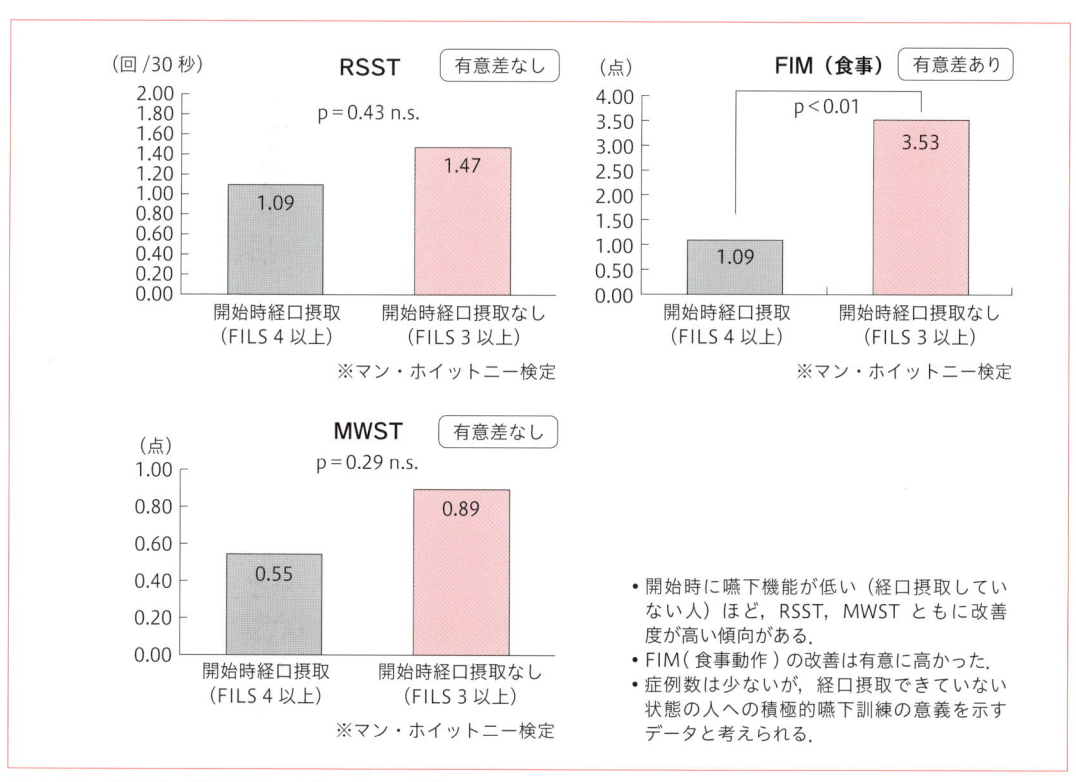

図 1-16　開始時の嚥下状態で2群に分けて比較

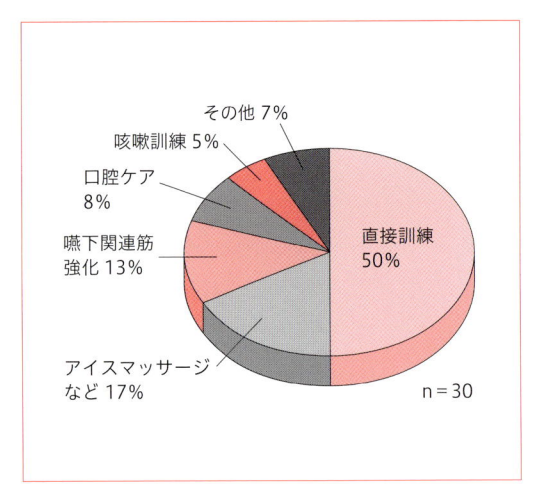

図 1-17 嚥下訓練の内訳

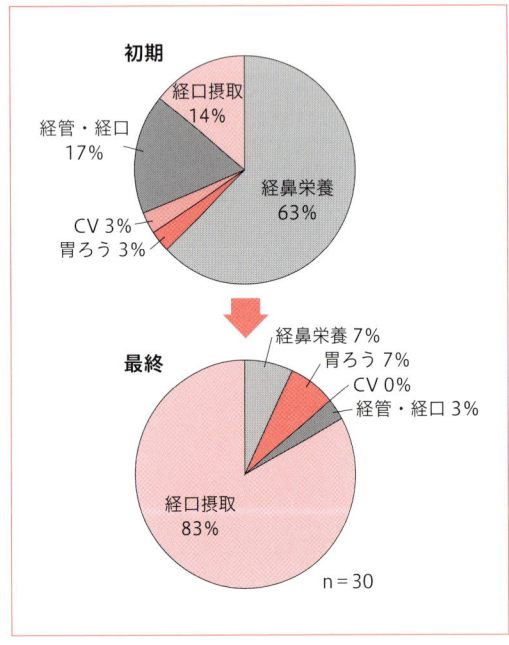

図 1-18 栄養摂取手段の変化

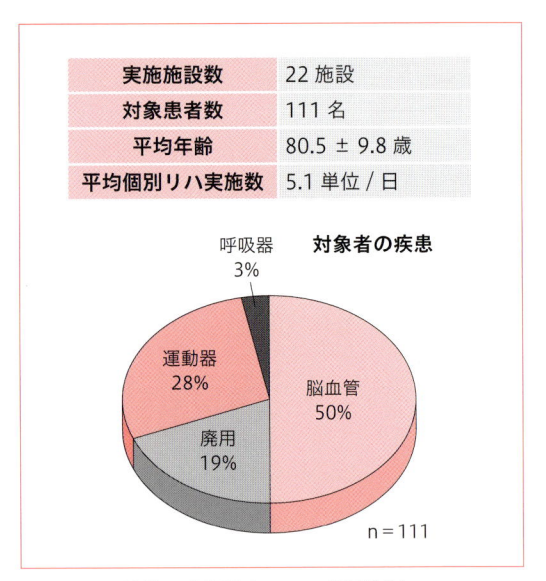

図 1-19 膀胱・直腸障害リハの効果検討

なお，行った嚥下訓練の内容は図 1-17 のとおりであり，栄養摂取手段も介入初期には，わずか 14% しかいなかった経口摂取患者が，介入後 83% までに増えていたことがわかった（図 1-18）。

膀胱・直腸障害リハを積極的に行ったところ，入院時と退院時を比較して FIM 利得（退院時－入院時）はもちろん，トイレ動作，排尿コントロール，排便コントロールの項目が有意に向上しており，大きな成果が得られたことがわかった（図 1-19，1-20）。

また，膀胱直腸障害のリハを強化した群は，対照群に比べて，FIM 排尿コントロール，排便コントロール，トイレ動作において，有意な改善を得られた（図 1-21）。

回復期リハビリテーション病棟協会（以下，回リハ協会）の 2015（平成 27）年調査では，協会所属病院の平均 FIM 利得は 16.7 点であるのに対し，筆者が経営する関連病院の回復期リハビリテーション（以下，回リハ）病棟の 2014（平成 26）年度実績は，16.9 点であり，膀胱直腸障害に対して重点的にリハビリテーションを行った患者の平均 FIM 利得は 27.7 点であり，FIM 合計点数の上り幅は非常に大きいことがわかった（図 1-22）。

着用している下衣（パンツ）の変化については，初期にバルーンやオムツを使用していた患者が 64% を占めていたが，退院時にオムツを着用している患者は 3% までに減少し，リハビリパンツや布パンツに移行できていることがわかった（図 1-23）。

入院患者に対し，ホームワーク（自主訓練）を積極的に実施してもらったところ，ホームワーク導入に際し，スムーズに導入が図れ，継続してホームワークを実施することができた実施群のほうが，メニューを提示し実施を促したものの，継続して実施することのできなかっ

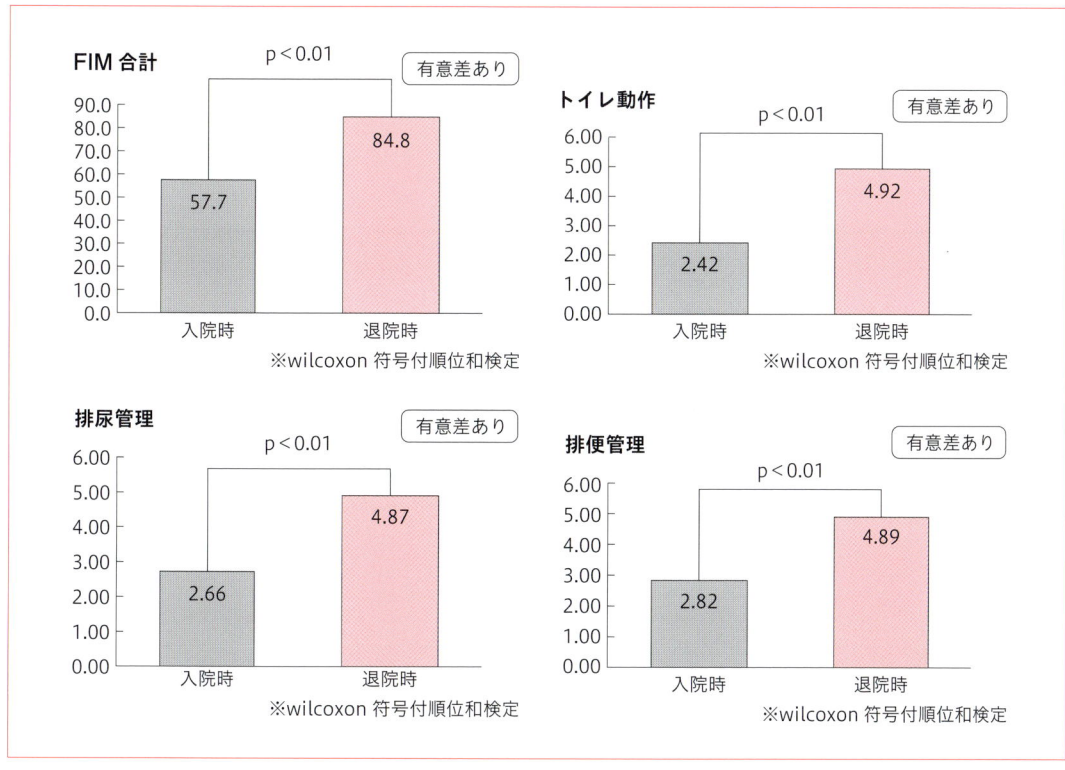

図1-20　膀胱直腸障害リハ実施患者の入退院時のFIMの変化

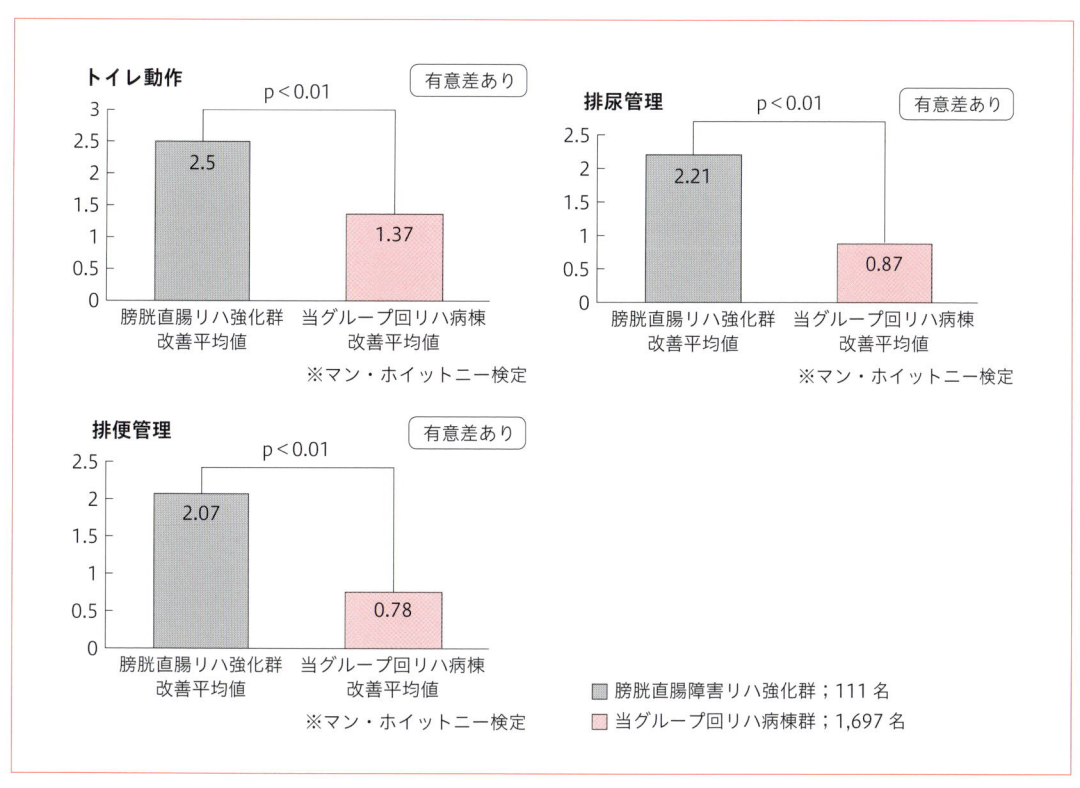

図1-21　膀胱直腸障害リハ実施群と対照群のFIM利得の比較

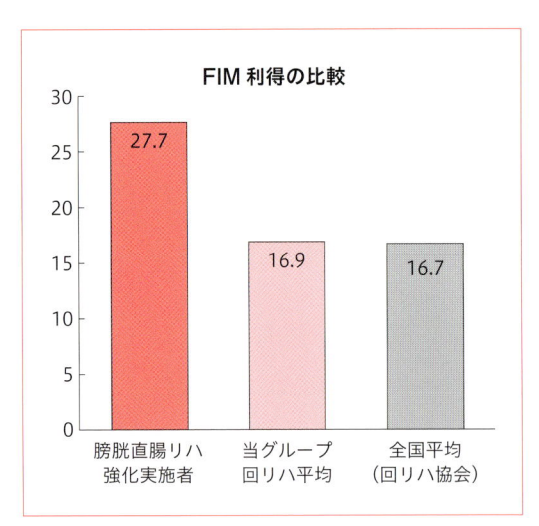

図1-22 当グループデータと回リハ協会のデータを比較

（FIM利得の比較グラフ：膀胱直腸リハ強化実施者 27.7、当グループ回リハ平均 16.9、全国平均（回リハ協会）16.7）

表1-17 ホームワーク実施による効果検討

	実施群	非実施群（導入したが進まなかった者）	
調査対象	16病院および1施設 入院時自立度がランクAおよびBの人		
人数	136名	114名	
平均年齢	73.5歳	80.7歳	
在院日数	83.8日	115日	
個別リハを受ける時間（1日当たり）	4.8単位	4.2単位	
FIM利得	20.4点	13.5点	有意差あり
BI利得	28.0点	16.7点	有意差あり

※本調査は，回復期リハ病棟に限ったものではない．地域包括ケア病棟，療養病棟や老健のデータも含む．

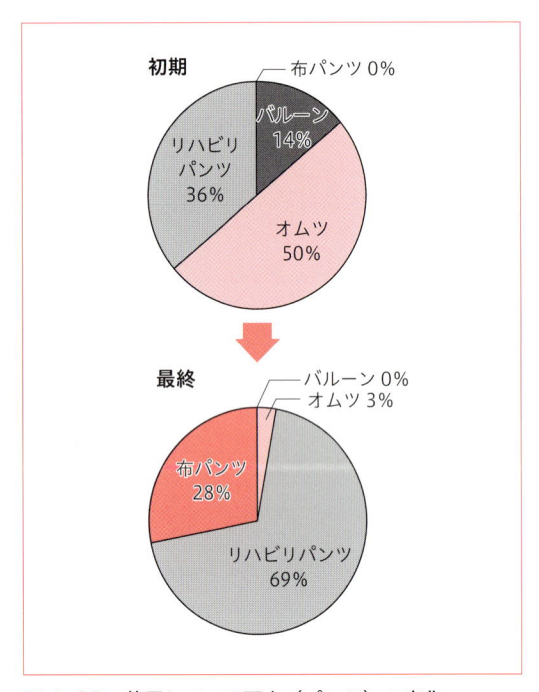

図1-23 着用している下衣（パンツ）の変化

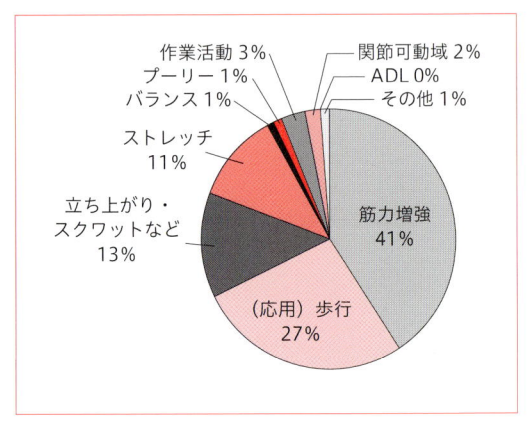

初期：布パンツ 0%、バルーン 14%、リハビリパンツ 36%、オムツ 50%
最終：バルーン 0%、オムツ 3%、布パンツ 28%、リハビリパンツ 69%

図1-24 ホームワーク内容

作業活動 3%、プーリー 1%、バランス 1%、関節可動域 2%、ADL 0%、その他 1%、ストレッチ 11%、立ち上がり・スクワットなど 13%、（応用）歩行 27%、筋力増強 41%

た非実施群に比べ，個別リハビリの提供時間に大差はないが，FIM利得，BI利得ともに有意に向上しており，効果が得られたことが説明できる結果となった．また，ホームワークの平均実施時間は，1日当たり約40分であり，40分以上実施した群と，40分未満しか実施しなかった群で比較した結果，多くの時間を実施した群は有意にFIM，BIの利得が高かった（表1-17，図1-24，1-25）．

　このような結果をみると，リハビリテーションに新しい取り組みが生まれている．今後リハビリテーション提供体制は大幅に変革され，リハビリテーションが入院基本料に包括される時期は意外と早くなるであろう．

　慢性期医療は，①慢性期治療力，②慢性期リハビリ力の2つの機能を備えた病院でのアウトカム，すなわち患者がどんどんよくなる病院に患者は押し寄せるであろう．そのような病院ならば地域に認められ，病床削減のあおりを受けることなく信頼されるであろう．正に「良質な慢性期医療がなければ，日本の医療は成り立たない」そのものである．

　最後にターミナルへの対応である．「いかな

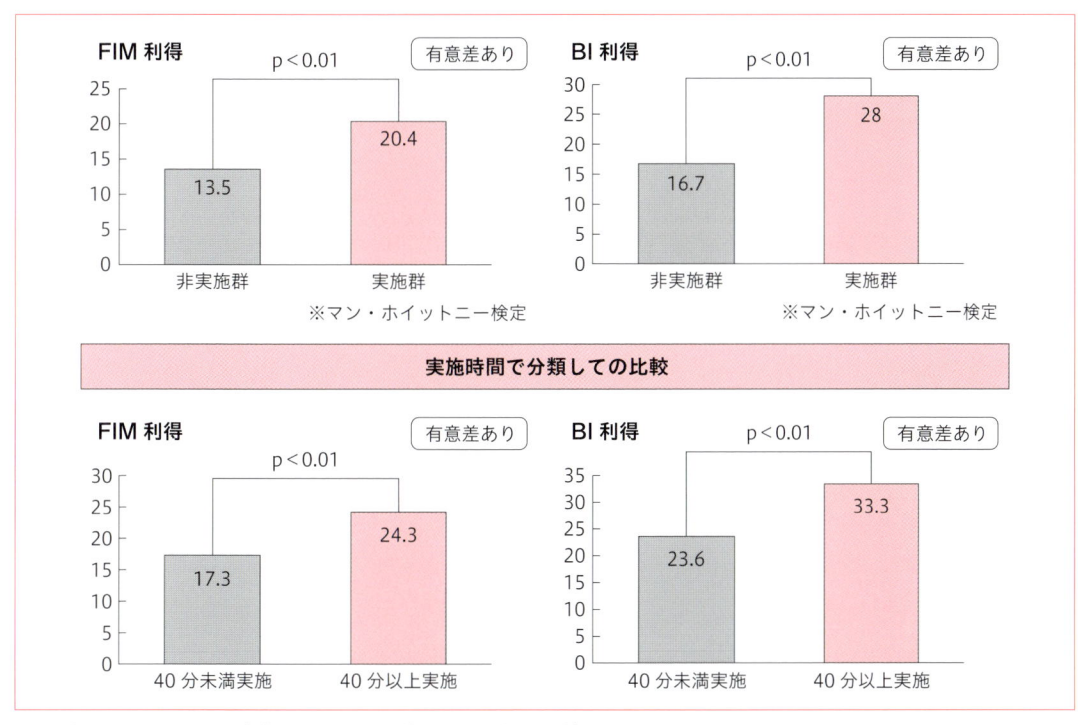

図1-25 ホームワーク実施によるFIM利得とBI利得の比較

る治療をしても余命数週間」というのがターミナルと思われるが，この言葉が実に安易に拡大解釈され，極端な場合「年齢が85になったらもはやターミナルだから治療するな」という人まで出てくる始末．私たち，慢性期医療の現場に働いている臨床医はやはり年齢は高くても「治る病気は治そうとする」であろう．

また，見込みもないのに患者に苦痛を与えてまで濃厚な治療も継続しないであろう．家族や行政からターミナルを強制されることは適切ではない．現場でその患者を治療している臨床医にその判断は任されるべきものであろう．

雑多な慢性期医療概論とはなってしまったが，慢性期医療の歴史とこれから，機能の変遷，そして治療へのスタンスなどを述べさせていただいた．

Chapter 2 日本の医療・介護提供体制の今後の方向性
――制度・政策から読み解く

小山秀夫

1 はじめに

　政府は2015（平成27）年6月30日，「経済財政運営と改革の基本方針2015（骨太方針2015）」を閣議決定し，「社会保障と地方行政改革・分野横断的な取組等は，特に改革の重点分野として取り組む」と明記したうえで，社会保障費の今後3年間の伸び率について1.5兆円程度を目安とするとした．具体的な抑制の取組みとしては，「公的保険給付の範囲や内容について検討した上で適正化し，保険料負担の上昇等を抑制する」とし，「次期介護保険制度改革に向けて，高齢者の有する能力に応じ自立した生活を目指すという制度の趣旨や制度改正の状況を踏まえつつ，軽度者に対する生活支援サービス・福祉用具貸与等やその他の給付について，給付の見直しや地域支援事業への移行を含め検討を行う」としている．さらに，医療・介護提供体制の適正化策として，「都市・地方それぞれの特性を踏まえ，在宅や介護施設等における看取りを含めて対応できる地域ケアシステムを構築する」とした．

　わが国の医療及び介護に関与する特徴としては，①超高齢社会による，高齢者単身世帯の増加，社会保障費の増加，複数の慢性疾患・認知症など疾病構造の変化，②医療・看護・介護職を含む生産年齢人口の減少，及び人口減少社会への突入，③終身雇用の廃止や非正規社員化による男性の所得減少がもたらした，女性就労の活発化による家庭内介護力の相対的低下，④多死社会を迎え病院での看取りが限界に達し，病院外での看取り体制の確立，⑤人口の地域偏在化の進行によるさまざまな資源や行政サービスの地域格差などをあげることができる．

　これらを背景として，医療及び介護の提供体制の課題として，まず，医療と介護との制度的統合の促進，医療と介護との制度的統合の促進，地域包括ケアシステムの構築がある．次に，過剰な急性期病床の整理と在宅医療・在宅介護等の普及促進及びこれらすべての連携・統合の必要がある．2014（平成26）年6月，これらの問題点を解決するために「地域における医療及び介護の総合的な確保を推進するための関係法律の整備等に関する法律」（いわゆる医療介護総合確保推進法）が制定された．その概要は，次のとおりである．

①医療提供体制の再編と，医療・介護の連携強化―医療法・地域介護施設整備促進法等
②介護保険制度と地域包括ケアシステムの構築―介護保険法
③その他
- 医療事故に関する調査を明文化
- 介護福祉士の資格取得方法の見直し・施行時期を2016（平成28）年度に延期するなど，介護人材確保，対策の検討

　つまり，地域を基盤にしたケア（community-based care）を連続的・効率的に提供できる統合ケア（integrated care）と，地域住民を主体としその地域圏域における医療・介護資源に基づいた身の丈にあった地域包括ケアシステム（community-based integrated system）を構築することが政策課題となっているといえる．

2 地域包括ケアシステム構築への課題

❶ 地域包括ケアを支えるサービス提供体制の在り方

地域包括ケア研究会報告書（2010年3月）は，「地域包括ケアを支えるサービス提供体制の在り方」について，次のように大胆に主張した．

> 地域住民は住居の種別（従来の施設，有料老人ホーム，グループホーム，高齢者住宅，自宅）にかかわらず，おおむね30分以内（日常生活域）に生活上の安全・安心・健康を確保するための多様なサービス（場所の提供，権利擁護関連の支援，生活支援サービス，家事援助サービス，身体介護，ターミナルを含めた訪問診療・看護・リハビリテーション）を24時間365日を通じて利用しながら，病院等に依存せずに住み慣れた地域での生活を継続することが可能になっている．
>
> 2025年には，地域包括ケアを支える人材間の役割分担と協働が図られ，人材の専門能力の一層の向上と生産性・効率性向上が図られている．また，医療や介護の専門職のほか，高齢者本人や住民によるボランティアといった自助や互助を担う者など，さまざまな人々が連携しつつ参画している．

地域包括ケア研究会報告書の提案を受けて，政府は「地域包括ケアの5つの視点による取組み」として，地域包括ケアを実現するには，次の5つの視点での取組みが包括的（利用者のニーズに応じた①〜⑤の適切な組み合わせによるサービス提供），継続的（入院，退院，在宅復帰を通じて切れ目ないサービス提供）に行われることが必須と判断した．

> ①医療との連携強化
> - 24時間対応の在宅医療，訪問看護やリハビリテーションの充実強化
>
> ②介護サービスの充実強化
> - 特別養護老人ホームなどの介護拠点の緊急整備
> - 24時間対応の在宅サービスの強化
>
> ③予防の推進
> - できる限り要介護状態とならないための予防の取組みや自立支援型の介護の推進
>
> ④見守り，配食，買い物など，多様な生活支援サービスの確保や権利擁護など
> - 一人暮らし，高齢夫婦のみ世帯の増加，認知症の増加を踏まえ，さまざまな生活支援（見守り，配食などの生活支援や財産管理などの権利擁護サービス）サービスを推進
>
> ⑤高齢期になっても住み続けることのできるバリアフリーの高齢者住まいの整備（国土交通省）
> - 高齢者専用賃貸住宅と生活支援拠点の一体的整備
> - 持ち家のバリアフリー化の推進

このうち，①の医療との連携は，言い古された言葉ではあるが，介護を視野に入れた連携ということになると，次のような政策課題があった．

- 医療，介護，予防，住まい，生活支援サービスが連携した要介護者への包括的な支援（地域包括ケア）を推進
- 日常生活圏域ごとにニーズや課題の把握を踏まえた介護保険事業計画を策定
- 単身・重度の要介護者等に対応できるよう，24時間対応の定期巡回・随時対応サービスや複合型サービスを創設
- 保険者の判断による予防給付と生活支援サービスの総合的な実施を可能とする
- 介護療養病床の廃止期限（2012（平成24）年3月末）を猶予

❷ 介護予防・日常生活支援総合事業

また，生活支援サービスを制度体系に組み入れることになると，新しいサブシステムが必要になる．そのため，介護保険法改正法に新たに創設されたのが「介護予防・日常生活支援総合事業」である（介護保険法第115条45第2項関連）．この仕組みでは，保険者が予防サービス，生活支援サービス，ケアマネジメント機能を効果的に発揮し，①栄養改善を目的とした配食，②定期的な安否確認・緊急時対応，③その他介護予防・日常生活支援に資するサービスを任意で提供できることになった．

地域に居住し体力の衰えや障害によって，買い物ができない，調理ができない等の理由で，毎日の食事が確保できなくなれば，他者からの援助に頼らざるをえない．家族や親族あるいは地域住民が手を差し伸べることによって問題が解決することは多いが，地域で孤立しがちな単身高齢者世帯などでは，何らかの社会的サービスが求められることになる．

2000（平成12）年の介護保険制度創設によって，それまでのホームヘルプは，訪問介護事業として急速に量的拡大し，ホームヘルパーが訪問して調理を担当する件数も飛躍的に伸びた．また，多くの通所介護事業所や通所リハビリテーション事業所でも食事が提供されたことから，介護保険制度創設以降は，一時的に配食サービスのニーズの伸びが鈍化した．しかし，急激な要支援高齢者の増加や地域社会の崩壊によって，配食サービスは，地域で孤立する高齢者の食の確保策として，改めて重要視されるようになった．ただし，介護保険制度は，要支援・要介護者の自立支援を目的としていたため，配食サービスはあくまでも地域福祉の一環であり，介護保険サービスの給付とは考えられなかった．また，2005（平成17）年10月からは，介護保険施設における給食サービスも全額利用者負担となり，食事の提供は介護保険給付外という基本的な考え方が整理された．しかし，翌年4月から介護予防事業が導入され地域支援事業も開始されたことにより，配食サービスの在り方が再検討されることになった．その結果が，「介護予防・日常生活支援総合事業」であったとも考えられる．

❸ 医療提供体制，地域包括ケアシステムの推進

病床機能報告制度と地域医療構想策定による，地域における効率的かつ効果的な医療提供体制の確保や，地域による介護サービスを確保するために地域包括ケアシステム構築の推進等を重点とする整備が開始された．

筒井（『地域包括ケアシステムのサイエンス integrated care 理論と実証』社会保険研究所，2014）は，地域包括ケアシステムの根幹を成す統合ケア（integrated care）という理念を実現する手法が統合（integration）であると述べ，医療及び社会サービスにおける統合の強度に関して（Leutz, WN [Milbank Quarterly（1999）]による）3区分を紹介している．

①連携（linkage）：最もつながりの弱いものである．つながりは複数の組織間で発生し，ケアの継続性の向上を図るため，適時に適所へサービス利用者を紹介したり，関係する専門家間のコミュニケーションを簡易化するといった目的で行われるものである．

②協調（coordination）：より構造化されたもので，複数の組織にまたがって運営を行い，さまざまな保健サービスの協調，臨床的情報の共有，そして異なる組織間で移動するサービス利用者の管理も行うことができるものである．

③完全な統合（full integration）：本格的な資金のプールを行い，特定のサービス利用者集団が抱えるニーズに合致した包括的なサービス開発ができる新たな組織を形成することを可能にするものである．このうち，当面，わが国では，②協調（coordination）を目標にすべきであると述べられている．

この考え方は，現実に即していると思う．地域包括ケアは，専門家間の単なるコミュニケーションを簡易化するだけではなく，サービス間の協調，臨床的情報の共有，そして異なる組織間で移動するサービス利用者のマネジメントを行うことが求められているといえる．

地域包括ケアシステムにおいて，医療・看護，介護・リハビリテーション，保健・予防の3つの柱を支える土壌として生活支援サービスが，これらすべてを支える器として住まいが，位置づけられている．しかし，生活サービスについては，その行政責任や実施主体に関して必ずしも明らかになっているといえる状態ではない．また生活支援サービスの内容としても外出支援や家事援助，食材配達，安否確認等さまざまなサービス内容が考えられるが，それらの事業の実施状況や実施主体（組織及び人的側面において）がどのようになっているかといった状況について大規模な調査は行われていない．

地域包括ケアシステムの土壌である生活支援サービスの活性化は同システムの効果的な運用には不可欠であり，多くの運営主体が積極的に参入していくことが望まれる．

地域包括ケアシステムは，既存の実態ではなく，基本的な供給体制の方向性を示しているもので，それを2025（平成37）年までに全国で普及・定着させるためには，広範な努力と協力が必要である．この意味では，慢性期医療に携わる医師への期待は高い．医療，特に病病間，病診間，診診間の前方・後方連携，及び施設・在宅と医療・介護の協調（coordination）が不可欠である．

3 社会福祉法人制度改革議論と介護報酬

❶ 社会福祉法人の問題点

2011（平成23）年11月22日，行政刷新会議の提言型政策仕分けにおいて，社会福祉法人のいわゆる内部留保に関する懸念が表明され，同年12月5日開催の第87回社会保障審議会介護給付費分科会では，社会福祉法人が運営する特別養護老人ホームの内部留保の額は，1施設当たり平均で約3億782万円であると厚生労働省が報告した．2012（平成24）年7月3日，財務省は「平成24年度予算執行調査」に含まれる「特別養護老人ホームの財務状況等」と「障害福祉サービス事業者の財務状況等」の調査結果を公表した．「特別養護老人ホームの財務状況等」で「社会福祉法人の財務諸表等については，ホームページでの公表を義務づける等により，透明性・公正性を高めるべき」等と報告した．

2013（平成25）年9月27日，厚生労働省社会・援護局は，第1回「社会福祉法人のあり方等に関する検討会」を開催し，それ以降翌年6月16日まで12回の検討会を重ねて，報告書を取りまとめた．同年8月27日には社会保障審議会福祉部会が「社会福祉法人制度の見直し」を目的として，それ以降2015（平成27）年2月25日まで15回検討し，報告書を取りまとめた．その結果を要約すれば，社会福祉法人の①公益性・非営利性の確保，②国民に対する説明責任，③地域社会への貢献等である．役員報酬など重要事項を決議する評議員会の必置化，理事の親族制限厳格化などが盛り込まれた．内部留保の問題は，事業継続に必要な財産を余裕財産と明確に区分するとともに，余裕財産を人材投資や地域ニーズを反映した福祉サービスとして，再投下する仕組みが検討され，現在国会で継続審議中である．

社会福祉法人制度は，医療からみれば，直接関係がないと考えられるかもしれないが，わが国には300弱の社会福祉法人立病院があり，また，多くの医療法人が姉妹法人として社会福祉法人を設立している．さらに若干，制度は異なるが社会医療法人制度は，社会福祉法人制度と同様の租税の免除が受けられている．それゆえ，他山の石ではなく医療・介護の重要な問題として認識する必要がある．

❷ 介護報酬改定に向けて

前述の「医療介護総合確保推進法」は，その一部が2014（平成26）年6月25日から施行されたものの，大部分は，2015（平成27）年4月1日以降からの施行となった．医療分野では，病床機能報告制度等が実施されることになった．

介護保険分野では，居宅サービスや施設サービスの見直し，一定の所得以上の利用者の2割負担化や介護予防サービスを介護予防・日常生活支援総合事業に2017（平成29）年度までに全面移行すること等の地域支援事業の見直し，及び介護保険事業計画の見直しに関する事項が2015（平成27）年4月1日から施行された（利用者負担の割合の引き上げは2015（平成27）年8月1日から）．

医療介護総合確保推進法の成立以降，医療と介護連携をはじめ，住まいや生活支援サービスまでを総合する根拠としての地域包括ケアシステムの確立に向けた準備が本格化した．また，厚生労働省の医政局，保険局，老健局，社会・援護局等の各部局が十分連携して政策展開することが求められる．同様に，都道府県でも医療部局と介護部局の十分な連携が必要となっている．2015（平成27）年4月からの介護保険事業計画は，第6期となるため，これ以降，保険者である市町村は計画策定に努めた．また，都道府県では，介護保険事業支援計画の策定に向けて作業が行われた．

これらと前後して，2014（平成26）年4月28日第100回社会保障審議会介護保険給付費分科会が開催され，それ以降議論が続けられ，翌年2月6日の第119回で介護報酬の具体的改定案が示された．介護報酬改定率は，表面上マイナス2.27％であったが，「収支状況などサービスの適正化」ということでマイナス4.48％引き下げてから中重度者や認知症高齢者のサービス充実に0.56％，介護職員処遇改善加算に1.65％配分したものである．

なお，いわゆる内部留保問題に端を発した社会福祉法人制度改革に関する議論と社会福祉法人の内部留保問題は，介護報酬のマイナス改定に影響を与えたと考えられる．

4 介護報酬改定の方向性

❶ サービス提供者に厳しい改定

介護報酬改定は，今や大きな政治イベントでもあるが，地方行政実務に強い影響を与える．介護保険者である市町村は，2015（平成27）年度からの3年間の介護保険料の見通しを議会などに示す必要がある．2014（平成26）年10月以降「介護報酬は3％引き下げられるという前提で推計している」と発言する介護保険担当者は少なくなかった．一方，介護保険サービス事業者側も「引き下げやむなし」というムードが広がっていたように思う．

しかし，改定全体の内容をみれば，介護サービスの提供サイドに，非常に厳しい改定である．本体というか「基本サービス分」は，ほぼすべて減額されている．介護職員処遇改善加算（Ⅰ）（新設）を加えたうえで，その他の各種加算をすべて算定できれば，プラスとなる場合が稀にあるが，介護職員処遇改善加算への対応だけでも，かなりの事務量になる．人員不足，介護福祉士や看護師の採用困難という状況が改善されないなかで，高い質を求められる各種加算は，かなりハードルが高く，職員の増員や入れ替えが必要になるものばかりである．多くの介護保険事業者は，「がっかりした」というのが本音であろう．

1）通所介護への影響

例えば，訪問介護は，3.5～4.7％基本部分が減額されることになった．通所介護も要介護2の（7ないし9時間）で，通常規模で5.1％，小規模で9.4％，介護予防では，要支援1が25.5％，要支援2が23.7％の大幅減額となった．小規模多機能型居宅介護の要介護3で5.8％，認知症対応型共同生活介護（グルー

プホーム）の要介護3で6.3%のマイナスである．訪問介護，通所介護など介護福祉士が主な従事者である事業所は，大幅に引き上げられた介護職員処遇改善加算（I）が算定できない場合，どのように対応しても引き下げになる．「介護職員の処遇改善が後退しないよう現行の加算の仕組みは維持しつつ，更なる上乗せ評価を行うため区分を創設した」と説明されているこの加算は，そのまま処遇改善費に使われるため介護報酬は引き下げるが，介護職員の処遇を改善してもしなくても事業利益率に影響しないことになる．

通所系のサービス提供体系加算では，介護福祉士が5割以上の場合の加算12単位が5割引き上げられ18単位になった．些細なことかもしれないが，介護処遇加算とサービス提供強化加算は，区分支給限度基準額の算定に含めないことになった．

例えば，通常規模型通所介護の要介護3の利用者が，7時間以上9時間未満サービスの提供を受けた場合の報酬設定は，基本サービス費は4.9%引き下げられ944単位となったが，サービス提供体制加算（介護福祉5割以上）が6単位，処遇改善加算が24単位引き上げられたので，これらを算定できれば総額で1.6%の引き下げとなる．さらに，個別機能訓練加算（I）が4単位引き上げられ，新設された中重度ケア体制加算45単位や認知症加算60単位のいずれかが算定できれば，実質的に報酬が引き上げられる仕組みになっているのである．

2）人材確保への影響

介護人材の確保と処遇改善は，きわめて重要な政策課題である．いくら質の高いと思われる事業所に加算をしたとしても，その事業所の介護の質を利用者側から知ることは難しい．そのため，第119回社会保障審議会介護給付費分科会の参考資料として提出された「平成27年度介護報酬改定に関する審議報告」において，次のような注釈が加えられているのが印象的である．「介護人材確保の観点から，現行の都道府県による従事者等に関する情報公表の仕組みについて，事業者の取組みがより促進される仕組みとなるよう，各事業所の基本情報に教育訓練のための制度，各種研修，キャリア段位制度の取組み等，従事者の資質向上に向けた取組み情報を追加する．また，勤務時間，賃金体系，休暇制度，福利厚生，離職率など従事者が事業所を選択する際に最低限必要と考えられる項目について，事業所が自ら公表できる仕組みとする」．

3）介護保険施設への影響

介護保険施設については，まず，介護老人保健施設のユニット型個室の要介護5でも5.6%減であるので，在宅強化型か在宅復帰・在宅療養支援機能加算が算定できないと，経営の継続性が確保できなくなってしまう．介護老人保健施設については，27年前の制度発足以来，在宅復帰施設と位置づけているにもかかわらず，自宅に帰すことができない人が入所しているので長期療養を認めるべきだとする関係者の根強い主張があった．見直し後の従来型要介護3の基本サービス費は877単位，在宅復帰率50%以上の強化型のそれは948単位で，差は71単位に広がった．30.4日でなんと21,584円の差が生じる．こうなると介護老人保健施設は，在宅復帰率を高める努力を重ねないと，いずれ経営の継続性が確保できない恐れがある．

4）介護老人福祉施設への影響

より深刻なのは，介護老人福祉施設である．利益率が高く，財務省に名指しで6%の減額をせまられてしまったものの，各種加算を懸命に算定しても結果としてマイナスになり，介護職員処遇改善加算（I）が算定できないと，職員の大量退職が現実のものとならざるをえないであろう．ユニット型個室の要介護5は，947単位から894単位に減額されたが，栄養マネジメント加算，夜間職員配置加算，看護体制加算，個別機能訓練加算の各加算は増減がなかった．しかし，内容を組み替え介護職員処遇改善

加算(I)が26単位から59単位に，日常生活継続支援加算が23単位から46単位に増加され（日常生活継続支援加算(II)の場合），それらをすべて合計すれば1日当たり3単位増加することになっている．日常生活継続支援加算は，新規入所者の70％以上が要介護4ないし5である必要があり，算定には相当の努力が必要だし，職員の負担も増えることが予想される．後は，看取り介護加算や内容が組み替えられた経口移行加算，経口維持加算の算定次第ということになるが，ほとんどの介護老人福祉施設は，報酬総額がダウンし，各種体制を組み替え報酬増を目指すためには，少なくとも6か月，専門人材関係に関しては2年以上かかる場合もあろう．

5）介護療養型医療施設への影響

介護療養型医療施設も，従来型は大幅に引き下げられたが，新設された療養機能強化型A及びB は，Aと介護職員処遇改善加算(I)が算定できればどうにかこうにかトントンということになっている．しかし，機能強化型Aの「重篤な身体疾患を有する者及び身体合併症を有する認知症高齢者の割合が50％以上」「喀痰吸引，経管栄養，インスリン注射が50％以上」さらに「ターミナルケア等が10％以上」という規定は，かなりハードルが高い．考えようによっては，よく考えられた報酬改定であるのかもしれないが，とても厳しい内容である．

❷ これからの介護保険事業

公務員の地域手当の設定に伴う地域区分の変更については，さまざまな議論があるが，3年前の改定同様に，最大3％の増減がある．増加した地域は問題ないが，3％減額された事業者は，直ちに死活問題となっている．この問題は，診療報酬と併せて再検討が必要であると思う．

以上のような各種加算が現状のまま算定できる「ちゃっかり」組は，介護保険施設にも介護事業所にもある．明らかなことは，地域区分を除いて加算がすべて取れれば減額がないように組み立てられていることである．介護保険事業は，介護職員が採用できれば，なんとか経営できた時代が続いてきたが，これからは人材吸引力や人材教育力を向上させるマネジメントがより求められることになろう．介護報酬の意味を正確に理解して，慢性期医療を担当する医師も含めて，今後3年間「しっかり」対応して欲しい．

5 地域医療構想策定ガイドラインの現状

2015（平成27）年の通常国会は，安保国会とでも呼ぶのであろうか．与党は国会会期を9月まで延長した．何が何でも政府提案の安全保障関連法案を成立させたいということであろうが，国民を二分する大議論であり，無理が通れば道理が引っ込むというわけにはいかないのだろう．ただ，医療・介護保険制度改革は，何でもかんでも政府の方針通りに順調に改革されている現状にある．

1）地域医療構想策定ガイドラインの考え方と内訳

2014（平成26）年6月に成立し公布された医療介護総合確保推進法は，19の現行法を一度に改正するという改正法である．よくわからないのが医療介護総合確保推進法による「地域医療構想策定ガイドライン」という代物だ．関連の法律や通知，あるいは行政の資料や官僚の説明を聞いても，十分には理解できない．かつての医療計画，医療圏，病床削減による医療費抑制などという行政計画は，何の効果もないというより，駆け込み増床や，公立病院の増床に対する配慮などにより，絵に描いた餅になってしまった過去を反省せず，また同じミスが発生しないようにする必要があると考えられる．

厚生労働省は「地域医療構想策定ガイドライン等に関する検討会」の報告を受け，2015（平

成27）年3月18日に都道府県に対し「地域医療構想策定ガイドライン等について」（2015（平成27）年3月31日医政発0331第53号）を通知した．この指針は，どうも内閣府社会保障制度改革推進本部の「医療・介護情報の活用による改革の推進に関する専門調査会」が作成した，将来推計や病棟区分の考え方を厚生労働省の検討会で再吟味したらしい．

専門調査会では，厚生労働省がDPC（Diagnosis Procefure Combination）[注1]やナショナルデータベース（NDB）[注2]のレセプトなどのビッグデータを提供し，作業部会で，医療需要の推計を実施した．このワーキンググループの主査は産業医大の松田晋也教授で，レセプトの出来高点数総合額から入院基本料などを除外して医療資源投入量を計算し，急性期と回復期などを区分するという作業や2025（平成37）年に必要な都道府県別の病床数を計算したと伝えられている．どう考えても厚生労働省のガイドラインは，「医療・介護情報の活用による改革の推進に関する専門調査会」が作成した，急性期と回復期などを区分した参考数値に過ぎないものである．しかし，数字は亡霊のように一人歩きしはじめるということが往々にしてあることに注意が必要である．

「地域医療構想策定ガイドライン」では，高度急性期機能，急性期機能及び回復期機能の需要推計について，医療資源投入量を分析し，それぞれ高度急性期3,000点以上，急性期600点以上，回復期225点以上などとして推計している．あくまでも個人的意見であるが，臨床現場では受け入れにくい閾値（いきち）の羅列である．「医療区分1の7割は在宅医療等へ．療養病床の入院受療率が低い県のレベルに合わせることにしたらどうか．病床稼働率は高度急性期75％，急性期78％，回復期90％，慢性期92％ということで構想区域の機能別必要数を算定」などという表現もあり，統計的判断というより，政策立案者の希望的観測と判断せざるをえない部分もある．

2）地域医療構想と医療機能別病床数

「医療・介護情報の活用による改革の推進に関する専門調査会」が2015（平成27）年6月15日に公表した「第一次報告書：医療機能別病床数の推計および地域医療構想の策定に当たって」では，回復期と在宅医療等の境界点について，在宅においても実施できる医療やリハビリテーションの密度における医療資源投入量として225点としたうえで「在宅復帰に向けた調整を要する幅をさらに見込み175点で区分」という数字を示し，2025（平成37）年における回復期に対応する必要病床は37.5万床程度（高度急性期13.0万床，急性期40.1万床）などという数字を示している．

その結果，全国で推計すると約16万5千床過剰であるものの，埼玉県，千葉県，東京都，神奈川県，大阪府，沖縄県は不足するという．他の道府県は，病床過剰だが，在宅医療や介護施設で追加的推計患者数は増加するというものである．もっともらしい推計を示しているが，要するに慢性期病床を減少させ，いかに在宅医療や介護施設などで対応するかという古典的議論の蒸し返しに過ぎない．はなはだ，実効性に疑問が生じるが，今後の都道府県別地域医療構想を注視したい．

地域医療構想では，急性期病床の議論に集中することが少なくないが，実は療養病床や在宅医療の問題が一層重要である．このことについては，2015（平成27）年7月10日に厚生労働省保険局医療介護連携政策課が担当する「第1回療養病床のあり方等に関する検討会」が開催されており，今後の審議内容に注意する必要がある．

6　今後の方向性

2015（平成27）年5月27日，国会で「継続可能な医療保険制度を構築するための国民健康保険法等の一部を改正する法律案」が可決成立し5月29日に公布された．その内容は図2-1に示す通りである．この法律案のキャッ

		2015年度	2016年度	2017年度	2018年度
国民	入院の食事代上げ	1色 260円	360円		460円
	紹介状のない大病院受診に負担		5,000〜1万円		
	会社員らの保険料率の上限上げ		12%→13%に		
	低所得の高齢者の保険料上げ			軽減を廃止	
保険者	大企業の高齢者医療の負担	段階的に上げ		引き上げ完了	
	国民健康保険への財政支援	年1,700億円	3,400億円		
	国保の運営を市町村から移す				都道府県に
その他	患者の申出療養制度		開始		

〈国民の負担を引き上げて制度の持続を目指す〉

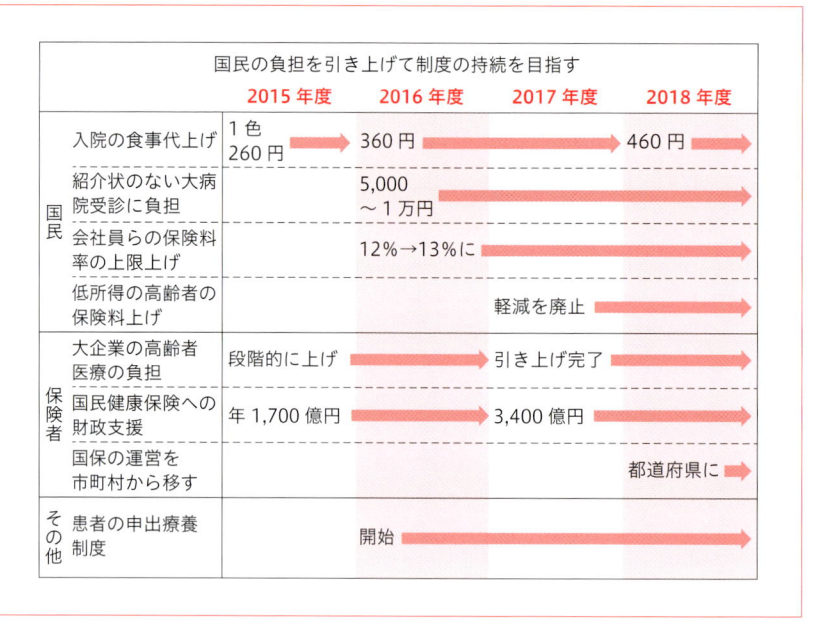

図2-1　医療保険制度改革関連法の内容

チコピーは「国民の負担を引き上げて制度の維持を目指す」である．入院食事代の値上げ，国民健康保険の運営移管，患者申し出診療の導入など医療費負担増の施策が並んでいる．

今後は，各都道府県別に地域医療構想の審議が進められているが，2016（平成28）年4月の診療報酬改定，さらに2018（平成30）年4月の医療・介護報酬の同時改定までの道のりを注視することになる．ただ，これまでの政策展開を考慮すれば，方向性についてはかなり明確になっていると思う．

注1 NDBのレセプトデータ：NDB（National Database）とは，レセプト情報・特定健診等情報データベースの呼称である．高齢者の医療の確保に関する法律第16条第2項に基づき，厚生労働大臣が医療保険者等より収集する診療報酬明細書及び調剤報酬明細書に関する情報並びに特定健康診査・特定保健指導に関する情報をNDBに格納し管理している．なお，診療報酬明細書及び調剤報酬明細書はレセプトとも呼ばれる．

注2 DPC（Diagnosis Procedure Combination）とは，診断と処置の組み合わせによる診断群分類のこと．DPCを利用した包括支払システムをDPC/PDPS（Per-Diem Payment System；1日当たり包括支払い制度）という．DPC/PDPS参加病院は，退院した患者の病態や実施した医療行為の内容等についての調査データを全国統一形式の電子データとして提出している．これを本ガイドラインでは，DPCデータと呼ぶ．

▶参考文献

1) 宮島俊彦：地域包括ケアの展望，社会保険研究所，2013.
2) 筒井孝子：地域包括ケアシステムのサイエンス integrated care 理論と実証，社会保険研究所，2014.
3) 特集：地域医療構想策定ガイドラインをどう読み解くか．病院，74(8)：2015.
4) 首相官邸：社会保障制度改革国民会議．第9回議事次第（2013年4月19日）
https://www.kantei.go.jp/jp/singi/kokuminkaigi/dai9/gijisidai.html（2015年8月6日アクセス）
5) 首相官邸：確かな社会保障を将来世代に伝えるための道筋　社会保障制度改革国民会議報告書（2013年8月6日）
https://www.kantei.go.jp/jp/singi/kokuminkaigi/pdf/houkokusyo.pdf（2015年8月6日アクセス）
6) 厚生労働省：厚生労働省医療介護総合確保推進法等について（2014年7月28日）
http://www.mhlw.go.jp/file/05-Shingikai-10801000-Iseikyoku-Soumuka/0000052610_1.pdf（2015年9月2日アクセス）
7) 厚生労働省：医療法の一部を改正する法律案の概要．（2015年7月1日）
http://www.mhlw.go.jp/topics/bukyoku/soumu/houritu/dl/189-36.pdf（2015年9月2日アクセス）
8) 首相官邸：医療機能別病床数の推計及び地域医療構想の策定に当たって，第1次報告．医療・介護情報の活用による改革の推進に関する専門調査会（2015年7月15日）
http://www.kantei.go.jp/jp/singi/shakaihoshoukaikaku/houkokusyo1.pdf（2015年9月2日アクセス）

Chapter 3 地域包括ケアにおける慢性期医療と介護の展望
──実践現場にはどのような対応が求められているのか

池端幸彦

1 「地域包括ケアシステム」概念の変遷

「地域包括ケア」という言葉が，診療報酬の議論の中心にある中央社会保険医療審議会（中医協）においてはじめて登場したのは，おそらく2014（平成26）年度診療報酬改定の際であろう．それまでどちらかというと介護の世界の話と捉えられがちだった「地域包括ケア」なる文言が，同審議会の資料のなかにも度々登場し，同改定はいよいよ医療の世界をも巻き込んだ本格的な「地域包括ケア時代」の幕開けともいえる，非常にドラスティックな改定であったといえよう．少なくとも数年前までは，診療報酬の項目として「地域包括ケア病棟」や「地域包括診療料」なる項目が登場することなど，予想すらできなかったのではないだろうか．

そもそもこの「地域包括ケア」の概念は，地域を基盤とするケア（community-based care）と統合ケア（integrated care）の2つのコンセプトをもち，地域における最適なケアを地域が自ら選ぶことが重要とされている．2010（平成22）年に発表された地域包括ケア研究会報告書にあるように，「地域包括ケアシステム」とは，おおむね30分以内の日常生活圏域内（≒中学校区）において，医療・介護のみならず，福祉・生活支援サービスなどが一体的かつ適切に相談・利用できる提供体制をいうとされている．

また，人口が横ばいで75歳以上人口が急増する大都市部，75歳以上人口の増加は緩やかだが人口は減少する町村部など，高齢化の進展状況には大きな地域差が生じていることを認めつつ，そのためにも地域包括ケアシステムは，保険者である市町村や都道府県が，地域の自主性や主体性に基づき，地域の特性に応じてつくりあげていくことが必要としている（図3-1）．

さらに地域包括ケアを構成する要素として，これまでは「介護」「医療」「予防」「生活支援サービス」「住まい」という5つがあげられていたが，2012（平成24）年度の同研究会による報告書（地域包括ケアシステムの構築における今後の検討のための論点）ではこれをより詳しく，「住まいと住まい方」「生活支援・福祉サービス」「医療・看護」「介護・リハビリテーション」「保健・予防」といい換え，その基盤となる重要な要素として「本人・家族の選択と心構え」をあげている（図3-2）．また「住まい」の定義についても，もはや「自宅」だけではなく，有料老人ホーム，サービス付き高齢者向け住宅，グループホームなどの居住系サービスや，さらには特別養護老人ホームまでもが「住まい」と定義づけされているのである．これらの「住まい」と「住まい方」及び「本人・家族の選択と心構え」とは，それぞれの地域で居住系サービスや特別養護老人ホームも含めてどのような住まいに誰とどのように住み，そしてどのような最期を迎えるかの覚悟を指しているともいえよう．

つまり近年，医療や介護の双方の現場のいたるところで，「医療と介護の連携」が声高らかに叫ばれているのは，単に生命を守るために必

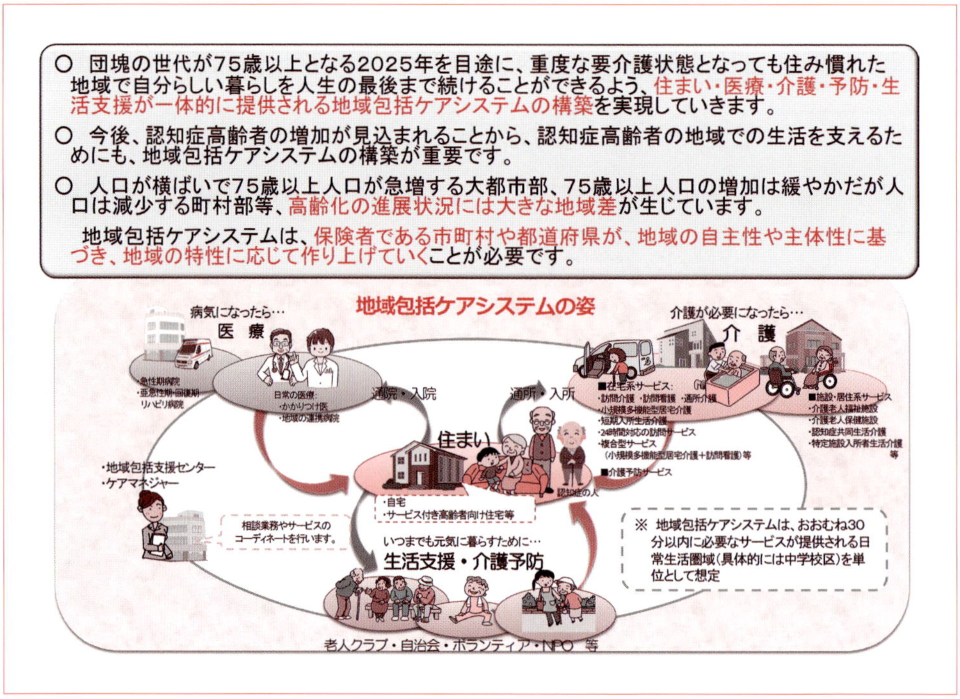

図3-1 地域包括ケアシステム

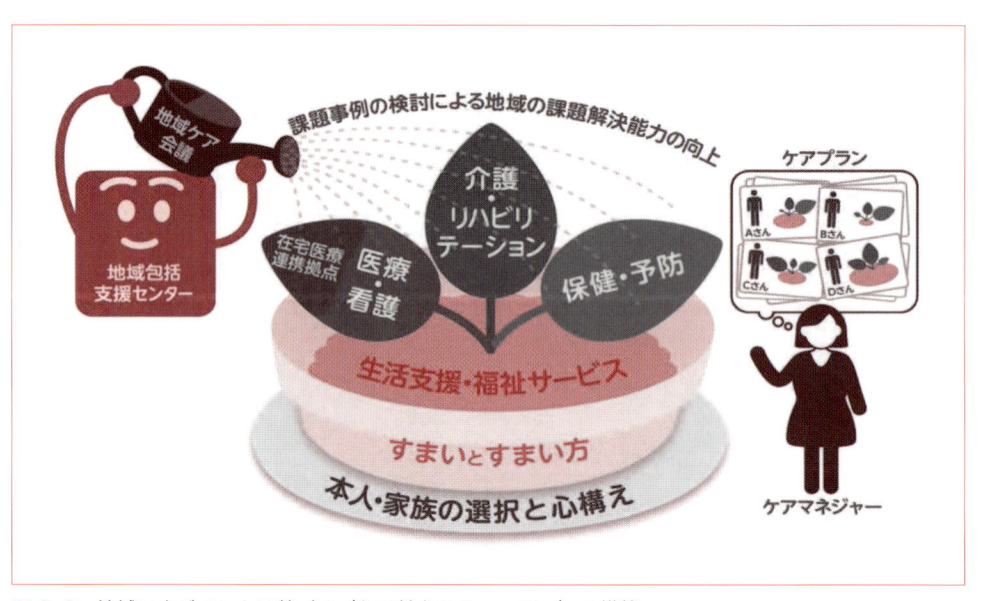

図3-2 地域マネジメントに基づく〈ケア付きコミュニティ〉の構築
出典:地域包括ケア研究会.地域包括ケアシステムの構築における今後の検討のための論点(2013(平成25)年3月).

要な医療との連携という視点だけではなく,実は「看取り」まで意識した究極の「選択と心構え」のためには,どうしてもエンドオブライフ(end of life)における医療提供のあり方抜きには完結できないという側面があるのではないだろうか.

また,地域包括ケア研究会による「地域包括ケアシステムを構築するための制度論等に関する調査研究事業」報告書(2014(平成26)年3月)では,江戸時代の貝原益軒の大衆衛生書『養生訓』に由来した「養生」という言葉で置き換えた,いわゆるセルフケア,セルフマネジ

メントの概念の重要性を強調している．これは4つのヘルプで知られる「自助」「互助」「共助」「公助」の「自助」に当たり，またその自己決定を支援するために主治医やケアマネジャーの重要性も説いている．さらに「医療・介護・予防の一体的提供」では，介護職は「医療的マインド」を，医療職は「生活の視点」をもつことで，医療と介護を一体的に提供できる「統合的ケア（integrated care）」を目指し，特に「介護予防」「重度化予防」「急性疾患への対応」「入院・退院支援」「看取り」の場面でその連携の必要性を強調した．また自治体には，全戸調査による日常生活圏域でのニーズ調査をもとに，自治体・サービス提供者・地域住民が一体となった規範的統合を目指すことを求めているのである．

2 慢性期医療からみた地域包括ケアとは？

では，慢性期医療の立場からみた地域包括ケアとは，一体何であろうか．冒頭でも述べたように地域包括ケアは文字通り地域を基盤にしたケアあるが，一方で大都市圏を中心とした都会と地方では，住まいも住まい方も，そしてその選択や心構えさえも大きく異なることはいうまでもない．となれば十人十色，いやその時々にも変わることを想定すれば，十人百色の選択や心構えに対応しなければならないのである．このような点から考えれば，当然ながら地域包括ケアにおける統一した慢性期医療の役割などというものは存在しない．

前述の通り，地域包括ケアの前提はやはり「自立支援」であり，その延長上にあるのが「在宅」であることはいうまでもなく，いわゆる「共助」に属する私たち医療提供者側が，地域住民を中心とした「互助」や市町村の「公助」としっかり協調しながら，いかに「自助」に対してアプローチ（支援）していけるかが重要なポイントになるであろう．

そしてそのような地域包括ケアの現場では，医療のない介護もない代わりに，介護のない医療もないと考えるべきであり，「慢性期医療」の立場では，すでに「医療と介護の連携」から「医療と介護の統合」，つまり「連携」から「統合」の時代に入ったことを，医療サービス提供者としても肝に銘じなければならない．

そして地域を知り地域を感じ，そしてまた自身（または自身の医療機関）が提供する医療をみつめ，できることできないことを見定め，選択と集中を推進し，地域が求めているものの，自身（自院）にないもの，できないものは徹底的に連携・統合を図り，できれば一体的提供にまで結びつける努力を惜しまない医療機関が生き残っていくのではないだろうか．

3 地域医療構想における慢性期医療の定義

ここで改めて，地域包括ケアにおける「慢性期医療」の概念について，少し考えてみたい．そもそもこの「慢性期医療」とは一体どこまでの範疇を指すものだろうか．この「慢性期医療」の対軸にある機能として，当然ながら「急性期機能」がある．しかし医療機能の名称としては，そのほかにも「亜急性期（サブアキュート期）」「急性期後（ポストアキュート）期」「回復期」などがあるが，果たしてこれらの相互の関係性はどうなのだろうか．

これらの機能の役割やあり方を指し示すものとして，2014（平成26）年に成立した，「地域における医療及び介護の総合的な確保を推進するための関係法律の整備等に関する法律」（医療介護総合確保推進法）により改正された医療法に基づく「病床機能報告制度」がある．すでに2014（平成26）年度から報告が開始され，有床診療所を含む全病棟は，「高度急性期」「急性期」「回復期」「慢性期」の4つの医療機能に分類された．そのうち「慢性期」とは，①長期にわたり療養が必要な患者を入院させる機能，②長期にわたり療養が必要な重度の障害者（重度の意識障害者を含む），筋ジストロフィー

患者または難病患者等を入院させる機能とし，さらにその推計値の指標として，医療資源投入量（入院基本料とリハビリテーションを除いた1日当たりの量）を175点とした．また，「在宅復帰に向けた調整を要する幅を見込み175点で区分して推計する．なお，175点未満の患者数については，慢性期機能及び在宅医療等の患者数として一体的に推計する」と示されており，つまり国の考え方としては「慢性期医療」と「在宅」とはすでに一体的に考えるとの方向性が示されているのである．

「病床機能報告制度」に引き続いて，2015（平成27）年度中には各都道府県で「地域医療構想」が策定されることになっている．そしてその道標となる「地域医療構想ガイドライン検討会」の報告資料のなかの，「慢性期機能および在宅医療等の需要の将来推計の考え方」によれば，前述の点を裏づけるように，「①在宅での医療を受ける環境づくりの進展に伴い，『長期に医療を必要とする』方々が，どこで医療を受けることができるかは，時代とともに，また各地の政策の進展度合いによる」「②地域医療構想では，『長期に何らかの医療を受けている方々』全体を推計しつつ，そのうち，慢性期機能の病床で対応すべき部分を算定．（現在，地域差の大きい療養病床受療率を収斂させる方向で，各地の在宅医療進展をうながす目標値を設定）」としたうえで，慢性期機能及び在宅医療等の医療需要のイメージ図として，現在の療養病床の入院患者から回復期リハビリテーション病棟の患者を除いたものに，障害者・難病患者や，一般病床で診療密度が一定基準未満の患者，介護老人保健施設入所者等のほか，さらに現在すでに訪問診療を受けている患者や医療区分1の7割の患者等まで加えたものを「慢性期機能及び在宅医療等」と一括りにしたイメージ図が示されている（図3-3）．

4 近年の診療報酬改定や介護報酬改定からみえてくるものとは？

2014（平成26）年度の診療報酬改定は，2013（平成25）年8月に出された社会保障制度改革国民会議報告書を受ける形で，まさに医療機関の機能分化・強化と連携，在宅医療の充実等の2点に絞られた，ある意味メッセージ性の非常に強い改定であった．その具体的な内

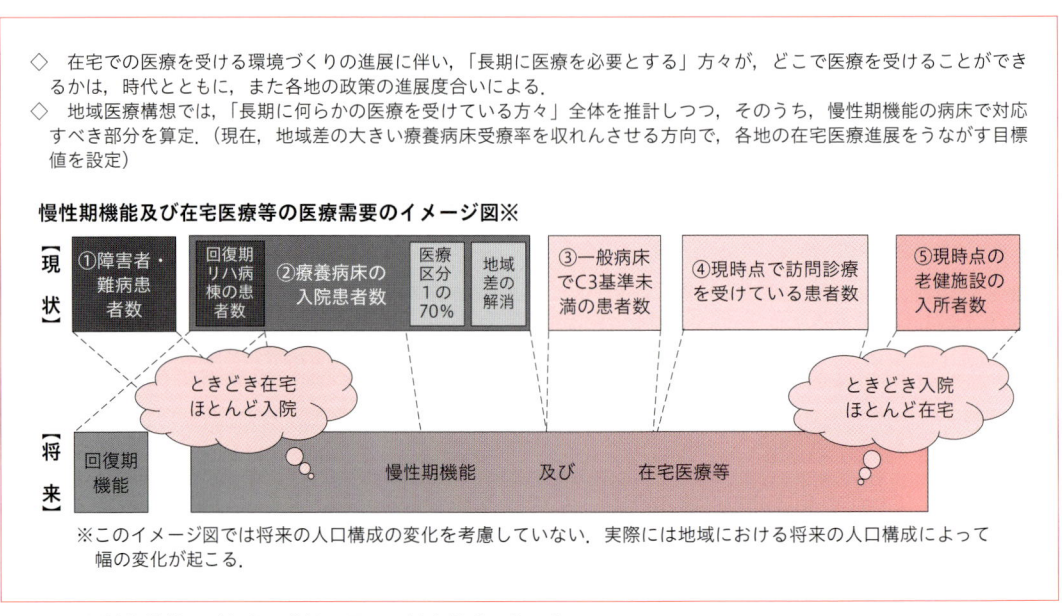

◇ 在宅での医療を受ける環境づくりの進展に伴い，「長期に医療を必要とする」方々が，どこで医療を受けることができるかは，時代とともに，また各地の政策の進展度合いによる．
◇ 地域医療構想では，「長期に何らかの医療を受けている方々」全体を推計しつつ，そのうち，慢性期機能の病床で対応すべき部分を算定．（現在，地域差の大きい療養病床受療率を収れんさせる方向で，各地の在宅医療進展をうながす目標値を設定）

慢性期機能及び在宅医療等の医療需要のイメージ図※

【現状】①障害者・難病患者数　回復期リハ病棟の患者数　②療養病床の入院患者数　医療区分1の70%　地域差の解消　③一般病床でC3基準未満の患者数　④現時点で訪問診療を受けている患者数　⑤現時点の老健施設の入所者数

ときどき在宅ほとんど入院　　ときどき入院ほとんど在宅

【将来】回復期機能　　慢性期機能　及び　在宅医療等

※このイメージ図では将来の人口構成の変化を考慮していない．実際には地域における将来の人口構成によって幅の変化が起こる．

図3-3　慢性期機能及び在宅医療等の需要の将来推計の考え方

容は，入院医療における急性期，回復期，慢性期の機能分化，地域包括ケア病棟（病床）の新設と各種病棟における在宅復帰率の導入，病院と診療所の外来機能分化とそれに伴う主治医機能の評価，質の高い在宅医療の推進と一部不適切事例の適正化，医療間連携や医療・介護の連携の評価などである．

この流れは，2016（平成28）年改定や2018（平成30）年の医療介護報酬同時改定に向かってより先鋭化してくる可能性は高いであろう．具体的にいえば，急性期では医療・看護・介護必要度や在宅復帰率はより高く，平均在院日数はより短くの流れ，また療養病床についても医療区分や在宅復帰率はより厳しくという流れは避けられないところである．そして今後の綿密な医療提供体制を考える際にどうしても必要なデータ収集の意味合いからも，DPCデータ加算も近い将来に全病棟に義務化される可能性も否定できないのではないか．つまり急性期はより急性期に，そして療養病床といえども，やはり「医療病床」であることの重みを意識し，急性期後ではあるが，より医療必要度の高い患者に絞られていくことは想像に難くない．とすればその受け皿としての在宅等（当然，特別養護老人ホーム，サービス付き高齢者向け住宅，グループホーム等の居住系施設を含む）でも，次第により重度の医療ニーズをもった患者（利用者）で溢れることになっていくであろう．

ただそうなった際に，どのような医療体制が必要になるかといえば，もはや「病院・施設」か「在宅」といった二元論では到底成り立たず，やはり「ときどき入院（入所），ほとんど在宅」か，または「ほとんど入院（入所）ときどき在宅」といったフレキシビリティの高い医療・介護提供体制が求められることになり，これこそが慢性期医療を中心とした地域包括ケアの大きなコンセプトになるのではないだろうか．そしてこれからの医療・介護を一体的に提供できる「地域包括ケアサブユニット」（仮称）を支える医療機能として，在宅療養支援病院（または診療所）や在宅療養後方支援病院，さらには地域包括ケア病棟（病床）等が大変重要となってくる．それらの在宅療養支援機能が地域を支え，地域を守ることがまた，救命救急を中心とした（高度）急性期機能の疲弊を救うことにもなるのである．

この流れは近年の介護報酬改定にも色濃く示されている．2015（平成27）年度介護報酬改定の大きな1つの柱に「地域包括ケアシステムの構築」をあげ，そのなかの充実項目の筆頭に，「在宅医療・介護連携の推進」が掲げられている．医療・介護のどのアプローチからも地域包括ケアシステム構築の根幹は，「在宅医療」を含む「慢性期医療」であることは疑いの余地はない．そして2025（平成37）年に向けた報酬改定の仕上げとして，2018（平成30年）の同時改定が位置づけられており，おそらくさまざまな形でこの流れは加速されていくことは間違いないであろう．そしてそれによって，ひと（患者），もの（医療機関），かね（診療報酬）の流れが大きく動くことになるのである．

5 慢性期医療からみた地域包括ケアに必要な5つの連携の鍵

では具体的に慢性期医療の実践現場からみた，医療・介護連携の秘訣とはどのようなものであろうか．ここで，そのヒントとなるべき5つの連携の鍵をあげたい．

❶ 医師とケアマネジャーとの連携

まず何といっても第1の連携の鍵は，やはり介護保険制度創設時から叫ばれていながら未だに課題も多い「医師とケアマネジャーとの連携」である．現状の医療・介護の現場で，医療的ケアのマネジメントの中心に医師がおり，一方で介護保険制度に基づく介護サービスのマネジメントの中心がケアマネジャーであることに，それほど異論はないであろう．そうであれ

ば，医療と介護の連携の要となるのが，この医師とケアマネジャーの連携であることに疑いの余地はないのだが，現実には未だにこの連携が十分であるとはいい難い．医師は医師で，「ケアマネジャーが情報を提供しない」「ケアマネジャーが，医療のことを少しも理解していない，または理解しようとしない」と言い，一方ケアマネジャーはケアマネジャーで，未だに「医師との連携は敷居が高い」と感じ，「医師がケア担当者会議に参加してくれない」「医師は，介護保険のことを理解しようとしてくれない」と，それぞれに言い分はある．医師にもさまざまな立場の医師がおり，ケアマネジャーも千差万別である．しかしこの連携がうまくいかない一番の問題点は，互いが互いを理解していないことからくる「すれ違い」ではないだろうか．そして少なくとも医療サイドとして，このケアマネジャーとの連携について，その重要性や必然性を最も理解し推し進めなければいけないのは，やはり慢性期医療に携わる医師であると断言したい．

ここであらためて，介護保険利用者に対するかかりつけ医を含めた慢性期医療を担う医師の役割とは何かを考えてみよう．まずは，介護保険認定調査の医学的情報の補完として必須な「主治医意見書」の作成，さらに継続的な医学的管理と医療情報提供を目的とした「居宅療養管理指導」，そしてサービス担当者会議の参加，「訪問看護指示書」「リハビリテーション計画指示書」等の作成等があげられ，どれも介護保険サービス利用時に重要な役割となる．ただ，これらの役割は，基本的には在宅支援であり，少なくとも急性期専門医に求められているものとは思えない．つまり「主治医意見書」や「訪問看護指示書」「リハビリテーション計画指示書」等は，しっかりとした急性期医療専門の医師（または医療機関）との密な連携のもとに，慢性期医療を担う医師が請け負うべき責務といえる．さらに慢性期といえども多忙な医師に代わって，医療ソーシャルワーカー（MSW）や連携担当看護師，地域連携室職員等が，フットワーク軽くケアマネジャーの間に入って連携を支援する体制こそ，急務ではないだろうか．

2014（平成26）年度診療報酬改定に新設された，かかりつけ医の条件ともいえる「地域包括診療料」の条件として，「介護保険制度の利用等に関する相談を実施している旨を院内掲示し，かつ，要介護認定に係る主治医意見書を作成しているとともに，以下のいずれか一つを満たしていること」として9項目をあげている（図3-4）ことからも，今後は在宅医療を含めた慢性期医療を担う医師にとって，介護保険とのかかわりは避けては通れない新たな責務と考えるべきであろう．

一方でその必要性は理解していても，特に訪問看護指示書やリハビリテーション計画指示書等の書き方がわからないとの声もよく聞かれる．しかし，それは必ずしも訪問看護やリハビリテーションの技術的な指示を求めているのではなく，むしろ一般には，①リスクマネジメント，②障害の評価と予後予測（生命予後と機能予後），③治療目標（短期・長期）の設定，④医学的管理，⑤チームアプローチの統括（チームリーダー）としての役割等の，「医師としての視点」が重要であることを付しておきたい．

介護保険にかかる相談を行っている旨を院内掲示し，要介護認定に係る主治医意見書を作成しているとともに，下記のいずれか1つを満たしていること．

①居宅療養管理指導または短期入所療養介護等を提供していること
②地域ケア会議に年1回以上出席していること
③ケアマネジャーを常勤配置し，居宅介護支援事業所の指定を受けていること
④介護保険の生活期リハを提供していること
⑤当該医療機関において，同一敷地内に介護サービス事業所を併設していること
⑥介護認定審査会に参加した経験があること
⑦所定の研修を受講していること
⑧医師がケアマネジャーの資格を有していること
⑨病院の場合は，総合評価加算の届け出を行っていること，または介護支援連携指導料を算定していること

図3-4 地域包括診療料の条件（介護保険制度）

❷ 地域（郡市区医師会と地域包括支援センター）との連携

次に地域包括ケアにおける第2の連携の鍵として，地域（郡市区）医師会と地域包括支援センターとの連携をあげたい．いずれ介護保険サービス対象外となる予定の「要支援」認定者の移行先として注目されている「地域支援事業」や，今後一気に増加する「認知症対策」「地域ケア会議」等の地域包括支援センターの事業は，いずれも今後は「地域医師会」との連携なくしては決して進まないものばかりである．しかしこの両者の連携も，前述の医師とケアマネジャーとの連携と同じく，両者にとっても「敷居が高い」と思われている．しかし，地域によっては「顔の見える連携会議」等の開催を皮切りに，その先の医師を含めた多職種連携にまで及び，地域医師会との連携が一気に進んできている先進地域も少なくなく，これからは必須の取組みであるといえよう．しかもこの連携の医療側の担い手は，まさに慢性期医療そのものなのである．

❸ 医療間多職種連携

3番目の連携の鍵として，医療間多職種連携をあげておきたい．前述の通り，地域包括ケアにおける連携は医療と介護の連携がすべてと思われがちだが，「医療」の担い手は医師や看護師だけではない．歯科医や薬剤師，保健師，理学療法士（PT）・作業療法士（OT）・言語聴覚士（ST），管理栄養士，臨床心理士，医療ソーシャルワーカー（MSW），精神保健福祉士（PSW）等，実に多岐にわたっている．これらの医療関連職種同士がそれぞれの専門分野を持ち寄って連携することの重要性は，説明に難くない．そして医療機関内外にかかわらずこの連携のイニシアティブをとることもまた，慢性期医療を担う医師の重要な役割なのである．

❹ 病診連携，病病連携

第4の連携の鍵としてあげておかねばならないのは，やはり病診連携，病病連携である．これは特に説明の必要もないかとは思うが，以前のように「かかりつけ医」と「病院」という古典的な関係での連携だけではなく，地域医療構想の時代に入り，今後はすべての病院同士が，その機能の選択と集中のなかでより密度と頻度の濃い連携を求められていくことは間違いない．その連携の正否は，ある意味で病院にとって生き残りをかけた「戦い」であるといっても過言ではあるまい．その病診・病病連携の要ともいえる「退院支援・退院調整の実際」については，次のセクションでさらに詳しく述べる．

❺ 専門職の地域展開

そして最後5番目の連携の鍵として，「専門職の地域展開」をあげておきたい．医療機関や介護施設等の医療・介護の事業所には，それぞれの専門性の高い職種が集中的に配置されている．このマンパワーを地域に展開することの重要性を指摘しておきたい．これがまさに，4つのヘルプの「共助」にあたり，単位ボランティアとしての活躍を当てにしているわけではなく，その地域展開こそが地域資源の有効利用にもつながり，ひいてはそれぞれの事業の広報活動や発展にも必ずつながると思われる．現に，さまざまな地域で，特に介護福祉士やケアマネジャー，理学療法士等の専門職が地域展開している例は，枚挙にいとまがない．医療職についても，慢性期医療に携わるものとして，この点からも今後の活躍を期待したいところである．

以上，医療・介護の連携の鍵としての5項目を述べてきたが，最後にこれからの医療連携の秘訣は，やはり「やりたい医療より，求められる医療」を提供すること，常に「連携相手とのWin-Winの関係」を意識して対応するこ

と，困ったら「利用者（患者）の視点」を忘れないことである．そして「連携を征するものは，地域包括ケアを征す」ことを肝に銘じたい．

6 退院支援・退院調整の実際

「退院支援・退院調整」の言葉は，まだ比較的馴染みの薄い用語かもしれないが，急性期病院が，近い将来，平均在院日数が14日前後まで短縮されることも予想されるなかで，在宅医療を中心とした慢性期医療へ円滑に移行するうえで非常に重要な機能といえる．

「退院支援」と「退院調整」の言葉は，似て非なるものであるが，宇都宮ら[1]は，患者が自分の病気や障害を理解し，退院後も継続が必要な医療や看護を受けながらどこで療養するのか，どのような生活を送るのかを自己決定するための支援が退院支援，そして患者の自己決定を実現するために，患者・家族の意向を踏まえて環境・ひと・ものを社会保障制度や社会資源につなぐ等のマネジメントの過程を，退院調整としている．しかし，ここでは退院支援・退院調整を一体的に捉え，在宅を含めた慢性期医療を担う主治医（以下，在宅等主治医）としてのかかわり方と考え方のポイントを，できるだけ現場で役立つような内容に絞って解説していきたい．

まず退院支援・調整の主な流れを，フローチャートで簡単に説明しよう（図3-5）．この支援・調整の成否を握るのは，いかに早い段階から「退院後」を意識して支援・調整を開始できるかにかかっているといっても過言ではない．まず入院早期に情報収集し，入院診療計画書の内容を説明したうえで，退院調整の要否をアセスメントし，支援が必要と判断されれば，入院後7～10日以内に初回の退院支援カンファレンスを開催する．在宅等主治医がこのカンファレンスに参加できれば，今後の治療計画の情報も入手でき，より家族の立場に立った治療計画についてのアドバイス等も可能となり，退院後の信頼関係も築きやすい．また急性期病院の主治医をはじめ各スタッフと顔のみえる関係になることにより，その後の連携が非常に容易になる．さらにこの時点で退院後に必要な医療処置や医療機器等について，慢性期病棟や在宅でできることできないことを伝えることで，退院前までに調整が可能となり，この段階を経て「退院時カンファレンス」に臨めれば，よりスムーズな退院が可能となる．そういう意味で，退院調整はできるだけ早期に，場合によっては入院当初から開始されることが望ましい．そしてこの段階から顔のみえる関係がつくれれば，その後の診療側のスタッフや患者本人・家族との連携をスムーズに進めていくことができる．

退院時カンファレンスとは，文字通り入院中の主治医をはじめとする各医療関連スタッフと，在宅等主治医や回復期・慢性期医療や在宅医療・介護を担当する各職種が一堂に会して，転院後や在宅で予想される問題点，その対応策を話しあう大変重要な会議である．ここで最も重要なポイントは，患者・家族のニーズや意向をしっかり捉えておくことであり，会議に参加する在宅等主治医としてはそのニーズや意向に添って，それを充足させるために何が必要か，何ができるかという視点に立つことを意識したい．専門家集団の会議であるが故に，往々にして専門家の目線のみでサービス調整がなされてしまうこともあり，やはり本人の尊厳を常に念頭に置くことに努めたい．

カンファレンスの参加者は検討すべき内容により決定されるが，一般的には本人・家族，病院主治医，病棟看護師，退院調整担当者（看護師または医療ソーシャルワーカー（MSW）），リハビリテーション担当者（PT・OT・ST），在宅等主治医，ケアマネジャー，訪問看護師，地域包括支援センター担当者，在宅介護サービス担当者等が対象となる．当然ながら，在宅等主治医は万難を排して出席したいところである．また当日までに一通りの診療情報提供書や看護サマリー，リハビリテーション計画書等に目を通して，おおよその課題を整理しておきた

図 3-5 退院支援・退院調整フローチャート

	医師（病棟）	看護師長	担当看護師（退院支援）	退院調整部門（看護師・MSW）
入院	○治療方針の決定	入院目的やゴール入院期間を確認し、ゴールの予測	**情報収集・オリエンテーション** ○本人・家族の考えているゴールについての確認 ○ケアマネジャーがいる患者は、本人のご了解を得てケアマネジャーに入院の旨および情報提供書の依頼 ○在宅主治医がいる患者ご情報提供されていない場合は、患者のご了解を得て、情報提供書を主治医に依頼 ○クリニカルパスの場合は患者用パスに沿って説明 **ケアマネジャーに連絡** **入院診療計画書の説明**	
2〜3日以内	○入院診療計画書の記載（予定入院期間も）	患者の状態の把握	**退院支援アセスメント** 退院調整必要／退院調整不要 退院調整依頼	○退院支援看護師への助言や相談 ○担当看護師の決定 ○必要な情報の収集 ○退院支援カンファレンスへの参加（状況により院外関係者への連絡）
7〜10日後		退院調整が順調に進むようにアドバイス、調整	**退院支援カンファレンス（本人、家族、医療従事者間での治療ゴールの確認と療養場所の決定）** ●PT・OT・ST 等 ●ケアマネジャー等 ●その他 ○現在のADLの説明 ●退院調整担当者 ○本人・家族の希望を確認したうえで療養・場所の選択 ○本人や家族と合意できるまで話し合う ○入院でのゴールの明確化（状態および期間） **退院計画の作成と実施** ※在宅の場合、できるだけシンプルケアに変更できるように配慮	アセスメントを行い 必要時退院調整依頼 ○本人・家族にご了解を得る ○主治医にご了解を得る
退院日決定	**転院** ●本人・家族 ●主治医 ●病状・経過の説明 ●治療方針と治療の予定について説明 ○診療情報提供書の作成 **在宅** ○本人・家族 ○必要があれば在宅に向けて治療計画の変更 ○介護保険への変更	退院支援・担当看護師等 ゴールに向けて各職種の役割分担を明確にする 継続看護記録の内容を確認	**在宅**（退院計画実施の評価と連携） ○家人への介護指導 ○服薬指導 ○外来受診日の調整 ○他機関への情報提供（ケアマネジャー・訪問看護師等） ●PT・OT・ST ●退院調整看護師 ●訪問看護師 ●ケアマネジャー **転院** ○継続看護記録の作成 ○必要書類の準備	**在宅** ○社会資源の説明 ○サービス提供者との連携 ○介護保険の申請説明 ○住宅改修等相談 ○在宅主治医へのサービス担当者 **転院** ○転院先の相談・選定 ○転院先の相談調整 ○必要な書類の確認 ○退院書類の調整 ○搬送車の手配
退院	○介護保険の意見書		**退院調整** ○継続看護記録の評価 ○退院計画の評価 ○看護サマリーの記載	●地域包括支援センター担当者 ●地域の各サービス担当者 ●その他 ○退院計画実施後の評価 ○必要に応じてサービス担当者会議の支援

（提供：福井県版退院調整ガイドブックより（福井赤十字病院 退院支援・退院調整フローチャート 一部再改変）

い．

　カンファレンスは一般に退院調整担当者の司会進行で参加者の簡単な自己紹介からはじまり，目的，患者の概略，検討課題，進行予定等が説明された後，まず病院主治医から患者の病名，治療経過，現在の病状や治療内容，今後予想されるリスク・予後等が簡単に説明される．次いでそれについての参加者からの質疑応答を経て，課題やリスクに対する対応策等を中心に話し合いがもたれ，おおよその対応策が決まった時点で，司会者が最終的なサービス計画等について全員に確認をとる．この際，最も留意しなくてはいけないことは，やはり患者本人・家族の思いに添った内容になっているかを常に確認しながら進めることである．特に在宅等主治医がカンファレンス中，常にその視点をもつことで，患者本人や家族との信頼関係が強まることも多いし，また対応次第では逆にぎくしゃくしてしまうこともある．

　そして最後にそれぞれにサービス担当者との連絡方法をしっかり押さえておくことも，その後の連携をスムーズに行う秘訣である．またカンファレンスはおおむね20～30分程度で終えることを目標にして互いに協力しあうことも重要である．困難ケースでも，1時間以内には終わらせたいところである．

　冒頭にも触れたとおり，今後は好むと好まざるとにかかわらず，居住系を含めた「在宅」移行への圧力はますます高まると思われる．しかし一方では，急性期医療の現場と介護や在宅の現場のギャップもまだまだ大きいものがあり，「今週退院したいので，退院時カンファレンスを！」と急性期病院の退院調整担当者から急遽声がかかり，カンファレンスに参加したものの数日での調整は困難と思われるケースも多いと思われる．なかには重介護状態でありながら介護保険認定の申請すらできていない状態で，突然主治医から退院を伝えられ，介護サービスの先出しでの綱渡りの在宅移行にならざるをえない場合も散見される．しかし急性期病院とて，新規の急性期患者を少しでも早く適切に受け取っていくには，やむをえないところである．そこで急性期病院には手術など純粋な急性期医療だけを担ってもらい，ある程度安定期に入ったらその後を担うべき亜急性期や回復期を担える病棟（病院）にできるだけ早く転院し，そこで改めて在宅支援を含めて介護・医療を一体的に提供しながら，在宅移行に向けた支援・調整を行う，まさに「在宅支援病床機能」が必要ではないかと感じている．そしてその機能を担うものとして，「地域包括ケア病棟」「在宅療養支援病院（診療所）」や「在宅復帰加算算定療養病床」があげられるであろう．最後の在宅医療を担う医師としての退院時カンファレンスの心得10か条をあげてみたので，参考にしてもらいたい（図3-6）．

7　最後に

　最後に地域包括ケアにおいて目指すべきこれからの慢性期医療・介護の視点として，次の8項目をあげておきたい．①尊厳を大切に，②生活・人生を視点に置く，③地域との連携が図れる，④多職種との連携がとれる，⑤デマンドとニーズの違いを理解し，デマンドをニーズに変える努力を惜しまないこと，⑥食と栄養を理解し，食べることと動くことの重要性を知ること，⑦リハビリテーションや認知症を理解すること，⑧ターミナルケアを理解すること等があげられる．さらに利用者の目が肥えてきており，金太郎飴のような医療・介護の提供では，いずれは淘汰されてしまう可能性も否定できな

---

1. 入院時から門を叩け
2. 会議出席は，義務ではなく権利
3. できるだけ，平易な言葉で
4. おさえておきたい「食べること」と「動くこと」
5. 退院直後の訪問看護・訪問リハビリテーションは有効
6. 走りながら考える
7. 「ホウ・レン・ソウ」の時間と手段を確認
8. 在宅医療は，入院医療の出前ではない！？
9. 在宅は「希望」の光（「おうちパワー」を信じよう！）
10. 「いつでも入院ベッド」を担保に，共同診療

図3-6　退院時カンファレンス参加時の在宅主治医心得10か条

い．やはりテーラーメードの医療，テーラーメードの介護，そのためのテーラーメードのケアマネジメントでなければいけない．そのためにも多職種連携，多職種協働，チームアプローチが必要になってくるのである．

そして在宅医療も含めた慢性期医療と介護は，いうなれば車の前方の両輪であり，医療なき介護もないし，介護なき医療もない点を強調したい．一方で「地域包括ケア」と「地域医療構想」もまた，車の後方の両輪といえよう．そしてこの前輪と後輪の4つが上手く回ってはじめて，地域包括ケアシステムがスムーズに走り出すのである．

最後に，豊かな老後に必要なものとして，自己負担分や自身の自由度のための少しのお金と信頼できるかかりつけ医，信頼できるケアマネジャー，そして頼りになる地域包括支援センターの「三種の神器」をあげたい．そしてこの「三種の神器」は，実は介護を提供する側の事業者にとっても，さらには急性期病院にとっても重要な要素であることを肝に銘じておきたい．

▶引用文献

1）宇都宮宏子，三輪恭子編：これからの退院調整・退院支援，日本看護協会出版会，p1，2011．

▶参考文献

1）福井県版退院調整ガイドブック―病院と在宅の切れ目のない連携をめざして，公益社団法人福井県看護協会　訪問看護ステーション支援事業発行，2013．
2）池端幸彦：在宅を支える療養病床の経営戦略．病院 72(3)：215-219，2013．
3）厚生労働省：中央社会保険医療協議会診療報酬調査専門組織：平成25年度第2回入院医療等の調査・評価分科会資料，2013．
4）日本慢性期医療協会編：在宅医療認定医講座テキスト，厚生科学研究所，2013．
5）池端幸彦：退院支援・調整．日本医師会．かかりつけ医の在宅医療　超高齢社会　私たちのミッション，p66-72，2013．
6）地域包括ケア研究会：地域包括ケアシステムを構築するための制度論等に関する調査研究事業報告書，2014．

Chapter 4 在宅医療推進の必要性と方向性

鳥羽研二

1 はじめに

超高齢社会における新しい医療と暮らしの方向性は，臓器別医療でなく，年齢に応じた，適切な医療が提供される社会であり，生活機能重視の全人的医療，年齢に応じた快適な社会生活が工夫された社会，認知症でも安心して暮らせる社会が求められている．

また，限られた医療資源，限られた医療費を効率的に使うため，一人で多くの病気を診断治療できる「老年病専門医」の臨床能力が今ほど問われているときはない．経験を生かし，医師教育，看護師教育，コメディカル教育，家族教育を含め，在宅のかかりつけ医と密接な役割分担を行って，高齢者医療のノウハウを存分に社会に還元すべきであろう．

高齢者を全人的にみる「総合機能評価」を生かした医療は，満足度，生活機能予後，生命予後のいずれも通常診療に比べ優れていることが示されてきている．しかしながら，「生活機能評価」が健康保険に収載されたのはごく最近で，しかも退院時の評価のみである．

通院困難な要介護高齢者等が居宅等で必要となる慢性期医療を，個別性や地域生活の視点を重視した方法によって提供できるようにする体制の確保が求められている．また，人生の終局において本人・家族の希望等に応じて穏やかな死を迎えることを可能にする，居宅等で質の高い看取りを行える在宅医療の確保が求められている．

一方，医療供給の現状をみると，患者の病態に適した満足度の高い効率的な医療提供や円滑な医療連携確保の面から，潜在的ニーズに応える体制は不十分である．

在宅医療の阻害要因を包括的に抽出し，解決に向けた論点整理を行い，系統的知識，実技，連携など統合的在宅医療推進のノウハウの集大成を行う．

少子高齢化等に伴い，今後在宅医療の需要が高まることが予想され，社会保障改革に関する集中検討会議においても，在宅医療を担う診療所等の機能強化等が提示されている．しかしながら，在宅療養を行うに当たっては，介護者の不在，在宅医療サービスの不足，病院のバックアップ体制の不足等，課題が山積している．在宅療養支援診療所・病院が少しずつ増えている状況にはあるが，単一で小規模の医療機関も多

表 4-1 要旨

① わが国は，平均寿命が延伸し，大部分の人が長寿ののちに死に至るという状況を迎え，治す医療から治し支える医療にシフトしていくことが急がれる．
② すなわち，「治し，生活を支える医療により，長寿と生活の質両面での効果の最大化を目指す」在宅医療が求められている．
③ すでに超高齢社会を迎えた地域で，ただでさえ乏しい在宅医療資源を，災害時にどのように用い，復興時にどのように再構築していくかが問われている．
④ これから急速な高齢化が進む，首都圏，近畿圏，中京圏などでは，救急医療の逼迫，慢性期病床の不足が深刻で，在宅医療の受け皿づくりは急務である．
⑤ 全国的な平時の課題として，日本の医療は，病院医療＝臓器別専門医療に偏っており，高齢者医療も基本的に病院での治療（入院，外来）にとどまっている．一方，在宅医療は，死を看取る医療という程度の理解でとどまっている．
⑥ しかし，長寿を実現した今，国民が求めているのは，老いて死ぬという過程を生活者として充実して過ごすことである．一方，退院したら笑顔が増え，予後が予想以上によかったという話もされるが，それは医学的・心理学的・社会学的考察からみてどう評価するべきか，また臨床事例を集積評価しながら，在宅医療の意義や効果が一定のエビデンスをもって評価されるとともに，在宅医療の方法を標準化する必要がある．
⑦ このことは，高齢者の世紀ともいえる 21 世紀以降期待されている医療界の革新でもあると考えられ，日本の医療界の価値観の変革という意味からも，強力に推進されるべきである．

く，24時間対応や緊急時の対応，看取りを含めたターミナルケア等を行う体制の確保が課題となっている．この対応として，地域全体のコーディネートを行う拠点機能が求められており，2012（平成24）年度には全国で105か所の在宅医療連携拠点事業が施行された．連携拠点事業では，2011（平成23）年度の拠点事業結果を踏まえ，6か月経過時点で，進捗状況を調査したが，特に面展開するうえでの，かかりつけ医の参入と，人材育成に関しては，大半が不十分であった．この課題について都道府県リーダー研修と，100か所への実施踏査指導による均てん化を図り，平均的には大幅な改善が認められた．一方，拠点となりうる事業体（在宅療養支援診療所・病院，訪問看護ステーション，一般病院，医師会，行政）ごとに人材育成の教師役や実務に資する教材などが一様でないため，優劣が認められた．全国的な在宅医療を促進するには，組織的な欠点をノウハウで効率よく補うための地域ごとの「地域力診断と処方箋」が求められている．

2 「治し，生活を支える医療により，長寿と生活の質両面での効果の最大化を目指す」在宅医療

わが国の死因の第1位であった感染症に代わり，1951（昭和26）年に脳血管疾患が結核に代わって死因の第1位を占めるようになり，1958（昭和33）年には，現在の3大死因である悪性新生物（がん），心疾患，脳血管疾患が死因の上位を占めるようになっている．骨粗鬆症数は推計約780万～1,100万人（2004（平成16）年：骨粗鬆症の予防と治療ガイドライン），脳血管疾患数は推計約200万～260万人（脳卒中治療ガイドライン2009），認知症高齢者は約462万人（2012（平成24）年推計：長寿科学研究　朝田班報告書，2012）と，生活機能に影響を与える疾患が増加している．また，これらに伴う要介護者の原因疾患は脳血管疾患が21.7％，認知症が21.4％，高齢による老衰が12.6％を占めており（2013（平成25）年国民生活基礎調査），認知症高齢者については，支援・介護を要する者は，2015年に250万人，2025年には323万人に達すると推計されている（2010（平成22）年推計：厚生労働省老健局）．居宅等における在宅医療は高齢者の慢性疾患の占める割合が多いため，病院の退院後等から一定期間，縦断的に捉え，サービスの種類，量に応じた患者の傷病・生活機能変化を把握する必要がある．

3 地域差に配慮した，在宅医療展開の必要性

❶ 過疎地と大都市両者を抱える千葉県の調査からみえてきた課題

小林，横手らは，千葉県地域における在宅医療導入の阻害要因を患者側，医療者側の双方より検証した．県西部（都市部）平均及び大規模病院を擁する隣接地区との比較において，県東部（郡部）の匝瑳地区（現・匝瑳市）では在宅診療従事率が高く，医療者・施設間の連携が整備されていることを報告し，在宅医療に関する諸状況は同じ地域内でもさまざまであり，今後在宅医療を普及させていくには，郡部・都市部を問わず各地区の特性を的確に評価・把握して最適な資源構築を可能にする「地域診断」の重要性を指摘している[1]．

大都市における在宅からの救急受け入れに関し，楽木は，大阪大学近隣7市の救急受け入れ病院53病院にアンケート調査を実施し，病院が在宅医からの救急紹介患者受け入れを阻害する要因として，基礎疾患についての専門医不在，医学的理由，人員不足，退院先を探せないなどがあった．また，医療より介護が問題となる事例が多かった．在宅医に対する問題点として病院側からの指摘では，入院目的が不明確である事例，患者・家族に急変時や終末期の対応を説明されていない事例，病状説明がされてい

ない事例，入院の適応がないと考えられる事例の存在があげられた．救急入院要請時に病院と在宅医が相互理解を簡単に得ることができるシステムの構築，患者・家族への啓発活動の対策の重要性を指摘している[2]．

過疎地の課題として，服部は，75歳以上の後期高齢者が人口の約30％を占める中山間地域においては，高齢者のみの世帯が多く，介護者の不足などから自宅での療養が困難な場合も予測される地域で，自身が病気やけがで動けなくなったときの治療や療養の希望場所について調査し，病院451人（42.6％），自宅285人（26.9％），介護施設77人（7.3％）という結果を得た[3]．訪問看護・診療を実際に利用したり，内容を知っている人は全体の51.7％であり，この群では自宅療養を希望する率が高く，在宅医療サービスの拡充や周知が必要と思われるが，受け皿として病院の重要性は再認識された．

望月，神崎は，都市部における在宅療養継続性の阻害要因を調査[4]し，肺炎，骨折の発生，認知症による介護困難が多いことが判明した．また，認知症による介護困難のなかには急性期の行動・心理症状（behavioral and psychological symptoms of dementia：BPSD）や身体疾患の発症が含まれることが明らかになり，在宅認知症医療の構築が課題と思われる．

高齢者救急疾患を扱う病院（東京都都下に所在）の事例では，救急入院となった症例の在宅復帰率は65％で，15％は病院への転院となっている．この原因の1つとして90歳以上の高齢者では，急性疾患後のADL改善が在宅復帰に不十分であることがあげられている（鳥羽ら）．このように，生活機能の低下した高齢者が増加する急性期病院においては，退院前から（予定入院であれば入院前から）亜急性期，回復期，慢性期と経緯をたどる患者の生活像を意識して，地域医療や介護との連携体制を確保する必要がある．

居宅系施設等における医療の提供状況は，入院医療，介護施設利用者の横断調査[5]によれば居宅系でも経鼻経管・胃ろう12.4％，気管切開・気管内挿管3.6％，人工呼吸器1.6％となっており，高齢者が何らかの医療処置を受けながら療養を継続している．異なる調査であるが，介護施設利用者をみると，経鼻栄養・胃ろう（約30～40％），喀痰吸引（約25％），気管切開・気管内挿管（約7％），自宅療養者においても，経鼻栄養・胃ろう（約10％），喀痰吸引（約7％），気管切開・気管内挿管（約7％），酸素療法（約7％）と急性期治療終了後の療養期において何らかの医療処置が必要な高齢者が多い[6]．

また，病院，診療所スタッフ合同でのカンファレンス等を通じ，退院困難要因の分析と対策立案のため，相互理解を深めることが顔のみえにくい大都市圏の多職種協働においては非常に重要である．

4 多職種連携の課題——医師は何を望んでいるか

❶ 訪問看護

介護保険における居宅サービスにおける訪問看護利用者数は，2010（平成22）年度は27万4千人（介護給付実態調査，5月審査分）で近年の伸びは小さい．居宅サービス利用者数全体は増加傾向にあり，現状の訪問看護の利用率と，高齢患者の増加数から考えて在宅医療サービス供給の面からは必ずしも十分とはいえない状況が推察される．また，利用者人数の都道府県別人口当たり比率でみると，その利用には大きな不均衡がある（2010（平成22）年中医協資料）．

医療処置にかかる看護内容でみると，制度開始当初頃と比較して利用者件数は伸びている（2001（平成13）～2010（平成22）年（9月），約25％増）（2010（平成22）年8月23日社会保障審議会介護保険部会）．

訪問看護を要する患者にみられる症状・所見

は多様であり，看護力の質という面から，さまざまな状態に対して看護師が効率よく対応する必要がある．また，それとともに，医療関係者間の質の高い連携につなげていけるような訪問看護能力強化を行うことが必要である．

京都府医師会における調査[7]では，80％以上が，病状，機能障害の観察，異常の早期発見をあげており，高齢者看護診断学の充実，均てん化が急務と思われる．

訪問看護については，人的，経営的，参入への動機づけなど課題は多いが，今後の国民ニーズに効率的に応えていくため，良質で良好なサービスを提供できていると認められる事例の検証・拡大，看護関係団体が現在まで自主的に取り組んできた研修事業の制度的支援等を一層強化していく必要がある．また，多職種協働のケアの要となる人材を育成していく視点も重要である．

❷ 訪問リハビリテーション

園原は，長野県で訪問リハビリテーションの実態調査を行い，身体機能の低下者を中心として訪問リハビリテーションの希望があり，自立度の低い利用者を含めて幅広く訪問リハビリテーションが提供されている一方で，実際の訪問リハビリテーションの利用率は10.4％にとどまっていることを報告している．背景に主治医と訪問リハビリテーションの指示医による二重診察の問題と，介護現場におけるリハビリテーションに対する理解力の不足を指摘している[8]．

8割以上の医師が訪問リハビリテーションに，生活機能維持，筋力維持，関節可動域維持，廃用予防を望んでおり[9]，効果を認めながら，使い勝手が悪い制度の障害が示唆される．

5 認知症に係る在宅医療

❶ 認知症患者に対する在宅医療の必要性と限界

65歳以上の認知障害者の人口比率は，2012（平成24）年の時点で14.4％，462万人以上と推計され，もはや入院・入所で過半数の認知症すべての医療を行うことは現実的ではない．

海外の認知症に対する介入研究で，家族への教育指導を的確に行うことで，認知症患者の入院開始時期を1年間遅らせたとの報告もあり，患者の地域生活におけるQOL向上のためにも在宅医療が重要な役割を果たすと考えられる．また，認知症の特性として記憶を中心とした認知機能の障害に伴う生活機能の障害に加え，環境適応能力の低下があることから，環境変化を避け，住み慣れた地域での生活を継続することが望ましい．

一方，施設介護によって，家族の介護負担の軽減，周辺症状が改善するエビデンスもあり，認知症の程度，家族の介護疲労の両者に視点をおいた在宅医療が求められる（表4-2）．

❷ 認知症疾患医療センター

認知症疾患医療センターの役割として，詳細な鑑別診断や行動・心理症状（BPSD）への対応，身体合併症への対応といった専門医療機関としての機能のほかに，専門医療相談や地域における認知症に関する知識の普及・啓発といった情報センターとしての機能，地域のかかりつけ医等に対する研修や連絡協議会の組織など地域連携の機能が求められている．

家族指導や地域の診療協議会との連携による啓発活動の実施は，地域ぐるみで認知症を支える体制構築に寄与するものであり，今後，認知症にかかわる在宅医療を推進していく基盤としても重要である．

さらに，認知症疾患医療及び患者・家族の地域における支援のため，認知症疾患医療セン

表4-2 在宅医療文献系統レビュー

領域名：認知症

木棚 究，秋下雅弘

1. **RQ：認知症の早期診断に高齢者総合機能評価（CGA）は有効か？**
   - 在宅での高齢者総合機能評価（CGA）が認知症の早期診断に有効である．（レベルⅡ）
2. **RQ：認知症患者に在宅医療を行うメリットは何か？**
   - 在宅医療のほうが一般入院に比べ，認知症の行動障害は少なく，抗精神病薬の使用も少ない．（レベルⅡ）
3. **RQ：認知症高齢者の行動障害に投薬は有効か？**
   - 認知症高齢者の行動障害に対して，コリンエステラーゼ阻害薬やメマンチン，抗精神病薬といった投薬は介護負担および介護時間を減らすが，副作用にも注意が必要である．（レベルⅠ）
4. **RQ：アルツハイマー病に運動療法はどのような効果があるか？**
   - 在宅療養中のアルツハイマー病患者において，運動療法は転倒を少なくし，ケアサービスの費用を減らす効果がある．（レベルⅡ）
5. **RQ：認知症患者の介護者に対する介入はどのような効果があるか？**
   - 認知症患者の家族介護者に対するサポート介入は認知症患者のQOLを改善する．（レベルⅠ）また，施設入所を減らし，介護者のうつ症状を軽減する．（レベルⅡ）
   - 介護者に対する教育は，認知機能や認知症患者の問題行動によい効果をもたらす．（レベルⅡ）
6. **RQ：施設サービスの利用にはどのようなメリットがあるか？**
   - デイサービス，デイケア，ショートステイは介護負担を減らす（レベルⅢ）．また，認知症患者の周辺症状，向精神薬の使用も減らす可能性がある．（レベルⅣb）

出典：秋下雅弘．地域医療基盤開発推進研究事業分担研究報告書：在宅医療文献系統レビュー，2015．

ターが，担当圏域の在宅医療を含め認知症医療・介護サービスにかかわる情報を把握し，地域ケア・ケアマネジメントの向上に結びつけていく必要がある．

なお，認知症疾患医療センターの活動については，真に効果が発揮されるためにも質・量両面から的確なモニタリングを行う必要がある．

❸ 認知症初期集中支援チーム

認知症がありながら，社会から孤立して，医療介護の恩恵を受けられない事例が少なくないことから，2012（平成24）年6月，看護師等が在宅を訪問して，ケアサービスにつなげる「認知症初期集中支援チーム」をはじめることが厚生労働省からプレスリリースされ，2013（平成25）年は10か所，2014（平成26）年は105か所のモデル事業が開始された．

対象者を把握するため，保健所だけでなく，民生委員，コンビニエンスストアや宅配事業の従事者などから情報を収集し，最難関の初回訪問と意思疎通，協調関係を構築する．その後，認知症の総合的評価を行い，ケアプランを策定して，半年以内に認知症疾患医療センターや認知症サポート医に紹介したり，介護保険サービスに結びつけたりして一区切りつける事業である．介護負担の軽減データが得られており，各市町村は今後も全国研修を通じて，支援チームの質の向上を行う責務がある．

❹ 認知症に関する地域住民の理解を深める活動

家族を含めた究極のチーム医療には，だれもが容易に理解できるように，エレガントに工夫された教育システムが必要である．10年前から杏林大学と国立長寿医療研究センターがはじめた，「もの忘れ家族教室」の試みは少しずつ広まっていて，家族を含めた多職種教育の基礎ができてきている．この家族教室により，介護者の介護負担が軽減することを報告した．このような取組みが評価され，厚生労働省の今後の認知症施策の方向性のなかでも，「活動を広める」ことが明記された．全国ではより肩のはらない「認知症カフェ」を新たに自治体が補助する仕組みが導入されたが，例えば東京の大きな区で1か所程度と普及は遅い．

全国老人保健施設協会は，「介護予防サロン」の出前型継続講座を昨年度から開始し，認知症の早期発見と生活療法の伝授に成功している．

❺ 認知症短期集中リハビリテーション

認知症短期集中リハビリテーションは，特に家族の負担となる「認知症の行動・心理症状：BPSD」に著明な効果が示され，デイケアでも広まってきている．認知症短期集中リハビリテーションの特徴は，第1に，患者の個人史に配慮した，趣味や好みにあわせた非薬物療法を行うことであり，第2に，その日の体調や集中力，認知症の程度にあわせた非薬物療法を選択して行うことである．例えば，ぼんやりしているときに，計算問題は苦痛だが，体操ならできるかもしれない．歌が苦手な人でも，絵は描くかもしれない．こういった個人の特性に配慮した非薬物療法の選択は，個人の好みが凝集されている在宅での応用はより容易であろう．

6 エンドオブライフケア及び緩和ケア

❶ 患者ごとの適切な医療提供

在宅療養支援診療所連絡会による，看取りまでを行った非がん患者242例の多施設共同研究（平原ら，2000（平成12）〜2006（平成18）年調査）によれば，在宅医療を受けている患者に対する医療は，栄養補給や全身状態の管理方法など疾患にかかわらず共通する点もあるが，治療・緩和すべき症状の種類に差異がある．また，終末期医療における平均在宅療養期間は，がんと非がん疾患では大きく異なる（太田ら）．したがって，その時々の患者の病態や症状の消長，要介護度変化の平均像や多様性を念頭に置き，現状，ベストプラクティスと考えられているモデルケースを参考にしながら，地域の実情等に応じて適用可能な形で，さまざまな治療・ケア段階で最も適切な医療提供を行う体制を検討する必要がある．

1）エンドオブライフケアの概念と看取りとの関係

国民の意識としては，60%以上の国民が終末期における自宅療養を望んでいる（2008（平成20）年終末期医療に関する調査）．人口の高齢化に伴い，何らかの疾患で終末期の病状を有する者は必然的に増加している．このため，死が予測された時期から最期を迎えるまで，人生の終局において患者・家族を医療面から支援し，生活機能の維持向上を図りつつ，全人的医療を提供し地域生活を営みながら穏やかな死を迎えることを可能にする，質の高い看取りを行える在宅医療の確保が求められている．

近年は，この人生の最期の過程を，治療不可能な病気や臓器機能不全の終末を伴う時期としてではなく，人の生活を完結する時期として捉える考え方が普及してきている．この時期に対応し，全人的医療の視点から，死を迎える患者とその家族にとって，その生活の質をできる限り高く維持向上させることに重点を置いて提供されるケアを"エンドオブライフケア"と呼んでいる．概念としては，地域生活のなかで患者・家族の希望等に応じて満足いく死を迎えられるような看取りのケアと呼応し，その対象には，がん，心疾患，呼吸器疾患のみならず，脳血管障害，認知症などの高齢者疾患が含まれる．

緩和ケアは「疼痛等の症状を緩和し，生を大切にして死に行くことを通常の過程とみなし，急ぎも遅らせもせず，患者ケアの心理・精神的面を統合し，死に至るまで可能な限り患者の生を支援するシステムを提供し，家族が患者の疾病と死別の負担に対応することを支援するシステムを提供し，患者と家族のニーズに対処するためのチームアプローチをとり，適応があれば死別カウンセリングを実施する」ものである．また，QOLを高めることで疾病の過程にもよい影響を与え，化学療法，放射線療法，重症の臨床的合併症を把握，管理するのに必要な検査など延命のためのほかの療法とともに，疾病の進行過程早期に適応が可能である．

2）提供体制の現状と課題等

がんや慢性疾患の終末期には，さまざまな症状が出現し，また，日常生活活動度が低下するために，患者や家族は不安になり入院を希望しそのまま病院で亡くなることが多い．結果的に，がん疾患では在宅死は8.3%（うち自宅7.4%）に過ぎない．

一方，在宅医療を積極的に実施する医療機関では，がんの在宅死は5割以上の患者で可能なのに対し，非がん（慢性疾患等）では5割に満たないことが多い．その原因は予後予測困難，標準的ケアが不明確，病期が長く経済的負担が大（平原ら）であるためといわれている．

終末期医療については，「終末期医療の決定プロセスに関するガイドライン」において，多専門職種の医療従事者からなる医療・ケアチームにより，可能な限り疼痛その他の症状を緩和し，精神的・社会的援助を含む総合的な医療及びケアを行う必要性等が記述されている．

7 終わりに

ここ半世紀で百寿者は160倍に増加したが，認知症高齢者数も6倍に著増した．19世紀につくられた活動性の高い患者の急性期医療の視点は，手直しが求められている．在宅医療は，認知症，歩行障害，失禁，コミュニケーション障害，転倒，うつ状態をきたす心身の複雑系疾患を取り扱う．この生活機能障害に対し，身体的，精神的，社会的に評価し，適切な医療と介護につなげる老年医学の重要性が再認識される．

▶引用文献

1) 横手幸太郎：地域医療基盤開発推進研究事業分担研究報告書．地域医療における在宅医療に関する研究, 2015.
2) 楽木宏実：地域医療基盤開発推進研究事業分担研究報告書．地域医療における在宅医療に関する研究, 2000.
3) 服部文子：地域医療基盤開発推進研究事業分担研究報告書．在宅医療サービスのニーズに関する研究, 2015.
4) 神﨑恒一：地域医療基盤開発推進研究事業分担研究報告書, 2015.
5) 医療施設・介護施設の利用者に関する横断調査．厚生労働省平成22年6月実施．速報値公表．
6) 平成18年介護サービス施設・事業所調査．療養病床から転換した老健施設における医療サービスの提供に関する参考資料．
7) 荒井秀典：病院：診療所を管理する医師の在宅医療・多職種協働に対する認識および実施状況に関する質問紙調査．地域医療基盤開発推進研究事業分担研究報告書, 2015.
8) 園原和樹：地域医療基盤開発推進研究事業分担研究報告書．訪問リハビリテーションの課題に関する調査, 2015.
9) 荒井秀典：病院：診療所を管理する医師の在宅医療・多職種協働に対する認識および実施状況に関する質問紙調査．地域医療基盤開発推進研究事業分担研究報告書, 2015.

▶参考文献

1) K.K.キューブラ，他編，鳥羽研二監訳：エンドオブライフ・ケア─終末期の臨床指針, 医学書院, 2004.

Chapter 5 慢性期医療における リハビリテーション

橋本康子

1 はじめに

リハビリテーション（以下，リハ）は本来，急性期から慢性期までのすべての期間にわたりシームレスに提供されるものである．高齢化や医療の発展などにより今後もリハを必要とする高齢者が増えることは間違いなく，長期にわたって幅広く提供される慢性期リハの重要性は増している．急性期や回復期などの発症早期からのリハが機能回復を左右することはいうまでもないが，その後の生活期（維持期）や終末期に至るまで自立した生活を送るためには，慢性期リハの充実が不可欠である．

2 慢性期リハの位置づけ

慢性期リハとは急性期治療後の「回復期」から「生活期」「終末期」までのすべての期間にわたるリハと定義している．この期間をたとえ障害があっても人間らしく尊厳を保ち，自立した人生を送るにはリハが欠かせない．寝たきりを防止するためにもリハは有効な手段である．超高齢社会の今こそ慢性期リハについて真剣に向き合わなければならない．

❶ 回復期リハ

2000（平成12）年の診療報酬改定において「回復期リハビリテーション病棟入院料」が新設された．これにより回復期リハという言葉や概念が広まった．回復期リハ病棟は疾患のほか，入院までの期間や入院期間も限定されている．入院目的は，寝たきりを防止し，ADL（日常生活活動）を向上させて在宅復帰を果たす，と明確である．

回復期リハ病棟は，急性期病院からできるだけ早期に患者を受け入れ，医師，看護師，理学療法士（PT），作業療法士（OT），言語聴覚士（ST），介護職員，医療ソーシャルワーカー（MSW），栄養士，薬剤師などのチームにより医学的根拠に基づいた質の高いリハの提供を行う．また，日曜休日にかかわらず毎日リハを提供したり1日当たりの提供時間数を多くしたりするなど十分な量の確保も求められる．発症早期から集中的にリハを提供し，要介護状態の軽減を図って在宅へ移行する，これが回復期リハ病棟の使命である．

❷ 生活期（維持期）リハ

生活期リハとは急性期や回復期の後に提供されるリハであり，獲得した筋力や体力，動作能力，生活能力などの維持・改善を図る．これにより活動性をさらに高め，寝たきりの進行を阻止し，新たな目標に向かって進むことを目的としている．

生活期リハは，介護保険と医療保険の両方でサービスが行われている．介護保険では，在宅系サービスとしての通所リハ，訪問リハのほか短期入所によるリハがあり，施設系サービスでは介護療養型医療施設や介護老人保健施設でのリハサービスがある．医療保険においては外来リハと訪問リハがある．

このように生活期リハは多岐にわたるためか，それらの目的や使命が回復期リハほどはっきりと打ち出されていない．しかし医療であるからには，何か1つでも改善させるよう目的・使命を明確かつ高く掲げるべきである．

生活期リハの内容は**表 5-1** の通りである．

以下，在宅系サービスである訪問リハと通所リハの特徴について述べる．

1）訪問リハ

訪問リハとは在宅リハサービスであり，医療保険と介護保険の両方に存在する．医療保険では，「在宅患者訪問リハビリテーション指導管理料」とされ，介護保険では「訪問リハビリテーション」とされている．なお，訪問看護ステーションからの PT，OT，ST が訪問するサービスは訪問看護に分類され訪問リハには該当しない．訪問リハとは，病院・診療所・介護老人保健施設からの PT，OT，ST による訪問サービスのことである．

日本訪問リハビリテーション協会では，「病気やけがや老化により，心身に何らかの障害を持った人のうち，外出困難な人や居宅生活上何らかの問題のある人に対して，作業療法士や理学療法士・言語聴覚士などが居宅に訪問し，障害の評価・機能訓練・ADL 訓練・環境整備・専門的助言指導・精神的サポートなどを実践することで，日常生活に自立や主体性をもちその人らしい再建および質の向上を促す活動の総称である．その活動は地域におけるリハの一翼を担うもので，常にその対象者の生活支援にかかわる家族や専門スタッフ（保健・医療・福祉）と積極的に連携をとりつつ行われるべきものである」としている．

訪問リハの内容は**表 5-2** の通りである．

2）通所リハ

障害のある人や高齢者の場合，不活発な在宅生活が続けば活動能力や生活機能が低下する．低下すると家庭での活動が制限され，寝たきり状態へと近づき，家族の介護負担も大きくなる．このように家庭での活動が難しく社会から孤立しがちな人々に対して，活動の場を提供し，社会交流ができるよう支援するのが通所リハである．

通所リハの内容は**表 5-3** の通りである．

3）終末期リハ

自立した生活を送っている人でもやがて人生の終焉を迎える．人の，介護を必要とする時間が長いか短いかの違いはあるが，どのような状態であっても人は死ぬまで，いや死んでも人であり，その尊厳を保つためのリハは必要である．

終末期リハの定義は，「加齢や障害のため自立が期待できず，自分の力で身の保全をなしえない人々に対して，最後まで人間らしくあるよう医療，看護，介護とともに行うリハ活動」である．

終末期リハの内容は**表 5-4** の通りである．

表 5-1　生活期リハの内容

①廃用症候群の予防と改善
②基本動作能力の維持・改善
③ ADL（日常生活活動）の維持・改善
④ IADL（手段的日常生活活動）の維持・改善
⑤対人・社会交流の拡大
⑥介護負担の軽減
⑦福祉用具利用，住宅改修に関する助言

表 5-2　訪問リハの内容

①障害の評価（定期的に行う）
②病前状態の聞き取り
③本人のしたいことの聞き取り
④短期，長期目標の設定
⑤廃用症候群の予防と改善
⑥基本動作能力の維持・改善
⑦ ADL，IADL の維持・改善
⑧対人・社会交流の維持・拡大
⑨介護負担の軽減
⑩福祉用具利用や環境設定，住宅改修の助言など

表 5-3　通所リハの内容

①日常の継続した健康管理（医学的管理）
②心身機能の維持・改善（リハ）
③閉じこもりの予防（ソーシャルケア）

表 5-4　終末期リハの内容

①清潔を保つ
②不動による苦痛の介助
③不作為のよる廃用症候群の予防
④著しい関節の変形拘縮の予防
⑤呼吸の安楽
⑥経口摂取
⑦尊厳ある排泄
⑧家族へのケア
⑨介護負担の軽減（レスパイトケア）

3　慢性期リハ医療のあり方——7つのキーワード

　慢性期リハ医療は，患者の人生を大きく左右することからその本質が問われる医療である．リハという言葉の本来の意味は「権利の回復」や「復権」であることはよく知られているが，十分に理解されているとはいい難い．このことは，リハとは機能回復のための訓練であるという最大の誤解があることから明らかである．

　たとえ障害をもったとしてもすべての人に人間らしく生きる権利がある．そういう人間らしく生きる権利を回復すること，つまり「全人間的復権」がリハの本当の意味である．機能訓練は，その権利を取り戻すための手段の1つであり，そのほかにも多くの手段がある．そういった手段を用い，患者がその人らしさや生活を取り戻すにはどのように考えればよいかを以下の7つのキーワードで表したい．

❶ プラスの医学

　リハは，障害というマイナスを減らすことばかりを目指すのではなく，むしろ残された，または隠れている開発可能な機能や能力を引き出し増大させることに力を注ぐ「プラスの医学」である．そのためには機能訓練だけではなく，実生活上のさまざまな困難とうまく折り合いをつけ，困難を困難でないようにする技能の学習が大切である．病前と同じ生活を目標とするだけではなく，障害を契機として新しい人生を構築していくことも目標となる．新しい人生といっても，当然医療者が押しつけたものでなく，患者が今まで生きてきた長い人生経験やライフスタイル，人生観，価値観に沿うように患者とともに考えていくものである．

　リハに携わっている医療者は，患者に，何がしたいのか，どうなりたいのかを聞くことは大切だが，病前の状態や仕事内容，患者のことがわかる写真や話から患者の人生観や価値観をイメージし，専門家としての助言をすることも大切である．目標の立て方も，「歩行が可能になる」「手が肩より上がる」などの基本動作だけではなく，「行きつけの喫茶店でコーヒーを飲む」「山登りをする」「ゴルフをする」など目的をもった複合動作を目標としたほうが患者も医療者もリハが楽しくなる．このような患者ごとの目標に基づいて，短期目標や長期目標を具体的に立てていくのである．

❷ 自己決定権と自立

　患者の自己決定や自己選択が重要といわれている．しかし患者自身がリハの場で，また病院や施設，通所の場で自己選択を口にすることは少ないであろう．そこで，さまざまな工夫を重ねて自己選択の機会を増やすことが大切となる．たとえば食事のメニューやリハプログラムの選択などからはじまり，自己選択，自己決定，自己表出ができるように進めていくことで自立への道が開ける．医療者は最良の援助と助言は行うが，決定するのはあくまで患者本人である．これが障害のある人の自己決定権と自立（independent living：IL）の思想である．

❸ ADLの自立

　ADLは，回復期リハ病棟でADL加算（現在は包括化）が設定されてから特に周知されることとなった．それまでもリハでは重要な位置を占める練習であったが，機能訓練の陰に隠れていたともいえる．慢性期リハでは起床やトイ

レ排泄，更衣，洗顔，整容，食事，入浴などが代表的なADLである．寝たきり高齢者でもADLの自立，軽介助を目標とするし，とりわけ「トイレでの排泄」と「食事を口から摂る」は在宅復帰の2大要素となっている．更衣は季節やTPOに考慮して患者本人が選んだ衣服（トレーナーやスウェットばかりを押しつけてはいけない）や靴の着脱を障害に合わせて練習する．洗顔，整容（髪を整える，髭をそるなど），化粧などは「その人らしさ」という観点でも重要だが，意識を外に向ける，外出する気持ちになるという強力なパワーももっている．

　設備面に目を向けると，病院や施設における最も重要な設備は，自分専用の洗面台であると考える．トイレは居室外であっても使用するが，洗面台が共有の場合，時間がかかったり，汚してしまったりするなどから障害のある人は使用をためらいがちになる．時間がかかっても汚れても，何度も繰り返して手を洗ったり，洗顔したり，歯磨きをしたりすることで自立に結びついていく．訪問リハや通所リハでも積極的に行うべき訓練である．

❹ 少量頻回のリハ

　寝たきり高齢者や長期に不活動に陥っている患者などは，筋力，体力，持久力が低下しているため，わずかな動作でも脈拍が上がり呼吸状態の悪化や疲労が生じる．慢性期リハ開始時の患者の多くはこのような状態である．いわゆる全身性廃用症候群である．身体を動かさないでいると廃用に陥るが，無理をして動かすと過用に陥る．そのため，疲れる前に休憩をとり，また運動する，これを1日に何度か繰り返す少量頻回のリハを行うことになる．病院や施設ではこのようなリハプログラムを作成することは可能だが，在宅サービスである訪問リハでは難しい．そこで自主トレーニングが重要になってくる．自主トレーニングが困難な患者には医療者が短時間，頻回に訪問する必要がある．

　また，ADLの自立そのものが少量頻回のリハにもなる．筆者が運営する病院では，患者の食事を病棟から独立したレストランで提供し，また病室のほとんどを個室にしている．このような環境のなかで，歩行可能になった患者の平均歩数を調査したところ，3時間のPT, OT, STによるリハ中の歩数（1,530歩）とレストランまでの往復歩数（1,538歩），また個室内での1日の歩数（1,580歩）がほぼ同じであることがわかった．1日3回の食事のための移動と個室内でのトイレや洗面台，クローゼットへの移動などの少量頻回で，かつ自主的なADLが3時間のリハ歩数に匹敵していた．このような環境をつくることもリハにつながる．

❺ 実際の生活の場と時間帯

　脳血管障害のために高次脳機能障害がみられたり，認知機能が低下したりしている患者に対しては，ADLを実際の生活の場と時間帯で練習することが有効である．更衣なども意味のない着替えとして練習するのではなく，起床時に寝間着から洋服に着替える，外出時に着替えるなど実際の生活のリズムにあわせていく．食後の歯磨きや入浴後の就寝なども患者の生活のなかで行えば混乱を招かず，生活の再構築につながる．また，実際の生活の場には机やいす，絨毯など多様な物があり，家族や他の入居者などもいる．そのため，それらに注意を払いながらの動作も行わなければならない．実社会や自宅，施設において，すべてがバリアフリーになっているところは多くない．さまざまなバリアがあるなかでの生活が本当の生活である．そういった環境に慣れ，動けるようになることがリハである．日常の場でないリハ室でのADL練習よりも生活の場での練習こそが重要である．

❻ 装具の有効利用

　慢性期リハにおいて，下肢装具の使用は非常に有効な手段である．両側支柱付短下肢装具に

よって足部の内反や尖足を抑えることで，安全かつ自立度の高い移乗動作を獲得したり，歩行の効率を改善したりすることができる．また，重度の意識障害や廃用性の問題を有する患者に対しても長下肢装具を装着することで立位や介助下での歩行練習が可能となる．それらは身体機能の改善ばかりでなく脳の活動を賦活する効果も期待できる．人間は直立二足歩行の動物であり，そのような本来の動作を行うことが人間性を取り戻す一歩となりうる．

歩けなくても生活はできるし，歩けない人も多くいる．しかし，歩くことは人間の尊厳にかかわる重要な営みであり，不用意に何の根拠もなく「あなたは歩けません」というべきではない．

❼ あきらめずに発想の転換を

最後のキーワードは，「あきらめない」ということである．疾患や障害により困難と思われることは多くある．しかしながら，そういったときこそ，「できない」とあきらめるのではなく発想を転換し，他の方法を考えてみる．それが「プラスの医学」となり，患者のQOL（生活の質）を高めるスタートとなる．これこそがリハの究極の目標である．

4 廃用症候群

ヒトは身体も精神も使わなければ機能が衰えていく．普通に日常生活を送っていると廃用状態にはならないが，いったん活動性が落ちると想像以上に早く，著しく廃用状態になる．しかもそれは人体のあらゆる器官・組織に起こってくる．廃用症候群は局所性と全身性，臥位・低重力によるもの，感覚・運動刺激の欠乏によるものに分類される（図5-1）．

定義
- 身体の不活動によって引き起こされる二次的な障害の総称
- 廃用によって起こるさまざまな症候をまとめたもの
- 明らかな診断基準はなく，タイプ分類や重症度分類もない

病態
- 身体の不活動によって各生体器官，機能に変化が起こる
- 「ギプス固定や不動化によって局所に起こる変化」と「身体活動の低下などによって全身に起こる変化」に分けられる

原因別にみた廃用症候群の諸症状例：
Ⅰ．**局所性廃用によるもの**
①関節拘縮，②廃用性筋萎縮（a．筋力低下，b．筋耐久性低下），③骨粗鬆症—高カルシウム尿，④皮膚萎縮，⑤褥瘡
Ⅱ．**全身性廃用によるもの**
①心肺機能低下（a．心1回拍出量の低下，b．頻脈，c．1回呼吸量減少），②消化器機能低下（a．食欲不振，b．便秘），③易疲労性
Ⅲ．**臥位・低重力によるもの**
①起立性低血圧，②利尿，③ナトリウム利尿，④血液量減少
Ⅳ．**感覚・運動刺激の欠乏によるもの**
①知的活動低下，②自律神経不安定，③姿勢・運動調節機能低下

図5-1 廃用症候群とは
出典：松嶋康之，蜂須賀研二．廃用症候群 定義，病態．総リハ，41（3）：257-262, 2013より改変．

❶ 局所性廃用症候群

1）拘縮

拘縮とは，「関節周囲の結合組織（主に膠原線維）が引き伸ばしを受けないため線維間の架橋が増加しその結果弾力性を失って，硬く短くなること」である．また，関節の靱帯や関節包にも拘縮が起こり，小関節ならば手指の変形，大関節ならば筋自体が短縮し，股関節や膝関節の屈曲拘縮を起こして下肢が伸びなくなる．筋の短縮とは収縮や固縮ではなく，筋膜，筋中隔，筋線維束膜などの結合組織の短縮である．性状変化なので容易に改善できない．長期臥床の際には，腰椎が直線化し良肢位として膝・股関節屈曲位をとることが多い．

しかし，その姿勢では屈曲拘縮を起こし膝関節，股関節が伸びなくなる．立つことはもちろん，座ることもオムツ交換も困難な状態となる．

足関節と足部の拘縮が起きると，内反や尖足が起こってくる．活動が低下し臥床時間が長くなると足関節や足部に自分の体重が加重されなくなる．その結果，アキレス腱やその周辺の軟部組織の短縮が進み尖足となる．これはコラーゲン線維の配列変化によるもので，約1週間の不動化で生じるといわれている．尖足位で固まった足に荷重をかけることは難しく立位をとること，歩行することはきわめて困難になる．

2）廃用性筋萎縮

局所性筋萎縮が最も顕著にみられるのは，片麻痺患者の麻痺側であるが，健側も正常時に比べると萎縮がみられる．2週間の安静で約20％の筋断面積の減少が認められ，8週後には正常時の6〜7割程度まで萎縮するといわれている．

3）廃用性骨萎縮

骨はカルシウム代謝の維持に，体重での圧縮と筋による引っ張りを必要としている．歩行による繰り返しの衝撃は特に重要である．骨萎縮（カルシウム量測定による）と歩行量との関係は著明で，歩行群では正常の93％の減少だが，車いす群は70％にまで落ちるとの報告がある．これにより，歩行の重要性がはっきり示されている．

4）褥瘡

褥瘡も体動不足による軟部組織圧迫を理由とする局所性虚血のためで廃用症候群に属する．

横方向への皮膚のずれによっても起こるため体位変換時には注意を要する．また，皮膚の短縮も関節拘縮に伴って発生し，静脈還流が悪化し静脈血栓が起こりやすくなる．

❷ 全身性廃用症候群

1）起立性低血圧

正常時に血液が下半身にたまらず，脳へいくのは"姿勢・血圧調整機構"という自律神経中枢の働きで下肢と腹部の血管が収縮して抵抗を増し，血圧を維持して脳への血液供給を確保しているからである．しかし，長期間臥床していると血液を循環させる姿勢・血圧調整機構の働きが弱り，少し起き上がっただけで血液が下肢にたまり血圧が低下し，立ちくらみを起こす．これが起立性低血圧である．約1か月の臥床で必発といわれている．

2）廃用性心肺機能低下

健康な20〜30歳代の若者の研究でも数週間〜数か月間の絶対安静で1回心拍出量が急速に減少することが認められている．また，体力低下時には酸素摂取量も低下していることがわかっている．臥床して不活動になると内臓の働きも低下することを念頭に置く必要がある．

3）その他の廃用

消化器系の機能低下による食欲不振や便秘，尿量の増大による血液量減少と濃縮，脱水が起こる．精神神経機能への影響も大きく，知的活動の低下，うつ傾向，姿勢・運動調整機能低下などが起こる．

高齢化に伴い寝たきり高齢者が増加している．「寝たきり高齢者」≒「廃用症候群患者」である．加齢に伴い寝たきり状態になる場合もあるが，多くは病気や外傷を1つの転機とする過度な安静が寝たきり状態をつくっている．実際，病気や外傷治療後の廃用症候群の多くは急性期病院でつくられている（図5-2, 5-3）．

病気や外傷の急性期治療には安静臥床が必要であるが，廃用状態をつくらないことは可能であり，その予防，治療を担うのが急性期リハである．過度な安静強制は百害あって一利なしで

```
実施：2008年10月
調査対象：回復期リハビリテーション病棟に入院
　　　　　している廃用症候群の患者
患者数：578人（有効回答数：569人）
平均年齢：78歳
```

廃用症候群の発生した場所

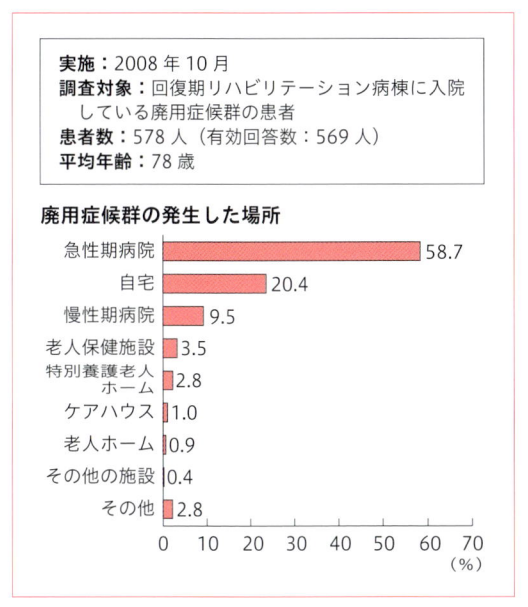

	(%)
急性期病院	58.7
自宅	20.4
慢性期病院	9.3
老人保健施設	3.5
特別養護老人ホーム	2.8
ケアハウス	1.0
老人ホーム	0.9
その他の施設	0.4
その他	2.8

図5-2　回復期リハビリテーション病棟における廃用症候群患者調査
出典：日本慢性期医療協会. 回復期リハビリテーション病棟における廃用症候群患者調査集計結果，2008.

ある．したがって，「早期離床」「早期リハ」を浸透させ，急性期リハ医療は「廃用症候群をつくらない」ことを使命とするべきである．

リハにかかわる医療者は安静が無害ではないことを理解しなければならない．たとえば，骨折などによる「局所の安静」の必要性と「全身の安静」とは区別すべきであり，脳卒中などではギャッチベッド座位をもっと利用すべきである．日中においてもベッド上で過ごすのではなく，"寝食排泄の分離"を徹底することにより廃用症候群は予防，治療できる．離床，活動性を上げるためにも環境要因を工夫することが重要である．精神神経機能の廃用を防止，改善するために，日常的に外の空気や風，日光，雨に当たり気温，湿度を肌で感じる工夫（日常的に通る廊下を屋外にするなど）も効果がある．

5　チームアプローチ

現代の医療はチーム医療である．特にリハ医療は早くからチームアプローチが重要とされ実践されている．

❶ 協業としてのチームアプローチ

慢性期リハ医療でのチームメンバーは，病院，施設内の医療職だけではなく，かかりつけ医，訪問看護師，介護支援専門員（ケアマネ

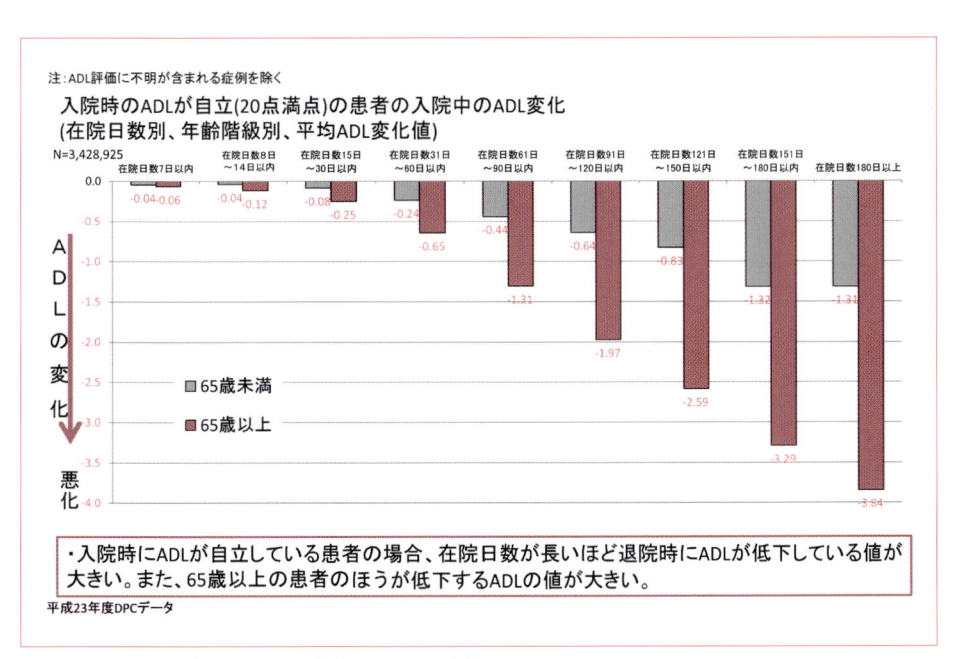

注：ADL評価に不明が含まれる症例を除く
入院時のADLが自立(20点満点)の患者の入院中のADL変化
（在院日数別、年齢階級別、平均ADL変化値）

N=3,428,925

在院日数	65歳未満	65歳以上
7日以内	-0.04	-0.06
8日～14日以内	-0.04	-0.12
15日～30日以内	-0.08	-0.25
31日～60日以内	-0.24	-0.65
61日～90日以内	-0.44	-1.31
91日～120日以内	-0.64	-1.97
121日～150日以内	-0.83	-2.59
151日～180日以内	-1.32	-3.29
180日以上	-1.31	-3.84

・入院時にADLが自立している患者の場合、在院日数が長いほど退院時にADLが低下している値が大きい。また、65歳以上の患者のほうが低下するADLの値が大きい。

平成23年度DPCデータ

図5-3　7対1病院における入院中のADLの変化
出典：第254回中央社会保険医療協議総会（平成25年11月1日）.

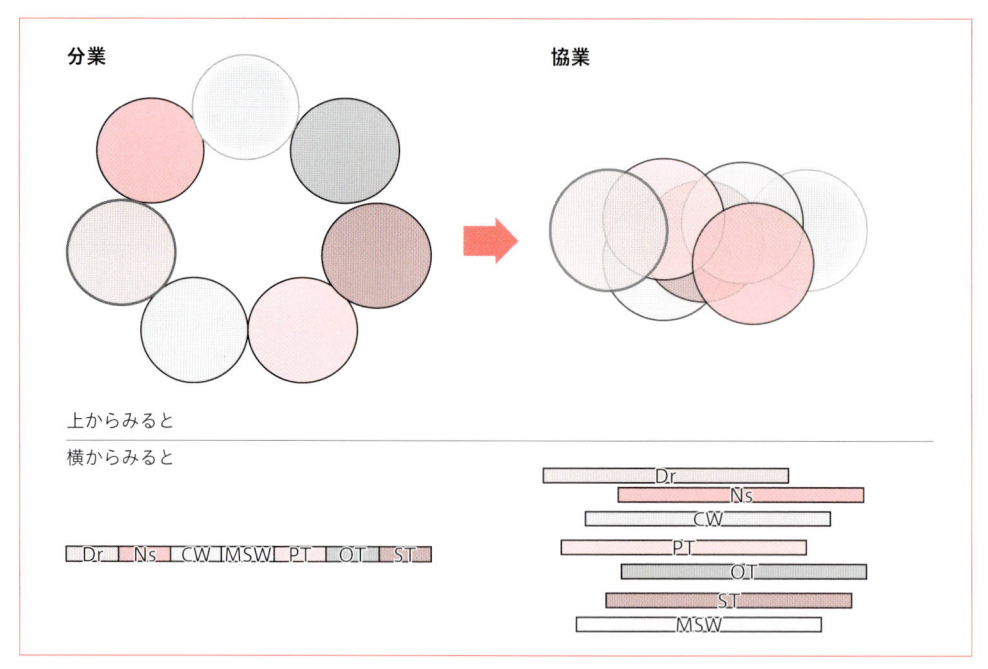

図 5-4 分業と協業

ジャー）や職業復帰カウンセラー，教師，義肢装具士など多岐にわたっている．これだけ多くの職種が必要なのは，リハが「復権の医療」としてその担うところが大きく広いからである．患者や障害のある人のもつ問題点，ニーズは多面的であり，各項目が重なりあい複雑である．

チームワークは単に仕事を分担することではない．皆が共通の認識をもち，分業ではなく協業して進めていくことがチーム医療である．患者のニーズを総合的，構造的に把握して，チーム全体で共通の基本方針とプログラムを決めたうえで，それを最も効果的に行うためにきめ細かい役割分担を協業で行っていく．

ADLやQOLをはじめリハの領域においては，多くの職種が力をあわせて取り組まなければならないため，複雑となり時間もかかる．このことをイメージした図 5-4 は，上からみると同じことを行っているようにみえるが，横からみるとそれぞれの職種が専門性を生かして共通の目標に向かって仕事をしていることがわかる．これがチーム医療である．

❷ 医師のリーダーシップ

チームアプローチを推し進めていくには核となるリーダーが不可欠である．すべての医療行為は医師の指示のもとに行われる．したがって，医師はチームリーダーになりうるだけの実力を備えなければならない．それは，疾患・障害の診断能力，予後予測能力，目標・方針の設定能力のほか，各職種の仕事内容を知り，きめ細かな役割分担に気を配ることができる能力，そしてリハの進捗状況を把握して必要ならば修正するといったコントロールできる能力である．これらの能力の基本はリハマインド（7つのキーワードを参考に）である．

また，医師には疾病管理，合併症管理，運動負荷量決定などの医師独自の重要な役割もある．従来の安静第一主義をいかに打破するかも大きな責任である．肺炎発症時にすぐに絶食にしてしまうことも考慮しなければならない．慢性期リハ医療では患者の栄養状態や水分状態などをできるだけよい状態に保つことが非常に重要である．

6 症例紹介

最後に筆者が経験した「あきらめない慢性期リハ医療」の一症例を示す．

> **症例**
> - 16歳，男性
> - 診断名：小脳出血
> - 経過：2013（平成25）年9月に発症し，自宅で突然倒れた．急性期病院を経て11月に回復期リハ病院（当院）へ転院となる．当院入院時，経管栄養，気管切開，尿バルーンカテーテル留置．意思疎通はできず，追視なし，全身状態不安定で発熱を繰り返す．FIM 18点，BI 0点と重度障害であった．
> - 社会的背景：マンションで両親，弟と4人暮らし．中学3年生，運動好きでサッカー部，成績もよく志望校合格を目指し塾へ通っていた．

次の言葉は，当院医療チームの入院時の決意表明である．

「年齢が若く大脳自体の損傷もない．彼の脳をしっかり理解して可能性を信じ，チーム全体で彼の人間性を取り戻す」

長期目標は「自宅で暮らせる」「特別支援学校に通える」であり，短期目標は「気管切開などの管類を外す」「口から食べる」とした．

入院当初から，ティルトテーブル（傾斜台訓練）で血圧管理を行いながら身体を起こしていった．2人，ときには3人介助で長下肢装具をつけての立位訓練，看護師，介護職員とともに入浴，弛緩性麻痺に対して頸椎装具をつけ経口間接訓練など，さまざまな刺激入れを行った．しかし，3か月経過しても自発運動は出なかった．一方で，介助立位や座位がしっかりしてきたため脳幹網様体系に刺激が入っていると考え，同様の支援を続行した．

6か月目に自発運動が徐々に出はじめた．この頃には気管切開カニューレなどのチューブ類を外すことができ，栄養管理のため胃ろう造設も行った．

7か月目には短下肢装具での介助歩行ができるようになった．下肢の自発的な振り出しや階段昇降の練習もできるようになった．

発症から1年が経過したが，まだ改善の余地はあると考え，2014（平成26）年9月に自宅での訪問リハに切り替えた．訪問リハでは最初の3か月間はほぼ毎日リハスタッフが生活時間にあわせて訪問した．訪問リハの長期目標は「食事，それも食べたいものを食べる」，短期目標は「特別支援学校に通う」とした．

自宅に帰ってからの彼の上達には目を見張るものがあり，歩行器で屋外を歩く，家の鍵を自分であける，タブレット端末で漫画を読む，飴をなめる，自分から腹筋運動をするなどができるようになった．

2015（平成27）年に入ってからは週2～3回の訪問になった．4月からは特別支援学校に週3回通っている．最近では自宅内にリハスタッフがつくった雲梯のような器具につかまりリビングや寝室から自力歩行でトイレへも行くことができている．また甘いものが好きでマカロンやハンバーガーなど，通常の食事が摂れるようになった．特筆すべきは知的レベルに全く問題がなく，数学では因数分解，英語は長文和訳などを勉強し，毎日ジョークを交えた楽しい日記を書いていることである．今では少し恥ずかしがりやの高校生である．

その彼が不思議な体験を話してくれた．彼は発症してからずっと夢のなかにいて，2015（平成27）年の3月25日に目が覚めた．それ以降の記憶ははっきりあるが，その日以前の1年7か月はほとんどぼんやりして覚えていないそうである．発症後1年7か月して本当の自分を取り戻せた瞬間であった．

本症例においては，保険制度でカバーされないことも多く，当院のもち出しとなることも少なからずあった．しかしながら，こういった症

例を経験することにより，医療者はもとより患者や家族に対しても「あきらめないリハ」の礎になるものと考えている．

▶参考文献

1) 鶴見和子，上田敏，大川弥生：回生を生きる，三輪書店，1998.
2) 上田敏：目でみるリハビリテーション医学，東京大学出版会，1971.
3) 澤村誠志監，日本リハビリテーション病院・施設協会編：これからのリハビリテーションのあり方，青海社，2004.

Chapter 6 病院における在宅支援の役割と地域包括ケア病棟の実際

仲井培雄

1 地域包括ケア病棟について

❶ 新設の背景[1]

　日本は急速な人口減少と少子化・超高齢社会に直面し，医療提供体制と患者ニーズに大きな乖離が生じている．人口や人口密度，世代別人口変動が，大都市と地方都市，過疎地では著しく異なるため，その乖離の内容や量も全く異なる．

　必要な医療・介護の内容と量が患者ごとに異なることも，医療提供体制と患者ニーズに解離が生じている要因の1つである．

　障害や生活機能の低下をもたらす原因は，老年症候群や外傷，先天的要因などさまざまである．治療方針の決定も含めて，治療のプロセスにおいて必要となる生活支援が少ない医療を「従来型医療」，多い医療を「生活支援型医療」とすると，若い世代から元気高齢者を治し救う「従来型医療」に対して，老年症候群を有する高齢者や要介護者，障害児・者には「生活支援型医療」が必要になる．

　急性虫垂炎に罹患した20歳の男性と，85歳の要介護4の女性を例にあげて比較する．20歳の男性は，右下腹部痛，白血球増加，超音波所見上の虫垂腫脹がそろい，早期診断・手術につながる．排ガスを認め，食事が摂取できれば数日で働ける．これが「従来型医療」である．一方，85歳の要介護4の女性は，無痛の場合や腹膜炎になっていても発熱しない場合があり，診断と治療が遅れがちになる．また，臓器・代謝機能の低下や各種慢性疾患に罹患している可能性が高く，手術は乗り越えられても，術後肺炎，褥瘡，廃用萎縮，誤嚥，転倒・転落などの予防は必須であり，認知症があれば術後早期は抑制などの工夫が必要となる．回復期には在宅・生活復帰支援を受けながら，あっという間に在院日数が延びる．これが「生活支援型医療」である．

　私たちは，今後ますます増加していく「生活支援型医療」に対応しながら，よき医療人として国民皆保険を堅持し，よき国民として次世代のために財政健全化を達成し，人口減少を克服しなければならない．そして，社会保障制度改革の要である，市町村レベルの地域包括ケアシステムや都道府県レベルの地域医療構想を医療提供の効率化と質の担保のためにつくり上げねばならない．この状況で今後最も使い勝手がよくなる病棟が，最大で最強の病棟「地域包括ケア病棟」である．

❷ 地域包括ケア病棟の機能[2]

　2014（平成26）年度診療報酬改定で新設された地域包括ケア病棟は，3つの受け入れ機能と2段階の在宅・生活復帰支援で，急性期から在宅までをつなぐ場である．

　受け入れ機能とは，①高度急性期や急性期の治療を終えても在宅復帰できないときの急性期からの受け入れ（ポストアキュート），②在宅や施設で療養中の人の緊急時の受け入れ（サブアキュート），③7対1〜13対1一般病床の補完・代替機能として，短期滞在手術等基本料3を算定する場合や慢性期の定期的な抗悪性腫瘍剤治療±緩和ケアを提供する場合，人工透析患者のイベント時などの出来高算定可能な患者に加え，糖尿病患者の教育入院，医療必要度の高い人のレスパイト入院などの受け入れ，生活

支援を要しない人の緊急の受け入れ機能（周辺機能）である．これらの患者・家族に対して院内・地域内多職種協働で，2段階の在宅・生活復帰支援を行う．

リハビリテーション（以下，リハ）を含めた多くの医療行為が包括評価で，在宅復帰率70％以上や重症度，医療・看護必要度10％以上，データ提出加算届出，在宅療養の支援や救急医療への貢献が求められている．従来型医療の患者は高度急性期病院を受診し，生活支援型医療の患者には4つの機能と多職種協働で在宅復帰を目指す地域包括ケア病棟のような懐の深い環境が相応しい．

❸ 地域包括ケア病棟の実態

大村市民病院の福田行弘氏が行った全国厚生局の調査によると，2015（平成27）年7月までの地域包括ケア病棟の届け出数は1,246病院であった．

中央社会保険医療協議会（中医協）総会（第307回）において，診療報酬基本問題小委員会からの報告として提出された「入院医療等の調査・評価分科会における検討結果（とりまとめ）」では，地域包括ケア病棟について，**表6-1**のように報告している．

「ときどき入院ほぼ在宅」を実現すべく地域包括ケア病棟が創設されたが，上記調査によれば，入院から退院まで切れ目のないケアが提供されており，おおむねその目標に近づくための準備はなされていると考える．課題は手術であるが，短期滞在手術等基本料3を活用すれば一定の手術は実施可能である．実際に行っている施設も存在し，手術ができないわけではない．また，リハについては地域包括ケア病棟では，身体機能の回復とともに在宅生活に必要な生活回復リハを徐々に増やしていき，退院後の暮らしとのギャップを減らすことが重要である．地域包括ケア病棟は時間，単位数，場所，個別や集団にも縛られない，柔軟な患者中心の生活回復リハがはじめて診療報酬上包括算定で評価さ

表6-1 地域包括ケア病棟入院料について

- 地域包括ケア病棟の届出は増加の傾向にあり，2015（平成27）年4月現在で約3.2万床であった．7対1・10対1入院基本料や亜急性期入院医療管理料からの転換が多かった．届出理由は，よりニーズにあった医療を提供できるため，患者の状態に即した医療を提供できるため，が多かった．
- 入棟前の居場所では，自宅及び自院・他院が多数を占めた．
- 疾患としては骨折・外傷が多く，入院の目的は，リハ患者が30％程度みられた．半数程度においてすでに退院予定が決まっていた．
- 処置の実施は頻繁ではなく，酸素療法，膀胱カテーテル，血糖測定，創傷処置などの頻度が高かった．
- 地域包括ケア病棟において，手術の実施はほとんどみられず，創傷処理や皮膚切開，胃ろう造設術など，軽微なものが多かった．
- 個別リハの実施は，必要な患者に対して，平均で1人1日2.4単位実施され，おおむね適切に実施されている．
- 入院患者の退棟先は主に自宅であり，在宅復帰率は高い．家族のサポートや介護施設の確保などが困難なため退院予定が立たない患者が一定程度存在していた．
- 退院支援のために，担当者の配置や，入院時からの多職種カンファレンスなど，さまざまな取組みが行われていた．
    - 退院支援については，「患者1人当たりの退院調整に十分な時間を割くことができない」「退院支援を開始するタイミングが遅れてしまっていることが多い」などの課題があった．
    - 病棟に専任または専従で，退院支援職員の担当者を配置した医療機関では，より早期に，より多くの患者に退院支援を行える効果があった．
    - 退院支援計画の作成や，早期退院に向けた入院後の多職種カンファレンスを実施している病棟では，平均在院日数が短い傾向があった．

れた病棟である．これは従来の疾患別のリハにはない特徴である．POC（point of care）リハ[2]などは，手段的日常生活活動（IADL）改善の要求に，患者の傍らで，オンデマンドでリアルタイムに応えられる個別リハを導入している．このようなリハは，本集計のリハ提供数には算定されておらず，実際にはより多く提供されていると考えられる．厚生労働省は受け入れ機能として，ポストアキュートとサブアキュートを，地域包括ケア病棟協会では，加えて「その他機能」を示したが，その具体的な機能別の調査・検討は今後の課題と思われる．

❹ 総合診療医と地域包括ケア病棟

一般社団法人「日本専門医機構」総合診療専門医に関する委員会によって示された総合診療専門医専門研修カリキュラムの「総合診療専門医の6つのコアコンピテンシー」[3]は表6-2の通りである．

中央社会保険医療協議会の調査[4]による地域包括ケア病棟における，疾患別の患者割合をみると，10%以上を占める，骨折・外傷，肺炎，脳梗塞のほか，悪性腫瘍，心不全（高度非代償性），尿路感染症，脳出血，片麻痺，慢性閉塞性肺疾患（COPD），パーキンソン病関連疾患などの多様な疾患群を診ていることがわかる．退院へ向けた目標は，最多のリハ35%のほかに，疾病の治癒・軽快25%，病態の安定14%，在宅医療・介護などの調整10%と続く．このような「生活支援型医療」を受ける患者が増えるにつれて，病院のなかでも地域のなかでも，全領域をカバーできる人材が必要となってくる（図6-1，6-2）．

多種多様な疾患を診つつ，リハ・栄養・安全管理・感染対策などで院内多職種協働を取りまとめ，患者や家族の思いに沿いながらも，患者の状態を見据えた退院支援を促進する．地域包括ケアシステムを活用できるだけの健康状態を整えて，地域内多職種協働による在宅・生活復帰を支える．加えて，退院した患者の外来診療や在宅療養支援・後方支援，救急外来の担当も行う．そして，家族とともに患者の最期までを支える．このように，地域包括ケア病棟と総合診療医の連携は今後必須だと考えている．

2 事例紹介

総合診療医と地域包括ケア病棟，多職種協働で在宅・生活復帰支援を実施している地域包括ケア病棟の実践事例を紹介する．

❶ 長野県立須坂病院──総合診療医が活躍している病院

1）長野県立須坂病院の概要[5]

1948（昭和23）年に長野県に移管されてから県民の医療を67年間守ってきた．2010（平成22）年には，県立病院機構として非公務員型地方独立行政法人に移行した．病院の周辺20 km圏内には，大小の公立，公的，民間病院が20以上あるなか，「私たちは，患者中心のチーム医療を実践し，信頼される病院を目指します」という理念を掲げて地域に貢献している．県立病院として須坂病院は，第1種，第2種感染症と結核の診療などを担う感染症拠点病院としての機能と，「信州型総合医」の養成を含む医療人育成を目指す研修機能の2つを政策医療として担っている．同時に長野二次医療圏における千曲川東岸の須高地域（須坂市と上高井郡の小布施町と高山村を総称する地域）を中心に，地域医療を支える基幹病院として，救急災害医療，一般急性期診療，在宅療養支援

表6-2 総合診療専門医の6つのコアコンピテンシー

1. 人間中心の医療・ケア
    1) 患者中心の医療
    2) 家族志向型医療・ケア
    3) 患者・家族との協働を促すコミュニケーション
2. 包括的統合アプローチ
    1) 未分化で多様かつ複雑な健康問題への対応
    2) 効率よく的確な臨床推論
    3) 健康増進と疾病予防
    4) 継続的な医療・ケア
3. 連携重視のマネジメント
    1) 多職種協働のチーム医療
    2) 医療機関連携及び医療・介護連携
    3) 組織運営マネジメント
4. 地域志向アプローチ
    1) 保健・医療・介護・福祉事業への参画
    2) 地域ニーズの把握とアプローチ
5. 公益に資する職業規範
    1) 倫理観と説明責任
    2) 自己研鑽とワークライフバランス
    3) 研究と教育
6. 診療の場の多様性
    1) 外来医療
    2) 救急医療
    3) 病棟医療
    4) 在宅医療

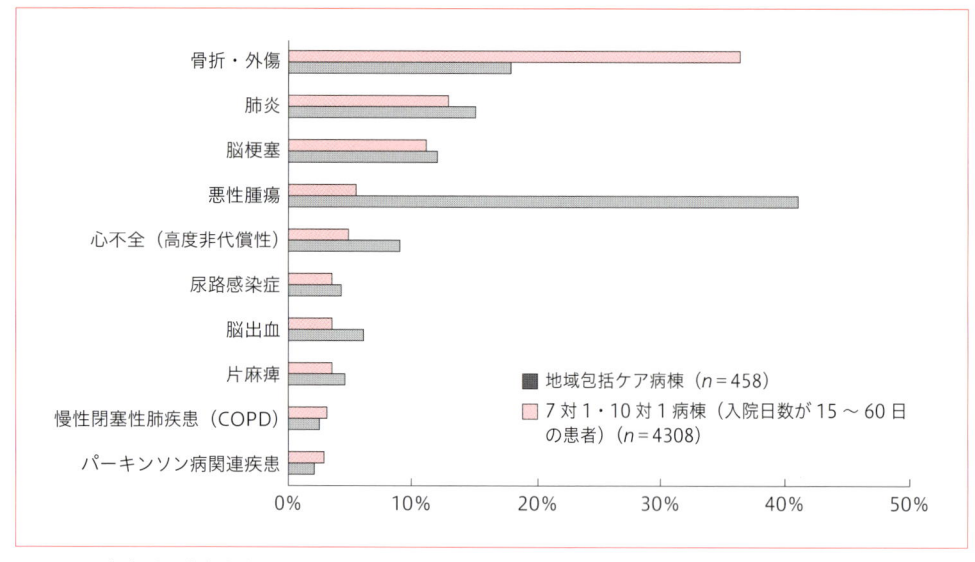

図6-1 疾患別の患者割合

出典：2014（平成26）年度入院医療等の調査（患者票）．

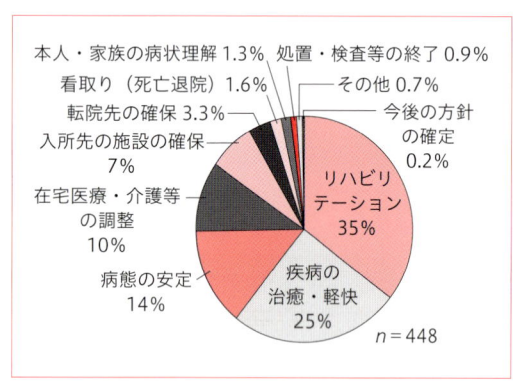

図6-2 退院へ向けた目標

出典：2014（平成26）年度入院医療等の調査（患者票）．

（在宅診療，訪問看護），健診センター，母子医療センターなどの機能を備えている．標榜科は24科で，2004（平成16）年には総合診療部を設け，在宅診療部とともにプライマリ・ケアにも注力している．救急告示病院として年間約1,600台の救急車を受け入れている．病床数は338床（結核病床24床，感染病床4床を含む）で，DPC Ⅲ群の一般病床7対1に加えて，2014（平成26）年8月より地域包括ケア病棟46床を届け出た．地域包括ケア病棟を届け出てからは，長野赤十字病院や長野市民病院などの急性期病院から須高地域を主としたポストアキュート患者を受け入れている．

2015（平成27）年からはじまっている第2期5か年計画について，長野県立病院機構のホームページ[6]から引用すると，「従来型の『病院で治す医療』から超高齢化社会にあった『地域全体で生活を支える医療・介護』への転換に伴い地域包括ケアシステムの構築，地域医療構想（地域医療ビジョン）の策定が求められている．これらに対応するため，在宅医療（訪問診療，訪問看護，訪問リハ，訪問薬剤指導など）に積極的に取り組み，関連する自治体，医師会，医療機関などとの連携を図る」ことを重視し，人口減少，少子化，超高齢社会の2040年に向けた対策を取りはじめている．

2）須坂病院の地域包括ケア病棟[7]

南棟7階46床，地域包括ケア病棟入院料1，看護配置13対1などで届け出ている．病棟担当医は総合診療部医師をはじめとし，全科医師で対応している．自院からの転棟の場合は各診療科医師がそのまま担当医となることが多いが，急性期病院からの転院，診療所・施設からの紹介患者は総合診療部医師が担当になることを原則としている．基本的入院症例分析は図6-3，入院疾患内訳は表6-3に示す通りで，高齢で認知症のある人が多く，疾患は骨折

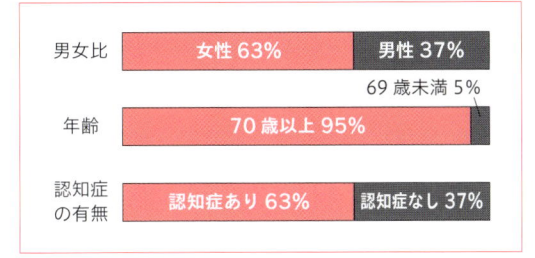

男女比	女性 63%	男性 37%
年齢	70歳以上 95%	69歳未満 5%
認知症の有無	認知症あり 63%	認知症なし 37%

図 6-3　入院症例分析　n = 253（2014 年 8 月～ 2015 年 3 月）

表 6-3　入院疾患内訳（2014 年 8 月～ 2015 年 3 月）

疾患	件数
誤嚥性肺炎	36
大腿骨骨折	31
肺炎	13
脳梗塞	10
腰椎圧迫骨折	10
慢性心不全	9
胸椎圧迫骨折	8
その他	136
合計患者数	253

や肺炎が上位を占めるが，その他が過半数を占めており，地域包括ケア病棟の多彩な疾患群を診る懐の深さを感じる．紹介元施設は，半数が自院，2割が急性期病院と診療所から，残り1割が施設であった．種々の解析から，地域包括ケア病棟に入院してくる患者の多くは，他院本院の急性期病棟で治療を受け，その後症状が安定したところで地域包括ケア病棟に転棟し，リハ，栄養サポートチーム（nutrition support team：NST）などの退院支援を受けつつ，退院調整の後に自宅に退院している．

3）「信州型総合医」と長野県立病院機構 本部研修センター

1 「信州型総合医」の概要[7]

「『信州型総合医』とは，『健康長寿を支える地域保健医療活動をよく知り，患者の全身を幅広く診療できる医師』のことをいい，患者やその家族とのコミュニケーションを大切に，地域の保健・医療・福祉の関係者と連携し，チーム医療を実践する．信州型総合医養成プログラムの受講後は，地域の中核病院や医師不足病院で勤務することを想定している」とし，その必要性については，特に高齢者と老年症候群患者の増加に効率よく対応し，臓器特異性から患者中心医療へのシフトを掲げている．

信州型総合医の指針（認定基準）[7]は，「国で2017年からの開始に向け検討されている『総合診療専門医』の方向性を取り入れながら，現在の日本プライマリ・ケア連合学会の『家庭医療専門医』や，日本内科学会の『認定内科医』を養成するための基準を満たすとともに，症例カンファレンスなど県独自の項目も加えている」とされており，長野県は，須坂病院を含む19の認定病院に，継続的な支援を行っている．

2 長野県立病院機構 本部研修センターとしての須坂病院の役割

須坂病院は，「信州型総合医」の認定病院として，県立病院機構の他の4つの病院と連携して1つのプログラムをつくっている．須坂病院の臨床研修プログラムはほかにもあり，まとめると，長野県立須坂病院臨床研修コース[8]として，初期臨床研修コース，信州型総合医コース（上記の長野県の認定病院），後期研修コースをもつ．なお，同院は自治医科大学卒業医師の初期研修病院でもある．

「信州型総合医」コース[8]の目標は，次の3項目である．
①中小病院総合診療部門（総合診療部，一般内科，救急部）や診療所において，医師として幅広く患者の診療にあたることができる基本的能力を身につける．
②地域の保健・医療のニーズと問題点を理解し「地域を診る医師」の観点から，診療に従事できる．
③ほかの保健医療従事者や地域住民と連携しながら，包括的で多様な医療サービス（在宅ケア，緩和ケア，高齢者ケアなど）を提供し問題解決にあたり，地域住民からの信頼を得て，地域全体の健康増進に貢献できる．

本コースの特徴は，県立病院機構の5病院での診療に加え，研修センター[9]（2010（平

成22)年4月創設)を有し，家庭医療を牽引する福島県立医科大学や，世界的にも屈指のSim Tikiシミュレーションセンターを有するハワイ大学との提携（2011（平成23）年2月）により，幅広い研修の場を提供できることである．

プログラム責任者は自治医科大学医学部卒で，須坂病院副院長・県立病院機構本部研修センター長の上沢修氏（診療部長，血管外科部長，総合診療部長，血液浄化療法部長，地域医療連携室長を兼務）が務め，日本外科学会指導医・専門医，日本家庭医療学会指導医等の資格を取得している県立病院機構の総合診療のキーマンである．3年間の後期研修プログラム[8]で，①総合診療専門研修小病院・診療所における総合診療専門研修Ⅰ（福島県立医科大学地域・家庭医療学講座の選択も可）と病院総合診療部門における総合診療専門研修Ⅱで構成され，それぞれ6か月以上，合計で18か月以上実施，②領域別研修内科6か月，小児科3か月，救急科3か月を必修とし，そのほかに研修目標の達成に必要な範囲で，長野県立病院機構5病院の診療科のなかから選択研修を実施している．この間，日本プライマリ・ケア連合学会家庭医療認定医（将来的には「総合診療専門医」），日本内科学会認定内科医（現状）が取得可能である．

3 須坂病院の総合診療部と地域包括ケア病棟

総合診療部は2004（平成16）年に診療部の中央診療部門の1つとして開設され，在宅診療部とともにプライマリ・ケアに注力している．長野県立病院機構信州型総合医アドバイザーである福島県立医科大学地域・家庭医療学講座主任教授の葛西龍樹氏[10]によれば，「プライマリ・ケアとは，日常よく遭遇する病気や健康問題の大部分を患者中心に解決するだけでなく，医療・介護の適正利用や予防，健康維持・増進においても利用者との継続的なパートナーシップを築きながら，地域内外の各種サービスと連携・調整するハブをもち，家族と地域の実情と効率性（優れた費用対効果）を考慮して提供されるサービスである」とされる．プライマリ・ケアのプライマリは，初級のではなく，主要なという意味で使われる．また，診るべき疾患群を明示することなく，あくまで病気に罹った人間を診ることを重視している．

同院では総合診療部に現在6名の医師が所属している（専任3名（うち後期研修医1名），兼任3名）．このうち4名が日本プライマリ・ケア連合学会認定医・指導医の資格を取得している．外科系4名と内科系1名の各医師はそれぞれサブスペシャリティ（以下，サブスペ）をもっているが，外科医2名と内科医1名の3名は地域包括ケア病棟の専属担当医として活躍している．この3名は地域包括ケア病棟業務のほかに，救急・総合診療外来と在宅診療も担っている．上沢副院長を含むそのほかの3名は，兼務で地域包括ケア病棟の入院担当となっている．総合診療部長，研修センター長，血管外科部長，地域医療連携室長，NST委員長などを兼務する上沢副院長は，3名の地域包括ケア病棟専属担当医と同様の業務に加え，サブスペの術者及び助手，術後管理，外来診療と，健診センターの業務もこなしている．また，育成に携わった日本家庭医療後期研修プログラムの修了医師1名は，日本家庭医療学会認定医を取得した後，現在は他院で勤務している．

肩書きに加え，業務内容からも総合診療専門医の6つのコアコンピテンシー[3]をすべて兼ね備え，まさに八面六臂の活躍をしている上沢副院長にインタビューを行った．地域包括ケア病棟が設置された効果について，「ときどき入院ほぼ在宅を実現すべく登場した地域包括ケア病棟の担当医は，いわゆる"Hospitalist"だと病棟患者だけを診ることになるが，在宅診療を行うか，その後方支援を行うべき本病棟では，家庭医やプライマリ・ケア医が相応しい．今まであるようでなかったプライマリ・ケア医の入院診療の居場所ができた」．さらに，「本病棟では，内科系や整形外科の医師も担当医となるが，内科サブスペ専門医のなかで，手技的

にも経営的にも総合的なセンスをもって診療にあたってもらえる人材を発掘して仲間に巻き込み，常に総合診療の風土を創り上げるように努力している．本病棟があることで総合診療を担う医師が集まりやすい環境をつくりたい」とのことだ．

また，「地域包括ケア病棟の在宅・生活復帰支援に欠かせないリハと栄養は，主にプライマリ・ケア医が処方している．在宅生活を知っている強みは特にこの処方に活かすことができる．ポリファーマシーのチェックと減薬も臓器専門医の集団では効率が悪く，結果を残すことは難しいが，プライマリ・ケア医であれば薬剤師や看護師と相談しながら効果的に変更できる．須高地域ではもともと地域内でお薬手帳を共有する文化が根づいており，ほとんどの患者は手帳を持参する．ポリファーマシーの処方にかかりつけ医が関係していても，医師からではなく，薬剤師からの連絡で十分対応できる，草の根の強みがある」．

しかし，今は良好な周辺の病院や診療所，郡市との関係は，地域包括ケア病棟の開設時に一時的に悪化した．「急性期から回復期，在宅医療までを提供することで，地域の患者を独占したように思われてしまった．しかも，事前の説明も不十分だったので，医師会だけでなく，須高地域の自治体からもクレームが入った．医師会に対しては，月250件の訪問看護うち，本院の医師がかかわる件数は月10数件で，がんの終末期ケアなどの重症者ばかりで，引き続き在宅医療の主体は医師会だ，ということを確認した．地域の自治体には，県立病院機構の須坂病院が地域に密着するために設置された須坂病院運営協議会で，地域包括ケアシステムという政策と，地域包括ケア病棟という診療報酬上の施設が混同していることが判明し，1つずつ誤解を解いていった．地域内のコミュニケーションは，いったんほころびると修復が難しいので十分注意すべきだが，代々の医師会長は本院出身のOBが多く，注文も多いが理解もあるので，これを強みにしてよりよい関係を築きた

い」という．

プライマリ・ケア医に必要な要件は，「プライマリ・ケア医は，疾患だけでなく，患者中心の医療を提供すべきだ．人間が好き，話すのが好き，患者さんの家庭や地域でのかかわりなどのバックグラウンドをみる，といった臓器別の専門領域では考えてこなかったようなことをしっかりみつめることが要求される．最近では，ハッピーエンド計画と称して在宅看取りのための意思確認を，地域包括ケア病棟に入院後5日前後で高齢の患者さんに直接伺っている．臓器別専門医ではそう簡単に意思確認はできない．告知やいいにくいことはわれわれプライマリ・ケア医の出番だ」と語る上沢副院長は，「総合診療で須坂市と市民の価値観を変える！」としめくくられた．

❷ 総合診療医はいないが多職種協働に注力している病院

1）医療法人社団和楽仁 芳珠記念病院
❶ 芳珠記念病院の概要

芳珠記念病院は医療法人社団和楽仁が1983（昭和58）年に開設したケアミックス病院である．2015（平成27）年8月現在の病棟構成は，一般病床：200床（DPC対象病床：86床（HCU2：15床，7対1病床：71床），地域包括ケア病棟（2病棟）：82床，障害者病棟：32床），療養病床：120床（医療療養病棟：60床（うち30床休床），強化型A介護療養病棟：60床）で，市内唯一のDPC対象病院である．予防医療介護複合体のほうじゅグループとして，在宅復帰機能強化型介護老人保健施設，小規模多機能型居宅介護，訪問看護・リハビリステーション，訪問介護ステーション，通所リハビリテーションなどを併設している．

芳珠記念病院はHCUと地域包括ケア病棟がそろった2014（平成26）年9月より「地域包括ケアミックス病院」として再出発した．高度急性期から急性期は，がんや消化器・整形外科疾患等の全身麻酔手術，消化器・血液疾患等

の化学療法，糖尿病・内分泌疾患の診療，二次救急等の得意分野を追求している．地域包括ケア病棟が軽症急性期と回復期を，療養病床と障害者病棟が慢性期の機能を提供し，「生活支援型医療」の地域ニーズに応えている．さらに，グループ内連携，医師会がハブとなっている地域内連携を活性化して，地域包括ケアシステムの構築に貢献したいと考えている．

地域包括ケア病棟82床の実績は，緊急入院が8割で，うち3割が救急車のサブアキュートと，紹介が5％のポストアキュート，短期滞在手術等基本料3が半数を占める周辺機能，院内・地域内の多職種協働を促進する在宅・生活復帰支援の4つの機能をフルに活用している．生活回復リハに注力してPOCリハを考案・提供し，摂食サポートチームや褥瘡対策チームを含む分野横断的NSTが栄養管理をサポートしている．当地区の手術・救急の駆け込み寺として，ときどき入院ほぼ在宅の要として，懐深い地域包括ケアミックス病院を目指している．

❷ 緊急の受け入れと多職種協働で在宅・生活復帰を果たした事例

本事例は，地球包括ケア病棟のサブアキュート機能を活用して受け入れた．60日以内の自宅退院を目指し，多職種カンファレンスで情報共有と方向性の統一を図り，各専門職が責任と目的をもって患者・家族にかかわったことが奏功し，ゴールに結びついた．

基本的情報
- 患者：80歳代，男性
- 病名：肺炎，腰椎椎体骨折術後，廃用症候群，起立性低血圧
- 既往歴：狭心症，心房細動，脳梗塞，被殻出血
- 社会的背景：キーパーソンは同居の妻と娘．主介護者は妻だが，膝が悪く要支援である．娘は働いているため，介護の時間帯が限られる．
- 入院経緯：転倒して腰椎椎体骨折．他院で脊椎後方固定術（硬性コルセット使用）を受けた．退院後，介護施設に入所し，在宅復帰を目指していたが，食欲低下，脱水，ADL低下を認めたため，家族の希望で在宅復帰のための治療とリハ目的の入院となった．
- 介護施設での状況：
  - 医療面：起立性低血圧あり，認知症はない．
  - 生活面：歩行器を使用し，見守りで歩行が可能．排泄は，コルセットや下衣の着脱に一部介助が必要．
- 入院時の状態：
  - 医療面：CRP23.9，咳嗽喀痰が著明，CTにて誤嚥性肺炎の診断．嚥下機能低下．
  - 生活面：ADLほぼ全介助．自己体動ほとんどなし．失禁状態．食欲低下．要介護3．
- 入院主治医：リハビリ科医師

▶治療期：入院〜27日目
- 入院時：入院診療計画書を医師が作成し，以下の診療方針を指示した．「抗生剤投与，リハ，点滴，必要に応じて採血や胸部X線撮影」
- 3日目：多職種による事前情報共有（看護師，医療ソーシャルワーカー，リハビリ療法士，医療サービス課職員）
医療必要度が高く，各職種が収集した情報とアセスメントを共有し，課題を整理した．
- 6日目：初回カンファレンス（看護師，医療ソーシャルワーカー，リハビリ療法士）と歯科受診
入院時に作成した入院診療計画書や退院支援スクリーニングシートから，ADL，排泄に介助を要し，ADLの低下が推測された状態であったため，介護サービスの利用と住宅改修で，自宅復帰を目指すことにした．芳珠記念病院の歯科で不具合のあった義歯の調整と修理を行った．

- 7日目：家屋訪問（家族，ケアマネジャー，リハビリ療法士）
- 11日目：中間カンファレンス（医師，看護師，医療ソーシャルワーカー，リハビリ療法士）
家族の希望を共有し，以下の方針を確認した．伝い歩き，見守りでトイレに行ける．配食サービスを検討する．血圧調整に1週間，その後3週間リハを強化し，4週間後に自宅復帰を判断する．家族は，この状態では自宅復帰が困難と判断していた．
- 12日目：内科受診
肺炎は抗生剤が著効して改善したが，起立性低血圧の治療で内科を受診し，昇圧剤の投与を開始．
- 13日目：管理栄養士による栄養管理
低栄養状態が改善しないため，毎食のお粥にタンパク強化食品を添加した．

▶退院支援強化期：28日目〜退院
- 28日目：家族は自宅退院を決意した．
- 29日目：中間カンファレンス（医師，看護師，医療ソーシャルワーカー，リハビリ療法士）と看護カンファレンス（看護師チーム）
家族の意向を共有し，自宅復帰に際し，妻の介護負担軽減のための訪問介護利用を踏まえ，介護保険の変更を申請．車いすや歩行器が対応できるように家屋改修を検討．食事やオムツ交換などの生活指導の計画を策定．
- 36日目：患者・家族との面談（家族，医師，看護師，医療ソーシャルワーカー，リハビリ療法士）
病状説明と退院後に利用するサービスについて確認した．血圧低下や転倒の危険性を考慮し，車いすを使用する．排泄は，日中は介助での尿器排泄，夜間はオムツ内排泄を検討する．家族の食事準備に対する不安を解消するため，管理栄養士による家族への栄養指導計画，看護師による退院支援計画等を策定．55日目にサービス担当者会議を開催し，60日目の退院を目指すこととなった．
- 37日目：多職種の対策

食事準備への対策（管理栄養士，言語聴覚士）は，全粥から軟飯へ，副菜は刻み食から粗刻み食に変更し，定期的に摂食嚥下の簡易評価を実施した．退院に向けた指導として，家族の来院日にあわせて，看護師が口腔ケア，オムツ交換，尿器の使用方法，体位の調整方法について指導し，管理栄養士が食事指導を実施した．排泄に関するリハ（看護師，作業療法士）は，ADLの拡大に伴い，リクライニング車いすで移動し，トイレ排泄できる頻度が増えた．患者の意欲も高く，排泄に関する希望を実現するための計画を再策定し，9時と11時に車いすでトイレに誘導するリハを開始した．安全性が確認できたため，退院後は車いす移動，トイレ排泄となった．

- 53日目：通所リハ（デイケア）の利用検討（リハビリ療法士，医療ソーシャルワーカー，ケアマネジャー）
入浴を頻回にしたいという希望への対応を検討した結果，起立性低血圧対策としてリクライニングシートで入浴可能なデイケアを探した．
- 55日目：退院前カンファレンス（家族，看護師，医療ソーシャルワーカー，病棟リハビリ療法士，ケアマネジャー，訪問看護師，訪問介護担当者，通所介護担当者，福祉用具貸与事業者）
退院後のサービス内容を確認した．起立性低血圧は昇圧剤の内服で改善し，車いすで過ごす時間が増えた．活気が出て，1人で移動しようとするあまり，転倒リスクが増加した．歩行器での伝い歩きは，息切れや血圧低下がみられるため，弾性ストッキングを準備．夜間尿は家族の負担を考慮し，オムツ内排泄とした．軟飯，粗刻み食，水分は軽いとろみをつけて摂取可能となり，退院後は，家族が調理したものを，粗めに刻んで提供する．
- 60日目：退院
家屋調査（家族，ケアマネジャー，訪問看護師，訪問介護担当者，訪問リハビリ療法士，福祉用具貸与事業者）：出入口，トイレなど

一連の動作を確認した．患者は「退院を心待ちにしていました」と家族とともにとびきりの笑顔を振りまいていた．

3 まとめ

以上のように，地域包括ケア病棟を担当する医師には医学，医術の技術力だけでなく，地域のことを知り専門職や住民をコーディネートする仁術である人間力が求められる．したがって，総合診療専門医の6つのコアコンピテンシー[4]すべてが地域包括ケア病棟を担当する医師には重要である．また，「ときどき入院ほぼ在宅」の要となる地域包括ケア病棟の施設要件から勘案しても，複数の総合診療医と臓器別専門医がいれば，随分と効率よくよい医療を提供できると考えられる．総合診療医と地域包括ケア病棟は，大変相性がよいと感じており，地域包括ケア病棟が総合診療医のベースキャンプとなることを大いに期待している．

▶ 引用文献

1) 仲井培雄：最大で最強の病棟「地域包括ケア病棟」．週刊日本医事新報，4736：2015．
2) 仲井培雄：地域包括ケア病棟が果たすべき役割と看護師への期待．看護展望，40(9)：6-13, 2015．
3) 「日本専門医機構」総合診療専門医に関する委員会　総合診療専門医専門研修カリキュラム【到達目標：総合診療専門医の6つのコアコンピテンシー】
http://www.japan-senmon-i.jp/document/program/comprehensive_doc12.pdf
4) 平成27年度第8回入院医療等の調査・評価分科会議事次第　中央社会保障医療審議会　入院医療等の調査・評価分科会におけるこれまでの検討状況について　検討結果(中間とりまとめ)(案)．
http://www.mhlw.go.jp/stf/shingi2/0000095446.html
5) 齊藤博：地域包括ケア病棟協会主催　第3回地域包括ケア病棟経営対策講座　配付資料, p43-55, 2015．
6) 長野県立病院機構
http://www.pref-nagano-hosp.jp/honbu/
7) 「信州型総合医」の概要
http://www.pref.nagano.lg.jp/doctor/kenko/iryo/ishikakuho/sinsyugata.html
8) 長野県立須坂病院臨床研修コース
http://suzakahosp.org/
9) 長野県立病院機構 本部研修センター
http://www.pref-nagano-hosp.jp/kenshu/
10) 葛西龍樹：医療大転換—日本のプライマリ・ケア革命，筑摩書房，2013．

Chapter 7 在宅療養支援診療所の実際

照沼秀也

1 総論——在宅医療経営から

❶ 在宅医療で一番大事なこと

在宅医療をつくり上げるということは本気で取り組むとすぐにわかることであるが，建物のない病院組織をつくることである（図7-1）．

医師のなかにはスーパーマンがいて1人で何役もこなせる人がいるが，多くの場合，長続きしない．人間には1日24時間しか与えられていないので，良心的でよい医者をしつつ1人で何役もこなせば，過労死が待っている．過労死にならなくても身体を壊して医師を続けられなくなる．せっかくのよい医師を地域で失うことは多大な損失である．これは実話である（図7-2）．

在宅医療を成功させる絶対条件は在宅医療支援診療所に複数の医師が集うことである．もちろん，最初は医師1人ではじめてもかまわない．でも少し儲かったら家を建てたり，車を

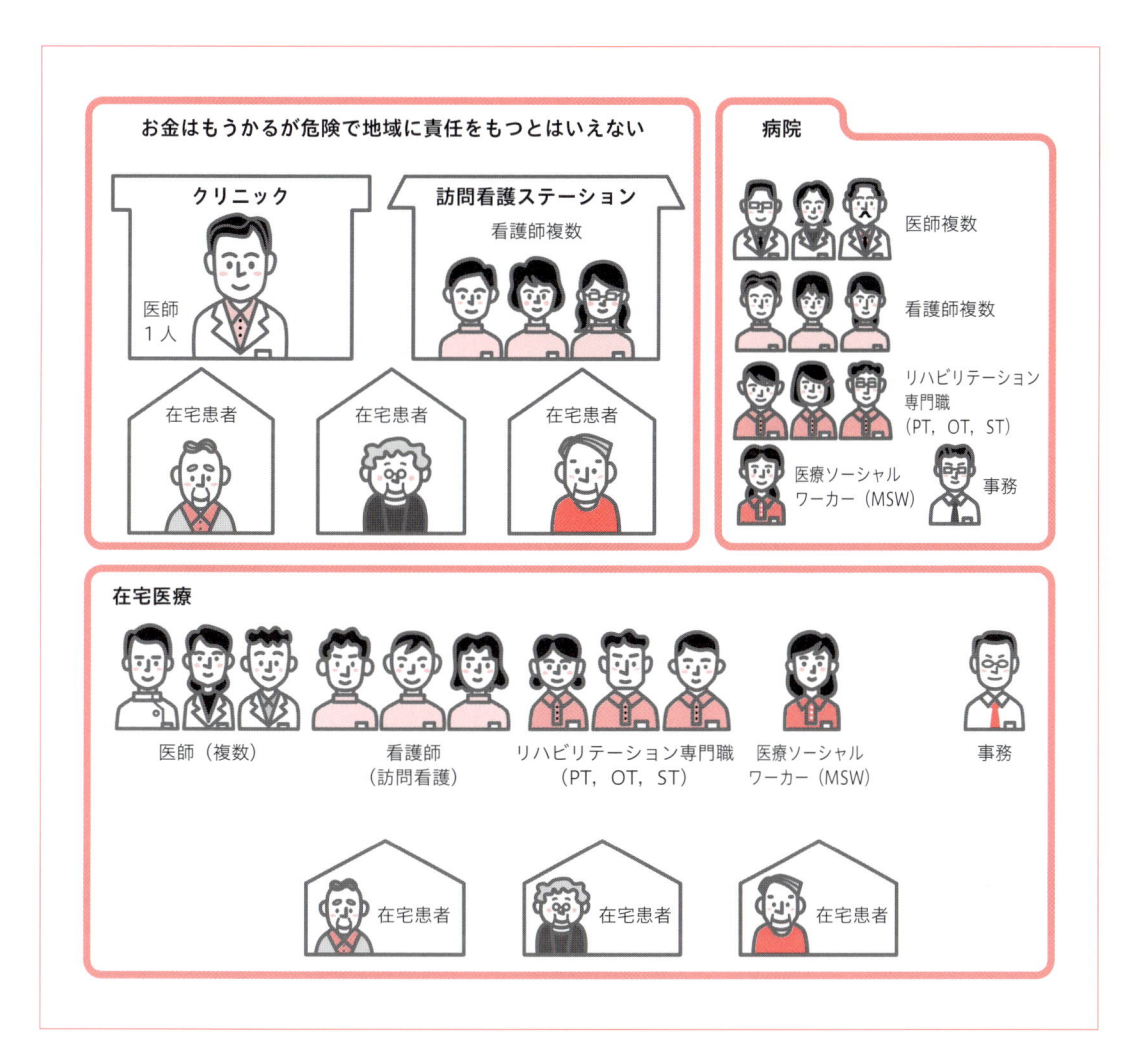

図7-1　在宅医療は建物のない病院組織のこと，高齢者ケアには病院組織が必要条件

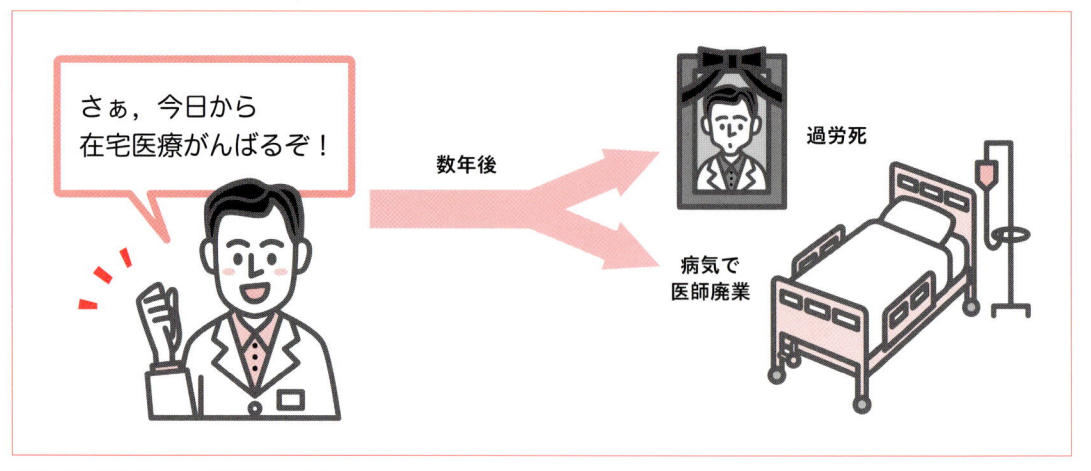

図7-2　医師1人の在宅医療は危険

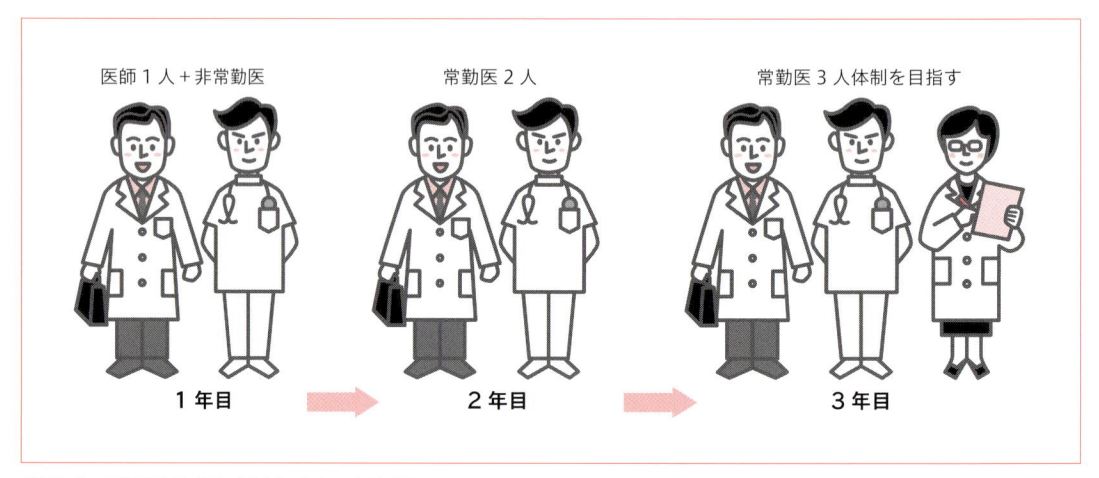

図7-3　医師は必ず3人以上でチームを組む

買ったりする前に気のあう医師探しが次の仕事である．気のあう医師が患者数に応じて何人か集まればやりたいことが少しずつできるようになる．できれば3年以内に集めるとよい（図7-3）．

もう1つ大事なことがある．できれば，医師がお金を握らないことである．

最初は建物をもたない病院組織をつくるなどというバカげたドンキホーテにお金を出す人はいないので，やる気のある医師が1人ではじめてもかまわない．しかし，ある程度お金ができたら，経営をやる気のある経営者に渡す勇気をもったほうがよい．

医療と経営を分離することである．本来，日本の医療制度では医薬分業の前に，医療と経営の分離を行う必要があった．こうすることで，かなりのトラブルを未然に防げる可能性がある．具体的には，医師は医療だけを行う．看護師も看護だけを行う，経営者は経営を行う．あまりにも当たり前のことであるが，在宅医療業界を見渡すと，当たり前のことができている診療所は稀である．

在宅医療と経営を分離（図7-4）することで医師の負担は非常に少なくなる．このような仕組みを，在宅医療をはじめて1年以内につくることができれば成功への階段を登れる可能性が高まる．

医療で事務職というと，通常は診療報酬請求業務の担当者である．一般的に，医事課といわれているが，在宅医療では診療報酬請求業務は

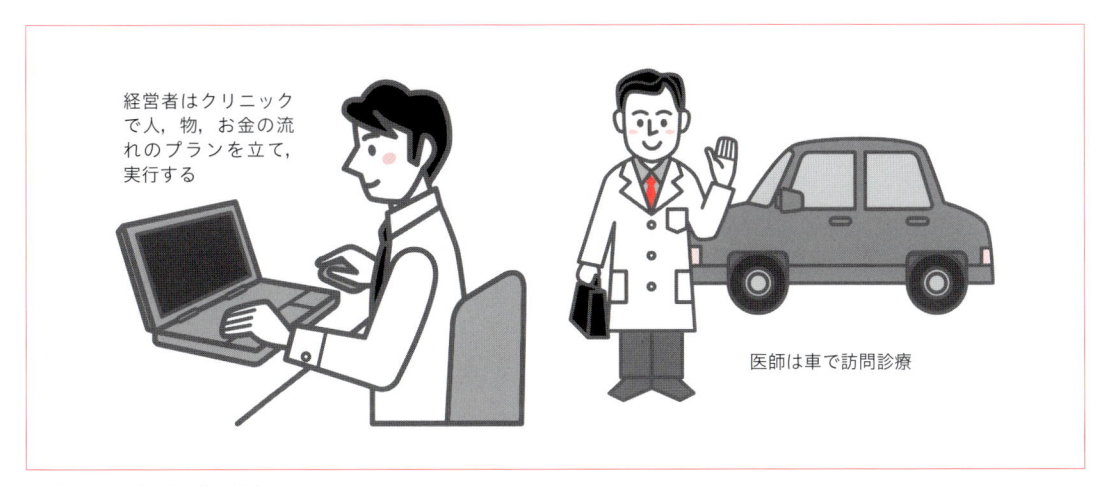

図7-4　医療と経営の分担

はじめは自前で行い，業務量が多くなれば外注するのが成功への近道である．

今話していたのは，請求業務を行う事務職ではない．人，物，金に責任をもつ経営者のことである．もちろん医療法人の理事長に医師以外の職種が就くのは現在でも一般的ではないが，在宅医療では経営トップには事務職をすすめる．

理由は簡単で在宅医療の経営人口の多い都市部では容易であるが，地方では難しいからである．いまだに在宅医療を受けたくても，患者が在宅医療を選択できない県もあるし，市町村レベルになると在宅医療の影も形もない行政区がたくさんあるのが現状である．

在宅医療の経営者を育てるために今ある医療資源のなかで選択するとすれば，薬品関係の仕事をしている若い人がベストである．次に福祉系の事務方をすすめたい．金融関係のキャリアのある事務方を経営トップにもってくるのもよいアイデアである．理由は金融機関は実戦での経営をかなりしごかれるからである．つまり，お金の流れが人の心から生まれることを，感覚的に嗅ぎ分ける教育を徹底的にトレーニングされるからである．もちろん大学で医療経営を学んできた人もよいが，相手にするのは百戦錬磨の医者である．経験のない大学出たてのずぶの素人だとあっという間にティッシュペーパーにされてしまう．

もちろん，大学で体系的に医療経営を学ぶことは大切である．しかし，実際の経営とは失敗と成功の経験学である．学びのプロセスで実際の在宅医療経営の実務に携わる機会があれば理想的であるが，卒後に在宅医療の経営研修システムなどを組む必要もあると思われる．つまり，何人ものスタッフが，生活の糧をこの人に任せてよいと思える人が経営者であることを考えれば，在宅医療を成功させるには実務年限が重要といわざるをえないし，結果を残してきた経営者の重要性は高い．

このようにして在宅医療の経営者ができれば後はあまり心配はない．

事務系スタッフは医療系スタッフに比べあまり無茶なことはいわないため，経営トップとして法人を安定成長に乗せるのに適性がある．医療系スタッフももちろん経営に参加すべきだが，現場の仕事に対する陶酔感がお客様軽視となり，経営を誤らせるケースがあまりにも多い．これだけネット社会になると法令やコーポレートガバナンスに少しでも違反しようものなら社会から抹殺される時代になってきたので注意を要する．

こうして安心して在宅医療が全国津々浦々に広がることができれば万々歳である（図7-5）．

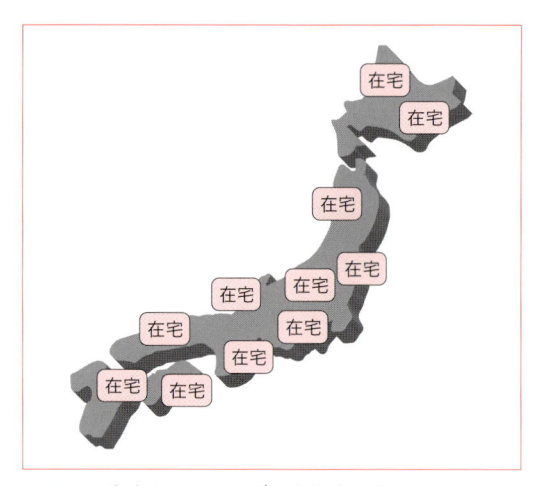

図 7-5 在宅クリニックが日本中津々浦々にできる

2 診療の実際

❶ 総論

　診察は患者の自宅に出向いていき，患者の悩みにあれやこれや知恵を絞ることである（診察，診断，治療）．

　カバーする疾患は加齢による変化で起こる疾患と小児の疾患，精神疾患である．

　代表的な加齢による疾患は，認知症などの脳の変性疾患，がん，臓器疾患（心不全，呼吸不全，腎不全，肝硬変），骨折，骨粗鬆症，廃用などの運動器疾患である．

　診察する際には，白内障や結膜下出血といった結膜炎などの眼科疾患，めまい，ふらつき，滲出性中耳炎や外耳道炎といった耳鼻科疾患，男性であれば排尿困難時の前立腺の診察，超音波での評価，女性であれば尿失禁の問題がある泌尿科疾患，老人性膣炎などの不正性器出血などの婦人科領域，便秘，不眠などの問題にさりげなく答えられるようにする．

　また，在宅医療では皮膚の相談をよく受ける．湿疹や褥瘡にはじまり，慢性の炎症から悪性疾患までさまざまな皮膚疾患がある．比較的よくみかける疾患で，特に注意を要する疾患は水疱性疾患である．比較的軽いものはステロイドの軟膏を塗っておけばよいが，水疱が集簇したり，麻痺側などに広がったりする場合は注意を要する．悪性疾患を疑った場合は，必ず病理組織を検査に出す．なお最近，爪白癬には外用薬が使えるようになった．副作用の面を考えると外用薬を第一に選択すべきである．

　栄養問題は大変重要で一見正常にみえても低栄養が隠れていることがあり，採血した際にはアルブミンの数値には気配りが必要である．

　また，熱発する疾患のなかには肺炎，尿路感染症があるが，胆嚢炎などの消化器疾患を見逃さないようにする．稀にではあるが，誤嚥性の肺炎で無熱性のものがあるので注意を要する．

　慢性疾患を在宅管理する際の血液検査の頻度の質問をよく受けるが，急性変化があった際の家族への説明を満足させるためには，最低春夏秋冬に1度くらいの採血を行っておくとよい．

❷ 臓器疾患の総論

　高齢になると心機能の弱くなる患者が多くみられ，水分や塩分の摂取量に注意を要する場合がある．脳梗塞や多発性脳梗塞といった虚血性疾患を恐れるあまり，マスコミなどで水分多めというコンセンサスが在宅患者や在宅介護者にできあがっている．水分摂りすぎに注意である．

　また，加齢性に腎機能の低下がみられる場合がある．クレアチニンがじわじわ上がり，推算糸球体濾過量（eGFR）もじわじわ下がってくる場合である．この場合は水のイン・アウトバランスチェックが必要になる．

1）心不全
❶ 急性心不全
　みつけたら大至急急性期病院とコンタクトをとる．

　在宅医療で前胸部痛の訴えで診察に訪問するとき，最も気をつけるのは心筋梗塞である．急性心筋梗塞の診断・治療は省略するが，脂汗を浮かべるような痛みで，心電図上ST-T変化のない場合は解離性も含め胸部大動脈瘤を疑う．最近は心エコーがよくなり大動脈弁から観

察することができるので心エコーも忘れずに行うようにする．

助かる急性心不全は，全例急性病院で治療を行う．

2 慢性心不全

在宅医療であれやこれや診察する代表的疾患は慢性心不全である．多くの場合，体動時の息切れだが，なかには呼吸器の疾患と間違われることもある．例えば，難治性の咳症状であったり，特に夜間にヒューヒューといった呼吸困難を訴えることも多い．また，多くの場合，昼間起きているときの両下肢のむくみ症状があるため，訪問診療の際は両下肢の浮腫の診察には気をつける．

心不全のケアには，管理栄養士，訪問看護師の導入が必須である．まず，訪問栄養指導で日常の食事の塩分摂取量をアセスメントしてもらう．次に，訪問看護師に体重の増減，水の水分出納（イン・アウト）バランスをアセスメントしてもらう．これに基づいて，1日の水分摂取量を決めていく．

在宅医療では寝たきりの人で低栄養と心不全を併発しているケースをよくみかける．この場合は管理栄養士に患者の食べられそうなもので栄養状態改善のできそうなメニューを考えてもらう．塩分制限，水分制限のなかでの栄養状態改善は大変困難であるため管理栄養士の腕の見せどころとなる．

また，薬物療法も行うが詳しくは各論に譲る．

心不全には慢性腎臓病（CKD）も併発している場合があり注意を要する．

2）慢性腎臓病，腎不全

糖尿病が増加し，慢性腎臓病，慢性腎不全の患者は増加傾向にある．

原因としては高血圧による腎硬化症，糖尿病による糖尿病性腎症が多いが，慢性腎臓病の患者は心不全，急性心筋梗塞の発症が慢性腎臓病のない患者に比して2倍以上であることが米国腎臓データシステムで報告されている（2011年）．

病態的には慢性腎臓病患者は尿量もしくは尿で排泄される塩分が減るため，体液過剰になりやすい．したがって，栄養指導を徹底し，塩分制限の生活習慣改善を第一に行う．

また，やむをえず利尿薬を使う場合は高齢者の場合，脱水に細心の注意を払う．

3）慢性呼吸不全

慢性呼吸不全も高齢者によくみられる疾患である．原因の多くはタバコであり慢性閉塞性肺疾患（COPD）である．また，陳急性肺結核後遺症や肺線維症などもある．

COPDの診断は体動時の息切れのほか，慢性の咳，痰で気づくことが多い．まずは喫煙の有無をチェックし，禁煙からはじめる．

診断は，スパイロメトリーで1秒率を測定し，70％未満で閉塞性障害を起こす他の疾患が除外できればCOPDの診断となる．

在宅医療で高齢者の場合，QOLを落とさないようにケアを組み立てることが必要である．まずは引きこもりがちな場合には，訪問介護や訪問看護を利用してできるだけ外に連れ出してもらうようにする．必要であれば在宅酸素療法（HOT）も併用する．歩行が難しい場合は車いすも使い外出を促す．通所介護（デイサービス）も疲れない範囲ですすめる．また忘れてならないのは採血でアルブミンチェックを行い，低栄養が疑われる場合は，訪問栄養指導を行うことである．タンパクエネルギーはCOPDの患者QOL維持には重要である．

訪問リハビリテーションも効果的である．呼吸リハのほか下肢の廃用防止リハも大切である．

合併症の予防の観点から，インフルエンザワクチンと，肺炎球菌ワクチンの接種はアレルギーやよほどの理由がない限りは必ず実施する．また，在宅医療で忘れてならないのは同居する家族である．インフルエンザワクチンは基本的に集団免疫のため，同居する家族にはていねいに説明し，全員ワクチンを受けてもらう．

在宅患者では薬物療法は副作用などを考え，基本的には気管支拡張薬の吸入である．吸入抗コリン薬やβ₂刺激薬の吸入を行うが，効果のない場合，吸入ステロイドを使用する．この際，吸入薬使用後のうがいに注意する．在宅療養する患者のなかには誤嚥などのためうがいが苦手な患者が多く，慣れるまでは訪問看護を医療保険で導入するとていねいである．

4）肝不全

肝不全は急性と慢性に分かれるが，高齢者の在宅ケアでみられるものはほぼ慢性の肝不全である．

在宅医療でまず行うのはアルコール摂取の禁止である．また，管理栄養士に入ってもらい高エネルギー食を導入してもらう．

慢性の肝不全は肝硬変，肝がんからくることが多い．肝硬変とはウイルスやアルコールにより肝臓に慢性の炎症が起こり，びまん性に肝臓全体に線維化が起こり，線維性の隔壁に囲まれた再生結節（偽小葉）ができた状態で，簡単にいえば肝臓が線維化されて硬くなった状態である．

臨床的に問題となる病態はまずは，肝臓が硬くなることにより生じる門脈圧亢進症に伴う側副血行路の形成（胃・食道静脈瘤）と胸水，腹水である．次には胆管系の障害による黄疸と肝細胞の機能低下のために生じる高アンモニア血症である．

在宅医療では食道静脈瘤の内視鏡処置（内視鏡的静脈瘤結紮術もしくは内視鏡的硬化療法）はリスクを考え行わない．胸水，腹水には基本的には高エネルギー食や利尿薬を用いて治療を行うが，腹水のコントロールが不能になった場合は，在宅ではデンパーシャントもしくは在宅カート（腹水濾過濃縮再静注法，CART）を選択する．カートは 2,000 ～ 2,500 mL の腹水穿刺を行い透析管を用いて濾過濃縮を行う．

また，黄疸に関してはエコーで確認して，がんなどによる閉塞性のものであればPTCDチューブの挿入や，できればステントの挿入を病院に依頼する．

高アンモニア血症による肝性脳症はなるだけ早めに診断し，分岐鎖アミノ酸を用いたアミノ酸バランス療法やラクツロースやカルニチンを用いて内服治療を行う．

これらは対処的に治療を行う．

❸ 認知症の総論

認知症は脳変性疾患であるアルツハイマー型認知症，レビー小体型認知症，ピック病，多系統萎縮症，ハンチントン舞踏病，脳血管障害からくる血管性認知症，脳腫瘍や傍腫瘍辺縁系脳症といった腫瘍性疾患，慢性硬膜下血腫や脳挫傷といった外傷による認知症，中毒によるウェルニッケ脳症，内分泌性障害であるアジソン病，分類不能な正常圧水頭症に分けられる．

1）治療不能な認知症（薬からケアへ）

「老人の専門医療を考える会」の基本的な立場は「薬よりケア」である．

またわれわれの使うケアという言葉は，齊藤正身先生の言うチームアプローチと同義語である．在宅医療には，医師，看護師，介護士，リハスタッフ，ケースワーカー，ケアマネジャー，経営スタッフ，医事課などの多職種が集う在宅医療とは，ケアを実践する人，サポートする人に大別されるが多職種がチームを組んであたる医療行為のことである．

2）治らない認知症

治らない認知症には「老人の専門医療を考える会」は認知症治療薬は投与しないようにしている．

それぞれの周辺症状に対してできるだけ薬を使わず，チームであたれる解決策に知恵を絞り，あれやこれやを考え実践する．

中核症状に対しては薬よりケアである．

特にコリンエステラーゼ阻害薬はイデベノン（アバン®），ビンポセチン（カラン®）の昔から現在に至るまで，脳の変性疾患には使用しな

い．理由はこれらの薬を使用しても，脳の変性は止まらないからである．特にアルツハイマー型認知症においては，現在発売されているいかなる認知症薬も脳組織における老人斑，神経原線維変化を改善しないことが判明している．いい換えれば現在のいかなる薬もアミロイドβタンパク，リン酸化タウタンパクと反応しないのである．

症状コントロールが困難なケースで，やむをえず抗コリン薬を使った場合でも，しばらく使用して症状改善がないことを確認すると，ほとんどの家族は，コリンエステラーゼ阻害薬は副作用も含めてていねいに説明すれば「使わなくていいですよ」といってくれる．その代わり，散歩に連れ出しケア，患者の自分史作成ケア，美術ケア，音楽ケアなどそれぞれの患者にあったオーダーメードのケアを行う．特に一番大切なのは，運動で汗をかくことである．運動が脳の萎縮を抑制する，というエビデンスも発表されている．

また脳の血流改善や脳の活性化など今後研究が期待される分野である．

3）治療可能な認知症

治療可能な認知症は，ウェルニッケ脳症，傍腫瘍辺縁系脳症，慢性硬膜下血腫，正常圧水頭症である．ウェルニッケ脳症と傍腫瘍辺縁系脳症は急速に進行し，慢性硬膜下血腫と正常圧小頭症はゆっくりと進行する．

- 急速型：急速に進行する認知症の鑑別には，病歴では偏食，アルコール依存症の有無のチェック，検査や画像診断では，ビタミンB_1の測定，胸部X線，胸部CTを行い原疾患の治療にあたる．
傍腫瘍性辺縁系脳炎については，胸部X線撮影，CTなどでがんを診断し，がんの治療を行う．がんの治療により認知症の症状は消失する．
- 緩徐型：月単位のゆっくりした発症進行をする認知症で，慢性硬膜下血腫が主である．いずれも頭部CTが診断治療のはじめである．

いずれも診断がつき次第治療を行う．

4）神経系の変性疾患

◼1 在宅医療でよくみる変性疾患

在宅医療でよくみる変性疾患はパーキンソン病，筋萎縮性側索硬化症（ALS），脊髄小脳変性症，筋ジストロフィである．

いずれの疾患も年単位の経過をみていく疾患である．

まず大事なことは，知らないことは「ごめん．それ知らないから調べてみるね」と患者にいえる信頼関係をつくり上げることである．筆者は外科医で神経内科は極端に弱いと自覚しているのでパソコンを常にもち歩き患者との話でわからないことがあったら，その場で調べることにしている．

そのうえで，できるだけ妥当な治療方針を患者や家族と一緒に練り上げることにしている．

ほとんどの場合，予想される近い将来像を話し，それについての心構えや，備えを説明するのが診察の大半を占めるが，少しは希望のもてるような話も同時に付け加えると患者の満足度は高まる．

例えば，ALSの患者には2015（平成27）年の7月からエダラボン（ラジカット®）が保険適用になっているが，よくみると重症度分類で2度までの患者には効果が期待できるようであるが，3～5度までの患者にはあまり効果が期待できないようである．これらのことをわかりやすく説明すると患者や家族の納得を得やすい．また，メコバラミンの週2回の筋注もよい効果が出ているなどと説明すると喜ばれる．場合によっては，アメリカ国立衛生研究所（National Institutes of Health：NIH）のフェーズ2ぐらいの情報は患者に説明するようにしている．

◼2 胃ろうについて

胃ろうは神経難病の患者では必ず解決しなければならない問題の1つで，嚥下障害のケアを真剣に考えたときにぶつかる問題である．在宅医療での基本的な考え方は，嚥下障害をもっ

ていても一障害者として生きる権利をもっているということである．生きる権利と，胃ろうをした後の在宅医療ではどのような人生が待っているのかを患者・家族とともに真剣に考えることが必要である．これらの判断を成功させるには，患者のバックグランドと家族背景を深く察知する必要がある．いずれの判断をしたとしても正解，不正解のないことは明らかである．

3 気管切開について

気管切開についても胃ろうと同様，呼吸機能の障害は障害の1つであるということを深く認識していれば間違った判断は起こらない．障害者の生きる権利を十分に考えたうえで，患者・家族とともに考えていくことが必要である．

在宅医に求められることは，呼吸障害が起こる少し前に必ず患者・家族と一緒に考える時間をもつことである．理由はいざ呼吸ができなくなって，救急外来で救命の立場から家族に判断を迫ると，ほぼ100％，気管切開を行ってしまうからである．

5）運動器疾患
1 骨折

在宅医療でよくみる運動器疾患は胸椎や腰椎の圧迫骨折と大腿骨の頸部骨折（転子部骨折）である．陳旧性でADLにあまり影響を与えないと判断できれば，骨粗鬆症の内服薬などで様子をみる．問題になるのは，在宅で療養している患者が転倒やベッドから落ちて急に動けなくなったときの対応である．

緊急で呼ばれ，診察に訪問するわけだが，できればポータブルX線を患者宅にもっていくことをすすめる．現在はほとんどデジタル化されてきているため，大まかに条件があえばよい写真が撮れ，患者や家族への説明が容易になる．

大腿骨骨折があり，強い痛みがある場合は，痛みの治療の点からも手術をすすめる．全身状態やそのほかのやむをえない状況により，手術のできない場合は，将来痛みのコントロールが難しくなることを十分に説明し保存的に経過をみる．

腰椎や胸椎に圧迫骨折が多発していて，しかもMRIで新鮮な椎体の圧迫骨折が認められる場合は，骨粗鬆症の治療も兼ねて副甲状腺ホルモン（parathyroid hormone：PTH）製剤の投与を行う．近年，週1回の皮下注製剤も開発されてきており，在宅医療には効果や副作用を診ていく点からも有用である．効果も期待できる治療であるが，吐き気やめまいといった副作用も強く，注意を要する．

慢性期の痛みに対しては基本的には非ステロイド性抗炎症薬（nonsteroidal anti-inflammatory drugs：NSAIDs）と湿布である．消炎剤の塗り薬や坐薬の処方も行うが例外的である．NSAIDsでの治療が効かない場合は神経因性疼痛もあるが，在宅医療ではプレガバリン（リリカ®）25 mg朝夕1錠ずつの服用でコントロール良好なものも多数みうけられる．

2 変形性関節症

変形性膝関節症も在宅医療でよくみる疾患の1つである．ヒアルロン酸の関節腔内注や炎症が強い場合などの膝関節穿刺なども在宅医療では技術の習熟を要する．

在宅医療では坐骨神経痛などの神経痛に対する神経ブロックも有用である．1％のリドカイン塩酸塩（キシロカイン®）を用いるが，副作用が起きた際の治療には慣れておく必要がある．

運動器疾患とがん性疼痛を含む神経痛では的確な診断ができれば，在宅での硬膜外ポートは奥の手として知っておく必要がある．ただし，硬膜外ポートの挿入は，感染の点から在宅医は決して手を出してはいけない．専門の病院に依頼するのがベストである．

また，痙縮のリハビリテーションに関しては訪問リハビリテーションを中心に行うが，患者によっては痙縮のため爪による手掌潰瘍のできるケースやX脚による着替えの困難なケースもあり，ボトックス®による治療も併せる必要がある．

❸ 脊髄損傷

脊髄損傷は，在宅医療で比較的多い疾患である．脊髄損傷の患者で最も重要なことは褥瘡をつくらないことである．また，拘縮予防で訪問リハビリテーションの導入も欠かせない．万が一褥瘡ができてしまった際は，有茎植皮も考えなければならない．理由は在宅医療では脊髄損傷患者の褥瘡は治りにくいためである．このため，近くに慢性期医療の病院で脊髄損傷患者の褥瘡ケアが得意な病院があれば，治療目的での入院も家族と相談する必要がある．

6）がんの緩和ケア

在宅でのがんの緩和ケアは理想的な診療環境である．住み慣れた空間があり，家族がいる場合は，診察のたびに家族とも話ができる環境がある．がんの患者の場合は，不安や痛みなどの身体的問題からはじまり，患者を取り巻く環境に至るまでさまざまな問題が診察のたびに出てくるが，在宅療養をしている患者や家族は多くの問題を，まずは自分たちで解決しようとする．自分たちで難しい場合は訪問看護師に相談し，医師に相談がくるのは最終的に解決が難しい問題であることが多い．

このため，医師は診察の前に医療ソーシャルワーカー（MSW）や訪問看護師とブリーフミーティングを行うのが望ましい．「何か変わったことあった？」この一言でよい．診察の前にあらかた情報収集が終わっていれば，患者のベッドサイドでは患者や家族に安心感をもってもらいやすくなる．安心感があると，余分な薬を使わなくとも，必要最低限の薬で患者の身体的なトラブルに対応できる．

がん性疼痛に対しても，NSAIDsだけでコントロールが可能になる．しかし，在宅では患者や家族の使いやすさから多くの場合，NSAIDsにあわせてフェンタニルのパッチ製剤が使われる．

また在宅医療では，レスキューに関しても必ず説明をしてくる．オキシコドンであればオキノーム，モルヒネ塩酸塩であればオプソ®，フェンタニルであればイーフェン®バッカルやアブストラル®といったものを必ず用意する．

先ほども述べたが，在宅医療では患者や家族が自分の病気を自分で何とかしようとするのである．スパイク痛に関してもきちんと説明をすれば驚くほど完璧に使いこなしている．

もちろん，自己調節鎮痛法タイプのポンプを使用する患者もいる．この際も，レスキューについての説明が診察のなかでは欠かせない．

また，患者や家族からセデーション（鎮静）の希望が出ることもある．その場合は，非常に難しい判断だが，およそ2週間以内に死亡が予測されるような場合には，患者や家族とよく相談し，カルテに診察のサマリーを記載し，軽いセデーションをかけることもある．しかし，セデーションの希望が出る患者は非常に稀である．筆者は，20年間の在宅医療で1回だけであった．多くの場合は，最期の瞬間まで家族との時間を大切にする決断を選んでいる．

❶ 身体的なトラブルを併発する場合
▶痰のからみ

身体的なトラブルを併発する代表は痰のからみである．もちろん呼吸不全には在宅酸素療法（HOT）がファーストチョイスだが，痰がごろごろからんで眠れない，息苦しそうにしていると，家族から連絡が入ることがよくある．

身体に傷をつけるのはあまり行いたくないことだが，この場合は，痰のからみが楽になるセルジンガーカテーテル法の説明は必ず行うようにする．本人や家族から同意が得られれば，カルテに記載し，同意書をもらい，直ちにセルジンガーカテーテル（ミニトラックⅡ）を挿入する．経験のある在宅医であれば数分で処置は終わり，かつ安全性の高い処置である．挿入後の患者のほっとした表情をみると毎回，筆者ら在宅医は救われた気持ちになる．在宅医にとってはセルジンガーカテーテル挿入術は必須の習得手技である．

▶腹水

腹水に関しては利尿薬や肝機能の保全を目的とした内服治療，点滴などがファーストチョイ

スであるが，難治性の場合，患者・家族と相談し，CARTを選択すべきである．注意点は腹水を濾過したのち再静注する際，熱発することがありステロイド点滴を併せて行う．在宅CARTの優れている点は腹水穿刺による身体のだるさがあまりみられない点である．記憶に残る患者にCARTを行った後「今日は快気祝いだ」といって風呂に入り家族と外食に行こうとした患者がいた．腹水で苦しがっていた状態から全く想像できなかったので驚きであった．

▶低栄養

末期状態になると，低栄養による飢餓感が強くなる患者がいる．なかには，のどの渇きを訴える患者もいる．通過障害などで食事が摂れない患者には，これらの飢餓感解消の目的で肘静脈より中心静脈栄養（total parenteral nutrition：TPN）を行う．ブラインドでの鎖骨下静脈からの手技は在宅医療ではあまりすすめられない．

同様の理由で，鎖骨下静脈のポート挿入もあまりすすめられないし，万が一これらの治療を選択する場合も近くの慢性期医療の病院に問いあわせ挿入すべきである．

▶骨痛

骨転移の痛みに関しては，NSAIDsを投与するが，患者のADLを考慮し，動ける場合や骨の痛みが1か所の場合は放射線の外照射を選択する場合もある．多くの在宅患者のADLを考えると骨転移の痛みにはメタストロン（塩化ストロンチウム^{89}Sr）の放射線治療を選択する．

これらの治療によっても痛みが緩和しない場合は慢性期医療の病院に依頼し硬膜外ポートの挿入を行う．筆者も1例だけ硬膜外ポートを選択したが痛みは完全に消失した．硬膜外ポートの欠点は薬液量が多く必要になることで，改良型のくも膜下ポートも難治性の骨転移の疼痛ケアには患者・家族には提案したいケアである．

▶イレウス症状

腸閉塞による腹部の圧迫感はモルヒネでのコントロールは困難である．みつけ次第，ガストログラフィン造影により閉塞部位を同定してストーマ造設を行う．ただし緩和ケア目的のためであり，基本的にはハルトマン術式（閉塞部位の口側にストーマを造設し閉塞そのものには手をつけない術式）を選択する．おおむね1時間ぐらいで終わる手技で，しかも局所麻酔でできるため，このようなトラブルには近くの慢性期医療の病院に相談する．

なお腸破裂や穿孔による汎発性腹膜炎だけは何としてでも避けることが最重要である．

7）小児の在宅医療

小児の在宅医療は小児の難病，小児がん，発達障害（染色体異常を含む），ファロー四徴症（tetralogy of Fallot：TOF）などの術後ケアに対する定期的な訪問診療と発熱などの際の臨時の対応である．手技的には気管切開の交換や人工呼吸器の調整などである．

最近は重度の発達障害のある人たちが高齢化するケースも増えており，小児の在宅医療のニーズも変わりつつある．いずれも家族が熱心なケースが多く，ある程度の手技や調整などは家族がほぼ完璧にこなしている．

在宅医の主な役割は患者や家族のサポートが中心である．例えば，クリスマス会や誕生会などの家族が過ごしたい時間のサポートであったり，ディズニーランド旅行などであったりする．いずれも楽しい時間であることが多く，在宅医にとってやりがいのあるケースが多い．

いずれのケースでも，近くのこども病院や子ども医療福祉センターなどの医師との連係を強くする必要がある．

Chapter 8 慢性期医療における終末期医療

中川 翼

1 人間は必ず死ぬもの

❶ 平均寿命と健康寿命

日本人の平均寿命（2014（平成26）年）は，男性80.50歳，女性86.83歳である（表8-1）．一方，日本人の健康寿命（2010（平成22）年）は，男性70.42歳，女性73.62歳となっており，平均寿命と健康寿命の差は，男性10.08歳（約10歳），女性13.21歳（約13歳）である．

つまり，男性は10年間，女性は13年間どのような健康状態で生きられるかということは，まさに大問題となる．

表8-1 平均余命の推移　　　　　　　　　　　　　　　　　　　　　　　　　（単位：年）

年次	男 0歳	男 20歳	男 40歳	男 65歳	男 90歳	女 0歳	女 20歳	女 40歳	女 65歳	女 90歳
1947（昭和22）	50.06	40.89	26.88	10.16	2.56	53.96	44.87	30.39	12.22	2.45
50（昭和25）〜52（27）	59.57	46.43	29.65	11.35	2.70	62.97	49.58	32.77	13.36	2.72
55（昭和30）	63.60	48.47	30.85	11.82	2.87	67.75	52.25	34.34	14.13	3.12
60（昭和35）	65.32	49.08	31.02	11.62	2.69	70.19	53.39	34.90	14.10	2.99
65（昭和40）	67.74	50.18	31.73	11.88	2.56	72.92	54.85	35.91	14.56	2.96
70（昭和45）	69.31	51.26	32.68	12.50	2.75	74.66	56.11	37.01	15.34	3.26
75（昭和50）	71.73	53.27	34.41	13.72	3.05	76.89	58.04	38.76	16.56	3.39
80（昭和55）	73.35	54.56	35.52	14.56	3.17	78.76	59.66	40.23	17.68	3.55
85（昭和60）	74.78	55.74	36.63	15.52	3.28	80.48	61.20	41.72	18.94	3.82
90（平成2）	75.92	56.77	37.58	16.22	3.51	81.90	62.54	43.00	20.03	4.18
95（平成7）	76.38	57.16	37.96	16.48	3.58	82.85	63.46	43.91	20.94	4.64
2000（平成12）	77.72	58.33	39.13	17.54	4.10	84.60	65.08	45.52	22.42	5.29
01（平成13）	78.07	58.64	39.43	17.78	4.19	84.93	65.39	45.82	22.68	5.41
02（平成14）	78.32	58.87	39.64	17.96	4.29	85.23	65.69	46.12	22.96	5.56
03（平成15）	78.36	58.89	39.67	18.02	4.26	85.33	65.79	46.22	23.04	5.57
04（平成16）	78.64	59.15	39.93	18.21	4.36	85.59	66.01	46.44	23.28	5.69
05（平成17）	78.56	59.08	39.86	18.13	4.15	85.52	65.93	46.38	23.19	5.53
06（平成18）	79.00	59.49	40.25	18.45	4.32	85.81	66.22	46.66	23.44	5.66
07（平成19）	79.19	59.66	40.40	18.56	4.40	85.99	66.39	46.82	23.59	5.72
08（平成20）	79.29	59.75	40.49	18.60	4.36	86.05	66.45	46.89	23.64	5.71
09（平成21）	79.59	60.04	40.78	18.88	4.48	86.44	66.81	47.25	23.97	5.86
10（平成22）	79.55	59.99	40.73	18.74	4.19	86.30	66.67	47.08	23.80	5.53
11（平成23）	79.44	59.93	40.69	18.69	4.14	85.90	66.35	46.84	23.66	5.46
12（平成24）	79.94	60.36	41.05	18.89	4.16	86.41	66.78	47.17	23.82	5.47
13（平成25）	80.21	60.61	41.29	19.08	4.26	86.61	66.94	47.32	23.97	5.53
14（平成26）	80.50	60.90	41.57	19.29	4.35	86.83	67.16	47.55	24.18	5.66

資料：平成12年まで及び平成17年，22年は厚生労働省大臣官房統計情報部「完全生命表」，それ以外は「簡易生命表」
（注）　昭和45年以前は沖縄県を除く値である．0歳の平均余命が「平均寿命」である．

出典：厚生労働省編．平成27年版厚生労働白書，2015．

2 死を迎える場所の年次推移

2010（平成22）年の死亡者数は119万人，2030（平成42）年の死亡者数は159万人と推計され，死亡者数が約40万人増加することが見込まれている（図8-1）．増加した40万人を，どの場所で看取るのかが大きな問題である．2010年時点では約80％の人が病院で亡くなっている．

病院以外の死亡場所別にみた年次別死亡者数百分率，つまり，介護老人保健施設，老人ホーム（養護老人ホーム，特別養護老人ホーム，軽費老人ホーム，有料老人ホーム），自宅での死亡者数の割合を比較してみた（2011（平成23）年人口動態調査）．

2000（平成12）年に介護保険が導入されたが，自宅での死亡は2004（平成16）年以降12～13％で，増加していない．老人ホーム，介護老人保健施設での死亡が増加している．病院以外で亡くなっている人は死亡者の約20％である（表8-2）．

3 死を迎える場所の特徴

❶ 自宅の場合

見守る家族は健常な人2名は必要．本人と家族の覚悟と楽観のほか，訪問診療医師，訪問看護師，ホームヘルパーとの密なかかわりと相互の連携が求められる．しかし，老老介護世帯や，単身高齢者世帯が多くなりつつあるなかで，このような理想的な家族環境がどれだけの人に保証されているかは，甚だ疑問である．

北海道慢性期医療協会シンポジウム（2013（平成25）年4月），テーマ「人生の終末期をどう支えるか～看取りの場所の多様化を考える～」で，矢崎一雄氏（札幌市，医療法人財団老蘇会静明館診療所所長）が，「訪問診療の立場から見た終末期」をテーマに話をされた．その概要は表8-3の通りである．

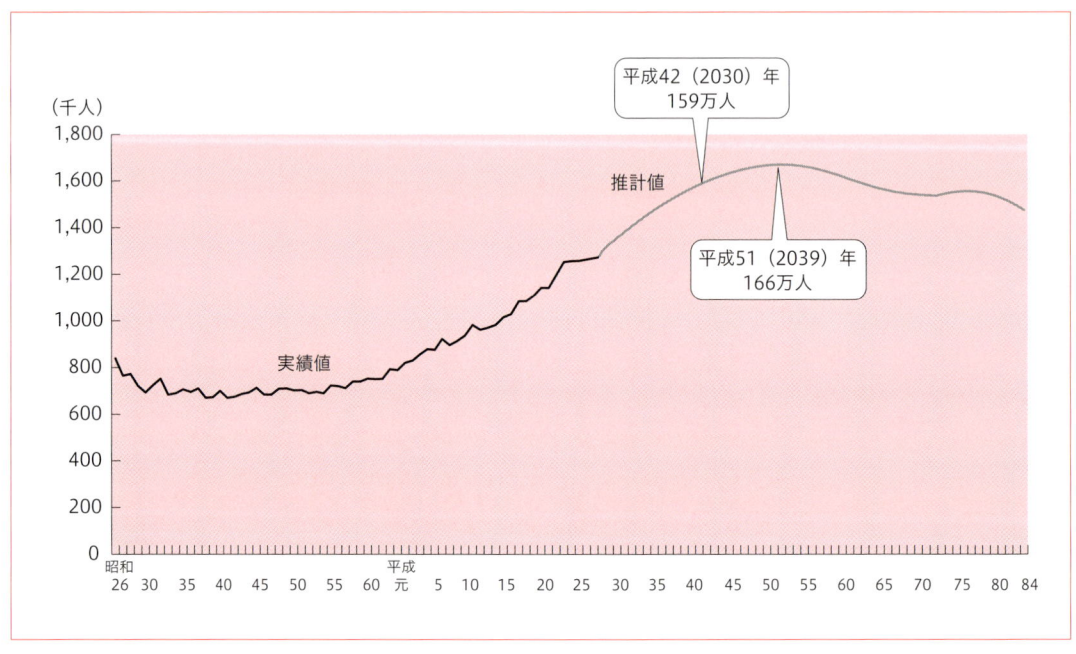

図8-1 死亡数の推移
資料：平成26年までは厚生労働省大臣官房統計情報部「人口動態統計」
　　　平成26年以降は社会保障・人口問題研究所「日本の将来推計人口（平成24年1月推計）」（出生中位・死亡中位）
（注）　平成26年は概数である．

出典：厚生労働省編．平成27年版厚生労働白書，2015．

表8-2　死亡の場所別にみた年次別死亡数百分率

	総数	施設内 総数	病院	診療所	介護老人保健施設	助産所	老人ホーム	施設外 総数	自宅	その他
2000	100	83.3	78.2	2.8	0.5	0	1.9	16.7	13.9	2.8
2001	100	83.8	78.4	2.8	0.6	—	2	16.2	13.5	2.7
2002	100	83.9	78.6	2.8	0.6	0	1.9	16.1	13.4	2.7
2003	100	84.2	78.9	2.7	0.6	0	1.9	15.8	13	2.8
2004	100	85	79.6	2.7	0.6	0	2.1	15	12.4	2.6
2005	100	85.2	79.8	2.6	0.7	0	2.1	14.8	12.2	2.5
2006	100	85.4	79.7	2.6	0.8	—	2.3	14.6	12.2	2.4
2007	100	85.3	79.4	2.6	0.8	0	2.5	14.7	12.3	2.4
2008	100	85	78.6	2.5	1	—	2.9	15	12.7	2.3
2009	100	85.2	78.4	2.4	1.1	0	3.2	14.8	12.4	2.4
2010	100	85.1	77.9	2.4	1.3	0	3.5	14.9	12.6	2.3
2011	100	84	76.2	2.3	1.5	0	4	16	12.5	3.5
2012	100	85	76.3	2.3	1.7	—	4.6	15	12.8	2.2
2013	100	85	75.6	2.2	1.9	—	5.3	15	12.9	2.2
2014	100	85.1	75.2	2.1	2	0	5.8	14.9	12.8	2.2

注：1994（平成6）年までは老人ホームでの死亡は，自宅又はその他に含まれる．

出典：平成26年（2014）人口動態統計．

表8-3　静明館診療所の概略

- 2001（平成13）年開設，医師3名
- 現在訪問診療を担当している患者：247名
- 開設以来の看取り：172名

〈在宅医療が可能になる条件〉
- 死亡時の年齢が高いほど，在宅看取りが多い
- 90歳以上の女性は在宅看取りが多い
- 在宅看取りに末期がんが多い
- 自宅では同居家族が多いほうが有利

これらのまとめは，納得できる内容が多い．

表8-4　月寒あさがおの郷の概略

- 2011（平成23）年開設，ユニット型特養，入所者数88名
- 入所者平均年齢：86歳，平均要介護3.52
- 施設で対応困難な場合は後方病院（定山渓病院）

〈定山渓病院の嘱託医師からみた特養から病院へ移る場合〉
- 栄養の補給をしたい．経鼻，胃ろう，中心静脈栄養等が必要と判断された場合
- 治療を要する疾患がある．例：肺炎，心不全，呼吸不全など
- 家族からの強い希望がある．例：延命治療？を含め医師に看取られたい．このままでは本人になんとなく後ろめたい

❷ 特別養護老人ホーム（特養）の場合

　入所者約100名に対して，例えば，1名は近くの開業医，もう1名は病院勤務医（後方病床の確保）など2名の嘱託医師が求められる．

　夜間は看護職が不在でオンコール体制である．なお，定められた研修を行えば，介護職（介護福祉士）の喀痰吸引が可能．

　第21回日本慢性期医療協会・東京大会（2013（平成25）年11月）におけるシンポジウム「これからの終末期医療～いつからそしてどこで～」で，今野民子氏（札幌市，社会福祉法人渓仁会介護老人福祉施設月寒あさがおの郷施設ケア部長）が「施設における看取りケア～生きることを支える～」をテーマに話をされた（表8-4～8-6）．

　いろいろと考えさせられる内容が含まれている．入所していて，肺炎などを起こさず，老衰的な終末期の場合は，特別養護老人ホーム（特養）での看取りが今後主流になっていくように思える．

表 8-5 特養あさがおの郷からの定山渓病院への入院状況（2011（平成 23）年 9 月〜2013（平成 25）年 9 月までの 2 年間）

- 入院患者数：20 名（延べ 24 件）

〈内訳〉
- ・特養に戻った：12 件
- ・当院に入院継続：3 件
- ・他院へ転院：3 件
- ・当院で死亡：6 件

表 8-6 特養で看取りケアとは（今野民子氏の発表から）

- 看取りの時期になったから，施設側から「ここでお願いします」ではなく，日常のケアの評価として利用者から「ここでお世話になりたい」ということになるのが望ましいと考える
- 看取り開始は，今までのケアをそのまま継続し，その人に寄り添ってケアをすることであると考える
- 家族とともにケアを行う，ゆっくり話を聞く，家族との思い出の軌跡をたどるなど，最後の時間を，本人，家族と共有できるようにかかわっている
- 看取り後 2 週間以内に，「偲びのカンファレンス」を家族とともに開いている

表 8-7 石飛幸三氏の講演から

- A 特養に 8 年前に勤務．済生会病院副院長からの異動．病院では本人は延命の権化（本人の弁）．78 歳
- 特養にきて，胃ろうの多いことに疑問をもった
- 入所者の平均年齢は 90 歳．認知症 9 割
- 老衰で亡くなっていく人に，胃ろうは必要か．老衰の終末期は平穏死で良いのではないかと提起された

表 8-8 定山渓病院の概要

- 1981 年開設．その後 2 回の増築
- 許可病床数：386 床（(8 個病棟）医療療養：245 床，特殊疾患：141 床)
- 主要疾患：脳血管障害，神経難病，がん疾患，認知症等
- 常勤医師：13 名，常勤歯科医師：1 名
- リハビリテーション療法士：67 名（PT：23，OT：30，ST：14）
- 地域連携室（MSW）：7 名等

現在は特養でも終末期ケアの経験が増え，当院への転院は減少している．特養に戻された件数は約半数であり，妥当な件数でなかろうか．

全国老人福祉施設協議会（2014（平成 26）年 1 月，札幌市）主催で開かれた，石飛幸三氏講演（テーマ「平穏死のすすめ〜高齢者医療と介護の今〜」）の講演概略を**表 8-7**に示す．

筆者も石飛氏の考えに，全く賛成である．当院での考え方と同じである．また，近年は胃ろうを希望しない家族が増加しているようである．

4 病院での死──優れている点と劣っている点

病院の優れている点は，家族の介護負担が圧倒的に少ない，安心感がある，全体的に職員が多く，かつ多職種の職員がいる，リハビリテーション機能が高いなどである．

一方，劣っている点は，馴染みの環境ではなく，自由度が低い，本人・家族の意思，意向をどこまで尊重してくれるのか，非常に心配である，ナースステーションから病室を観察しにくい構造もあるなどである．

5 定山渓病院における「終末期医療」の取り組み

❶ 役職者研修の開始

定山渓病院（**表 8-8**）では，医師と看護師長の間で「終末期ケア」の考え方が違わないだろうかという問題意識のもと，院長，副院長，看護部長以下約 20 名の看護師長，主任が集まる役職者研修が開始された．

定山渓病院における終末期医療の夜明けともいえる取り組みであり，1997（平成 9）年 4 月〜1999（平成 11）年 3 月までの 2 年間月に 1 回，亡くなった患者の反省，学びの語り合いが行われた．看護職から医師に対する注文が多く生まれ，定山渓病院におけるチームでの「終末期医療」の取り組みのスタートとなった．

その後，次第に各病棟でも開催してほしいという雰囲気が生まれ，各病棟でのターミナ

ル（終末期）ケアカンファレンスと死亡後カンファレンスの開催につながった（1999（平成9）年4月から現在も継続中）．

それぞれの開催のタイミングは終末期に近づいていると考えられたときにターミナル（終末期）ケアカンファレンスを実施し，亡くなったあと2週間以内に死亡後カンファレンスを行う．

出席者は，担当医師，看護師長，看護職，介護職，リハ療法士（理学療法士（PT），作業療法士（OT），言語聴覚士（ST）），管理栄養士，地域連携室（医療ソーシャルワーカー（MSW）），筆者（院長）である．

職員は忙しいので，11：00と11：20の2つの枠を設け，15分程度．院長は99％出席し，筆者の学びと，多少の助言を行っている．

その成果は次の通りである．
- 終末期の患者の状態を多職種で共有できるようになった．
- 特に，リハビリテーション療法士には，終末期リハへの取り組みに結びつき，療法士も活性化している．
- 病院の方針が多職種で共有されているので，本人，家族が終末期も安心して療養できる．
- 終末期は可能な限り，個室で対応している．

❷ 当院で亡くなった患者の数（年度別）

当院で亡くなった患者の数は年々増加し，2007（平成19）年度は52名であったが，2014（平成26）年度は106名とほぼ倍増している．当院の入院患者の平均年齢が73歳ということを考えれば，少なくない人数である．

❸ 亡くなられた方でターミナルケアカンファレンスが実施された割合

1999（平成11）〜2014（平成26）年度までの16年間でみると，実施割合が50〜60％の年度が多い．高齢者，神経難病の患者は突然亡くなることも少なくないので，この割合は妥当な数字と思われる．

❹ 死亡後カンファレンスの実施状況

1999（平成11）〜2014（平成26）年度までの16年間でみると，当初は90％台あったが，2005（平成17）年度以降は，100％の実施である．この数字は誇りにできることと思っている．

6 終末期の意思表示はいつ，どのように？

❶ 終末期意思確認用紙の使用をはじめた契機

定山渓病院では医師と看護職を中心に，本人（家族）への病状説明や話し合いを適時行い，ターミナル（終末期）ケアカンファレンスでも多くの職員と情報，方針の共有を図ってきた．

終末期意思確認用紙の導入は，2004（平成16）年9月の定山渓病院・病院祭で家族（50歳代，女性）に，「この病院に入院している患者の家族として，これ以上延命を望まない場合，それを用紙に記しておくことはできないのだろうか」と言われたことがきっかけである．

これを受け，当時の看護部長と急遽，終末期意思確認用紙を作成した．経鼻（胃ろう）栄養，中心静脈栄養，点滴，人工呼吸器装着，心肺蘇生のうち希望しないものに○印をつけてもらう，という方法であった．

その後，2009（平成21）年に見直しを行い，前文をつける（それには，強制的でないこと，いつでも変更が可能なこと，十分に話し合ったうえでの再確認といえるものであることを記した）とともに，ある師長からの強い希望により，回答には「希望する」「希望しない」の他に「病院に一任」を入れた．また，家族の署名人数は何人でも可とした．

図8-2 終末期意思確認用紙

❷ 用紙への記入実績

2009（平成21）年に見直すまでの終末期意思確認用紙は，2004（平成16）年10月からの4年6か月で延べ106名の記入があり，ほとんどが家族によるものであった．月平均1.96名の記入であった．

新しい終末期意思確認用紙（図8-2）は，2009（平成21）年4月〜2015（平成27）年3月末までの6年間で，延べ255名の記入があった．この間月平均3.54名となり，以前の終末期意思確認用紙に比べ1.8倍の増加であった．増加の理由は，前文を入れたこと，病院に一任を入れたこと，複数の家族の署名欄をつくったことなどが関係しているように思えた．ただし，本人の意思表示（自著）は10名に満たない．

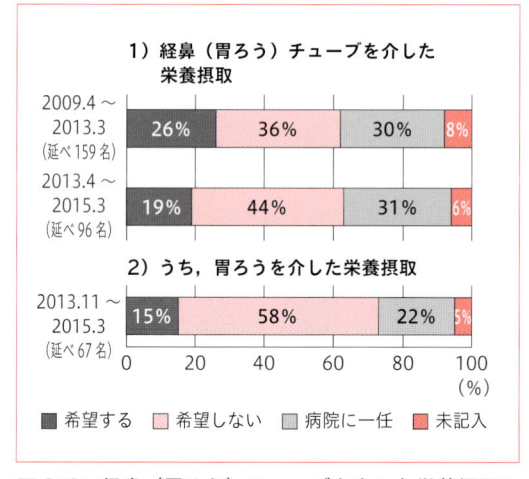

図8-3 経鼻（胃ろう）チューブを介した栄養摂取の希望の変化

❸ 新用紙へ記入された内容の分析

1）経鼻（胃ろう）チューブを介した栄養摂取（図8-3）

「病院に一任」が少なくない．十分に説明した後の家族の回答であるので，「話は十分わか

りました．後は病院にお任せします」という信頼の証と理解している．この2年間は「希望しない」が増加している．また，2013（平成25）年11月から胃ろうと経鼻チューブ栄養とを分けて設問をつくっているが，「胃ろうを希望しない」と明確にしている人が増加している．

点滴はこの2年間，「希望する」が増加している．緩和ケアを希望しても点滴くらいはしてほしい，という意思表示ととらえている．

中心静脈栄養を希望する人は約35％と，この2年間同様であるが，「病院に一任」から「希望しない」と明確に意思表示している人が8％から27％とこの2年間で増加している．

気管へ挿入したチューブを介した人工呼吸は70％以上が希望していない．また，20％が「病院に一任」であり，積極的に「希望する」人はほとんどいない．この2年間でも同様である．心肺蘇生も「希望する」人はほとんどいない．

❹ 尊厳死協会と定山渓病院の意思確認の違い

尊厳死協会の場合は，本人が元気なうちに「尊厳死の宣言書」に自著するのに対し，定山渓病院の場合は，処置別に意思を確認，比較的終末期に近づいてからの提出，ほとんどが家族の署名，「尊厳死の宣言書」持参の人にはそのように対応，当院の用紙提出の有無にかかわらず，病院全体としてホスピスマインド（緩和，癒しの心）で対応といった特徴をもっている．

7 人生の最終段階における医療に関する意識調査集計結果の概要

厚生労働省では，わが国の人生の最終段階における医療のあり方を考えるための基礎資料を得ることを目的に，一般国民及び医療・介護従事者の人生の最終段階における医療に対する意識やその変化を把握する意識調査を実施しており，2014（平成26）年3月に「人生の最終段階における医療に関する意識調査」報告書が公表された．その概要は次のとおりである．

- 事前指示書をあらかじめ作成しておくことについては，一般国民，医師，看護師，施設介護職員すべてで7～8割が賛成している．
- ところが事前指示書の作成状況は，きわめて低く3～5％程度である．さらに，事前指示書に従った治療を行うことを法律で定めることの賛否では，一般国民の5割以上が法制化に消極的である．これは医療福祉従事者はさらに高く，なかでも医師は7割以上が消極的である．
- 「法律で定めてほしい」の賛否を経年的にみてみると，賛成は今回特に急激に減少している（図8-4）．
- その理由については，事前指示書（リビングウィル）に対する認識がこの5年間でかなり広がった，一般国民（患者と家族）と，医師などの医療従事者の話し合いが以前より行われるようになり，十分に話し合えば，法制化は不要であるとの考えが広がった，法制化することにより，現在，患者・家族と，医師，看護師，施設介護職員間でスムーズに行われている意思疎通がかえって窮屈になる，との考えが広がった，などが考えられる．
- 人生の最終段階における医療については，「終末期医療の決定プロセスのあり方に関する検討会（2007（平成19）年5月，厚生労働省）」で示されたガイドラインに沿うのが現実的でなかろうか．つまり，本人の意思（意思表示ができないときには家族の意思）を基に，本人（家族）は医師と十分に話し合い，その本人にとって最善の治療方針を選択する，という方法である．

8 記録からみる終末期医療

筆者の定山渓病院院長在任20年の集大成ともいえる冊子が「定山渓病院における終末期医療～100の事例から学ぶ～」である．

「定めてほしい」の比率（％）

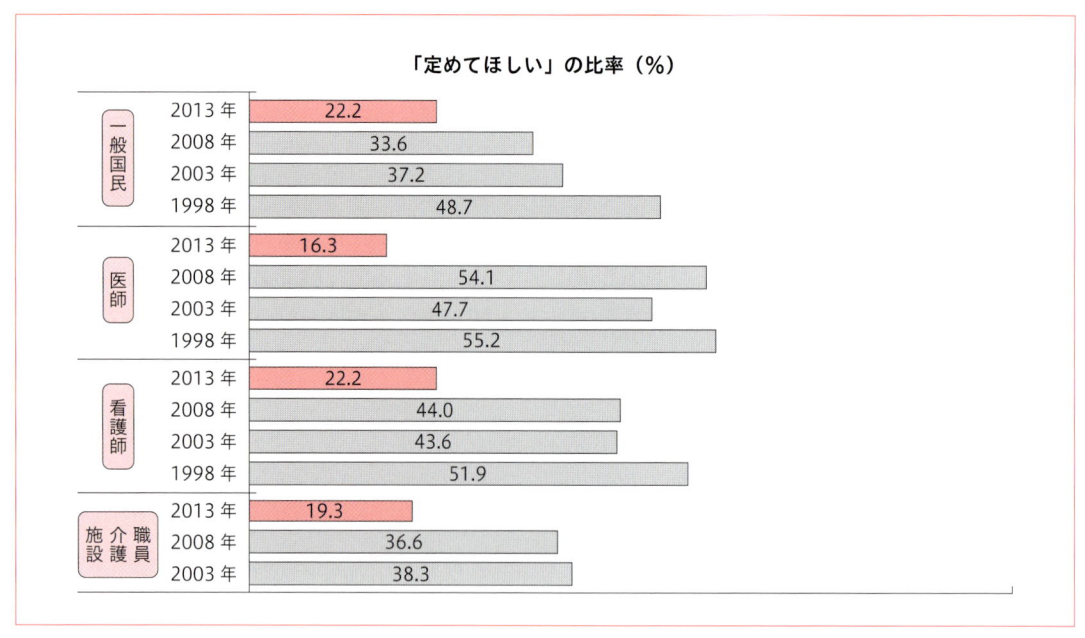

	年	割合
一般国民	2013年	22.2
一般国民	2008年	33.6
一般国民	2003年	37.2
一般国民	1998年	48.7
医師	2013年	16.3
医師	2008年	54.1
医師	2003年	47.7
医師	1998年	55.2
看護師	2013年	22.2
看護師	2008年	44.0
看護師	2003年	43.6
看護師	1998年	51.9
介護施設職員	2013年	19.3
介護施設職員	2008年	36.6
介護施設職員	2003年	38.3

図8-4 リビングウィル（事前指示書）に従った治療を行うことを法律で定めることの賛否
リビングウィルという考え方に賛成者の回答：1998年，2003年，2008年
全対象者の回答：2013年（「事前指示書」賛成と回答した者の集計でも同様）

資料：厚生労働省資料2013年度より作成．

❶ 作成の目的
（「発刊に当たって」より抜粋）

私は定山渓病院赴任当時（注：1995（平成7）年4月）から，人生の最期を迎えた際には，個人の希望が認められるのが自然な姿であると想っていた．
- その想いを，定山渓病院の職員とともに時間をかけて共有するように努め今日に至っている．
- 本冊子発刊の主な目的は，できるだけ多くの事例を，ていねい，かつ簡潔に整理し，私たちと患者・家族の人生の最終章でのさまざまな想いを記し，今後の学びとすることである．
- 今や，病院での看取りは，できるだけ在宅や介護施設での看取りにシフトしていこうという流れがつくられようとしている．
- このような時期に，これまでの病院での看取りを振り返り，優れている点と劣っている点を，事例を通してつまびらかにしていく必要性を感じるようになった．

表8-9 事例の主病名別分類

- 神経難病：27
- 脳血管障害：12
- 認知症：9
- 蘇生後脳症など：3
- 循環器系疾患：3
- その他：5
- がん疾患：22
- 老衰：10
- 慢性呼吸不全：5
- 頭部外傷：2
- 骨折：2

以上が，本冊子（A4判，全136ページ）を作成する契機になった．
取り上げた100の事例の主病名別分類は**表8-9**の通りである．

❷ 事例紹介

1）事例1──入院前に書かれた，自筆の終末期意思確認書があった例

- 80歳代，男性
- 病名：①脳梗塞，②胃がん
- 入院期間：20日間
- 流れ：終末期意思確認書は当院の用紙ではなかったが，自筆の意思確認書あり（入院1

年1か月前作成）→入院→死亡→死亡後カンファレンス（死亡10日後）．ターミナルケアカンファレンスはなし．
- 経過：①入院11か月前，胃がんにて胃3分の2を切除．②入院10か月前，脳梗塞発症．③当院入院時，気管切開，経鼻経管栄養．④誤嚥性肺炎のため，まもなく中心静脈栄養に変更．
- 本人が自筆で記した終末期意思確認書（胃がん手術前）

> 担当医師様
> 私事容態が悪化，延命の見込みがないと思われた時点で，一切の治療を中止され，安らかに死を迎えられるよう，ご配慮お願いいたします．
> 　　　　　　　　○○ ○○○○（本人署名）

- その後の経過：一進一退の状態後，急変して永眠．
- 死亡後カンファレンス：①本人の意思表示の手紙があり，家族からも「本人の意思を大切にしたい」と言われた．②妻の面会は毎日あり，また，息子，遠方の娘の面会があった．③入院時から，著しくやせていたため，骨突出が強く，褥瘡の予防に努めた．④本人の意思に添ったケアができたと思われる．

2）事例2——入院前に書かれた，尊厳死の宣言書の文章があった例

- 90歳代，女性
- 病名：①アルツハイマー型認知症，②老衰
- 入院期間：1年10か月（初回～），1年4か月（2回目～）
- 流れ：尊厳死の宣言書の文章を自筆で書いた意思表示あり（2回目入院3年6か月前）→2回目入院→終末期意思確認書（2回目入院1年3日後）→死亡→死亡後カンファレンス（死亡8日後）
- 経過：①認知機能低下にてアルツハイマー型認知症の診断．②初回入院時，車いす乗車可能．③入院中，妄言，不穏等で一時精神科の病院で加療を受け当院に再入院．④家族に面談した際に，本人自筆の意思表示書提出．
- 本人の意思表示：尊厳死の宣言書（尊厳死協会の文書に従ったものを一部記す）

> 前文省略：①私の傷病が現在の医学では不治の状態であり，既に死期が迫っていると診断された場合には，徒に死期を引き延ばすための延命措置は一切お断りいたします．以下略．②，③略．

- 終末期の意思確認書：①経鼻（胃ろう）を介した栄養摂取：希望しない．②中心静脈からの点滴（栄養）：病院に一任．③点滴：希望する．④人工呼吸器装着：希望しない．⑤心肺蘇生：病院に一任．
  なお，家族2名の署名があった．
- ターミナル（終末期）ケアカンファレンス：このカンファレンス前に，担当医師が家族と確認しあったことを職員間で共有した．①経口摂取が減少しており，主に脱水の補正目的で点滴．②本人の意思を尊重して積極的な延命治療は避ける．③ただし，苦痛が生じた場合には適宜対応する．
- その後の経過：眠るように永眠．
- 死亡後カンファレンス：①本人から「尊厳死の宣言書」と，家族から「終末期の希望」があった．②点滴と経鼻チューブから少量の水分補給を行った．③しかし，最期は義歯が合わないくらいやせてしまった．④「意思表示」と，それに対応していく看護職の苦悩が表出されていた．

3）事例3——抑制（身体拘束）を除去し，穏やかな表情になった例

- 80歳代，男性
- 病名：脳挫傷（頭部外傷）
- 入院期間：2か月
- 流れ：ターミナル（終末期）ケアカンファレンス（入院1か月後）→死亡→死亡後カンファ

レンス（死亡17日後）
- 終末期意思確認書：なし．しかし，家族とは十分な意思疎通があった．
- 経過：①自転車乗車中，転倒し頭部を激しく打った．②急性期病院で手術治療後，他院へ転院したが，暴言など不穏状態で，つなぎ服着用，ベッドに固定されていた．経鼻経管栄養．③家族が抑制のない病院を希望し，当院に入院．入院後は抑制なしにケアできた．④栄養の中心は，中心静脈栄養とした．
- ターミナル（終末期）ケアカンファレンス：①娘は他院の介護職をしている．抑制しないことで迷惑をかけていないか気にしているが，心配ないと説明した．②当院入院後は介護職への乱暴はない．抑制は必要がないと判断し，見守り，ケアした．他院では暴言などの不穏状態で抑制，それが本人の不穏を生むという，悪循環を形成していたと考えられた．③自分で体位変換ができず，また，仙骨部に骨突出があり，褥瘡の予防に努めた．④経口摂取は少量であったが，誤嚥性肺炎もあり，胃ろう造設は困難と考えられた．⑤発熱が落ち着いたら，車いすの利用を試みる．
- その後の経過：小康を得ていたが，急変し永眠．
- 死亡後カンファレンス：①娘は週2〜3回面会にきていたが，「この病院にきてから父も穏やかな表情になった．安心した」と話していた．②「抑制しないこと」が家族（娘）の強い希望であり，当院入院後，患者の表情や，言葉遣いが穏やかになったことは，家族にとって安心感につながったと考えられた．③車いすの利用が家族の希望であった．発熱を繰り返していたため，その希望が適わなかったことは悔いが残った．

4）事例4 ── 近くの特養から肺炎で入院し，23日後永眠した例

- 90歳代，女性
- 病名：①老衰，②肺炎
- 入院期間：23日
- ＊流れ：→死亡→死亡後カンファレンス（死亡15日後）
- 終末期意思確認用紙：なし．
- ターミナルケアカンファレンス：なし．
- 経過：①近くの特別養護老人ホームに入所していた．②微熱，喘鳴，咳がからみ，X線検査で肺炎の診断で当院に入院．③点滴，抗生物質で治療し，かなり改善したが，深夜呼吸停止し永眠．
- 死亡後カンファレンス：①入院時，90歳代半ばと思えないぐらい矍鑠（かくしゃく）．②担当医師から，肺炎が長引いていることから，施設に戻るのは困難のようだとの説明後，息子夫婦が毎日来院，昼食の介助．③他界する日の夕食も経口摂取し，会話もしていた．④終末期意思確認書の提出や，ターミナルケアカンファレンスを予定する時期に急変し永眠．高齢の患者は早めの準備が必要なことを学んだ．

9　おわりに

　亡くなる場所は多様化しているが，病院の役割は，在宅や介護施設などとの連携，その支援を含めて，今後も引き続き大きいと考えている．「人生の終末期をどのように支えるか」という課題に対して，医師，看護職，介護職を中心に，病院職員が一体となって取り組むことが大切であることを強調したい．

▶参考文献
1) 中川翼，他：当院における「終末期医療」〜100の事例から学ぶ〜，2013.
2) 中川翼：特集　第22回日本慢性期医療学会（後編）パネルデスカッション「Living Willは何故普及しないのか？在宅死を増やせないのか？〜高齢者ケアの意思決定プロセスガイドライン〜」．日本慢性期医療協会誌，98：24-29, 2015.

Chapter 9 慢性期医療における緩和ケアの実際

高世秀仁

1 はじめに

わが国は2030（平成42）年には死亡者数は160万人を超えると予測されており，超高齢社会を迎えることから多死社会ともいわれるようになる．高齢化により，重篤な疾患や障害を抱えた生活を余儀なくされる人が増加し，慢性期医療のニーズは今後ますます高くなると考えられる．

重篤な疾患や障害を抱えて生きる人々は，さまざまな苦痛を抱えて日々暮すこととなる．このような病や障害により苦しむ人や家族に対して支援することが緩和ケアである．したがって，超高齢社会においては緩和ケアへのニーズは高まっていくものと考えられる．

今回はこのような背景を踏まえて，①緩和ケアでは何を行っているか，②慢性期医療とは何か，③慢性期医療と緩和ケアの類似点，④慢性期医療における緩和ケアの実践に際しての問題点，⑤慢性期医療における緩和ケア，について述べる．

2 緩和ケアでは何を行っているのか

WHO（世界保健機関）は緩和ケアを「生命を脅かす病に関連する問題に直面している患者と家族の痛み，その他身体的，心理社会的，スピリチュアルな問題を早期に同定し，適切に評価と対応することを通して，苦痛を予防したり，緩和したりすることにより，患者と家族のQOLを改善する取り組みである」と定義している[1]．この定義からわかるように緩和ケアは「がん」に対する「終末期」のみに対するケアということではない．日本は「がん」と「エイズ」だけが医療保険上の適用疾患になっているが，アメリカでは緩和ケアプログラムの半数は非がん疾患になっている[2]．また近年，早期から緩和ケアを提供することの有効性が報告されており[3]，緩和ケアは「終末期」のみに必要なケアではない．

以下に緩和ケアについて述べる．

❶ 緩和ケアの対象となる「苦痛」は「全人的苦痛」である

緩和ケアの対象となる苦痛は疼痛，吐き気などの身体的な苦痛だけではない．身体的な苦痛のほかに社会的な苦痛，精神的な苦痛，スピリチュアルな苦痛といった「苦痛」を対象とする．それらを「全人的苦痛」として考える．身体的な苦痛は，病気の症状の苦痛，治療の副作用による症状，日常生活の支障などである．社会的な苦痛は家庭内の問題や仕事上の問題，経済上の問題などである．精神的な苦痛は，不安，孤独感，うつ状態，怒り，いらだちである．スピリチュアルな苦痛は，人としての尊厳が守られない苦痛，人生の意味への問い，死の恐怖，死生観に対する悩みなどである．全人的苦痛に対処するために，身体的ケア，社会的ケア，精神的ケア，スピリチュアルケアを行う．これらの苦痛は互いに影響しており，個々に対応すると同時に全体をみ渡して支援，ケアを行わなければならない（図9-1）．

❷ 死を認める

緩和ケアは終末期ケアではないと述べたが，

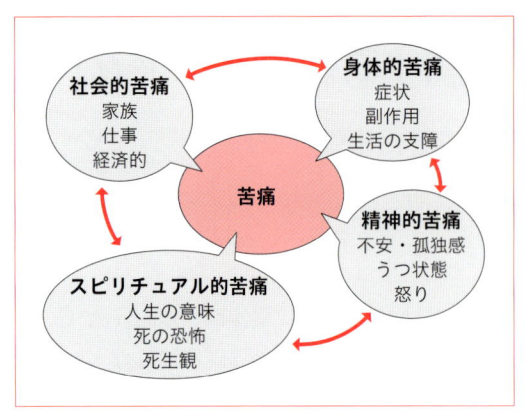

図9-1 全人的苦痛（トータルペイン）
身体的，精神的，社会的，スピリチュアル的苦痛として，人を全体的に捉える．

終末期ケアは緩和ケアにおける重要なケアの1つである．死にゆく過程を大切にして，人生の集大成をまとめることができるように支援する．「死」とは治療の失敗の先にあるものではなく，当たり前の毎日の生活の先に訪れる生命の1つの現象と捉えることが大切である．生に固執して過剰な延命治療に終始しないようにする．家族や友人，大切な人たちとの別れに向きあえるように支援することも大切にする．

❸ 家族ケアが重要である

家族は，大切な人が病気になりともに苦しんでいる存在であり，私たちは家族自身の苦しみに寄り添う必要がある．療養の先に死別が待ち受けており，家族はこれから大切な人との別れ，喪失と向きあわなければならない．また，家族を支えることは間接的に本人にもよい影響を与えることができる．緩和ケアでは，家族へのサポート，ケアが重要である．

❹ 死別後も念頭に置き支援する ──悲嘆ケア・グリーフケア

悲嘆とは，死別やそのほかの重大な喪失に際して起こる心身の自然な反応である．つらい死別の経験から立ち直り，新しい生活を再び取り戻すプロセスである．また，本人の生存中から死別を予期して現れる悲嘆の反応を予期悲嘆という．グリーフケアは家族や遺族に対する悲嘆に対するケアで，悲嘆から回復のプロセスを支援することになる．

❺ チームワークが必要である

緩和ケアの対象者は，身体的な苦痛のみならず，「身体的，精神的，社会的，スピリチュアルな苦痛」の全人的苦痛を抱え支援を必要としている人々である．その支援は医療者だけでは解決できない．介護職員，ケアマネジャー，リハビリテーションスタッフ，ソーシャルワーカー，宗教者，行政の担当者をはじめとする多職種が協働して支援しなければならない．そのためには，互いが対象者の意思を尊重しつつ，関係者の考え方を確認しあい，同じ方向を向いて継続した支援を行う必要がある．また，上記のような公的な関係者のみではなく，対象者にとって重要な存在である友人や近所の知人，ボランティアとの協働も大切である．

❻ スピリチュアルケアは毎日の 生活の支援である

スピリチュアルな苦痛は，人としての尊厳が守られない苦痛である．スピリチュアルな苦痛に対するスピリチュアルケアは，人としての尊厳を守るケアであり「その人らしい」生活を支えるケアでもある．病気になっても，障害を抱えても，死が近くても，生活者としての人を支援する必要がある．希望を確認し「その人らしい」本人の望む生活が送れるように支援する．食べること，寝ること，排泄すること，入浴すること，移動することなどの日常生活の支援が，その人のQOLを高めることにつながる．また，友人と笑う，ペットと触れあう，好きな音楽を聞く，レクリエーションに参加する，孫の運動会に行くなど，アクティビティに参加し楽しむこと，その人にとって生きがいとなっていることを支援することも「その人らしい」人

生を豊かにするものである．

3 慢性期医療とは何か

慢性期医療とは「高度急性期病院で受けた治療後の患者の治療を継続して行い，その疾病は治療によって障害された身体環境の悪化に対する治療を総合的に疾病以前の状態に回復させ，患者が介護保険施設や在宅療養に移行するまでに QOL を回復し，病状の悪化を防ぐ機能を含め，非常に広範囲な医療」である[4]．すなわち慢性期医療は「治癒」を目指すだけではなく「回復」や「予防」を目指し長期間のかかわりが必要な多職種によるチームケアである．

慢性期療養病床の入院患者の平均年齢は 84.2 歳，入院患者の主な基礎疾患は，脳血管疾患 37.4％，神経難病 8.7％，認知症 7.7％，悪性腫瘍 3.1％，要介護度は平均 4.42 と報告され[5,6]，非がん疾患の高齢者が多い．慢性期療養病床では基礎疾患が進行して終末期となり，そのまま院内で死を迎える症例は 26.9％と報告されている[4]．そのため，慢性期医療では「終末期」「看取り」の医療も非常に重要となる．

4 慢性期医療と緩和ケアの類似点

以上，慢性期医療の現状を述べたが，実際の現場においては，どのようなケアをしているのであろうか．

慢性期医療で対象となるのは，脳血管疾患の後遺症や肺炎，認知症の医療的な治療や身体的ケアばかりではない．長期間の闘病生活に疲れた家族のサポートを中心とした社会的ケア，高齢者や器質的脳疾患の患者のせん妄やうつ病に対する精神的ケア，「その人らしい」生活を過ごしてもらうために食事介助や清潔，リハビリテーションやレクリエーションなどの生活支援が行われている．そして死を迎えるときには終末期ケアが行われる．これは，前述した緩和ケアが目指している身体的ケア，社会的ケア，精神的ケア，スピリチュアルケアと同じことである．スピリチュアルケアは人間の尊厳を守るケアと述べたが，慢性期医療で行っている「その人らしい」生活のケアはその人の尊厳を守るケアにほかならない．慢性期医療で行われているケアは緩和ケアと類似しているのである．したがって，慢性期医療の緩和ケアの実践では，緩和ケアをするために何か新しいことをすることではなく，今行っているケアを十分に深めていくといえる．

5 慢性期医療における緩和ケアの実践に際しての問題点

これまでの緩和ケアは「がん」を中心に発達してきた背景があり，がんを対象とする緩和ケアをそのまま慢性期医療の現場に取り入れるのではなく，慢性期医療に適した形でケアをつくり上げる必要がある．以下にその留意点を述べる．

❶ 各疾患における終末期の軌跡の違い

慢性疾患の終末期の軌跡は 3 種類に分けられる．①がんの終末期，②心不全，呼吸器不全など内臓疾患による臓器不全の終末期，③認知症や神経難病や老衰による終末期である[7]（図 9-2）．

がんの終末期の軌跡は，身体状態が高く安定した経過をたどることが多い．治療が終了しても，身体状態は良好である．しかし，最期は急速に身体機能が低下し 1〜2 か月で死を迎える．

心不全，呼吸器不全などの臓器不全による終末期は，急な身体状態の低下と治療による身体状態の回復を繰り返し，長期的に身体状態が徐々に低下していく．予測が困難であるために介護生活の見通しが立たないこと，急変への不安が強くなる．

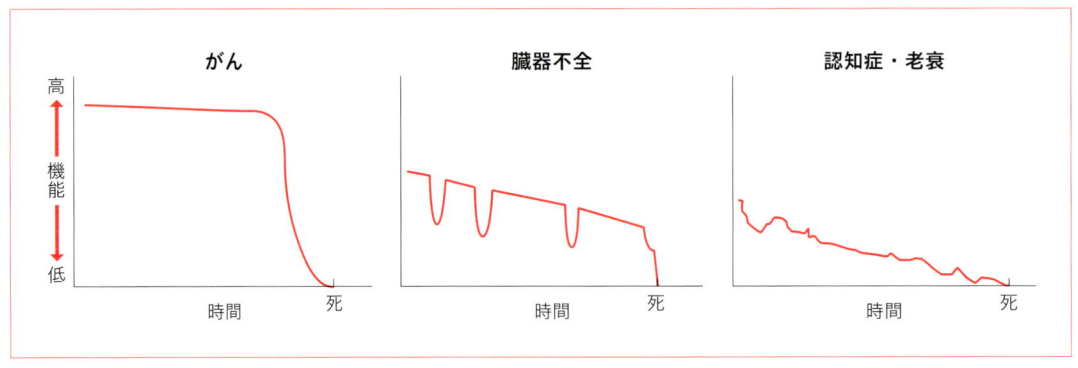

図9-2 終末期の臨床経過
がんは全身の機能は保たれ，死亡2か月前から急速に低下する．心不全などの臓器不全では，急変を繰り返し徐々に全身の機能が低下する．認知症などは，全身の機能が低下した状態が長期間になる．ゆっくりと機能が低下していく．

　認知症や老衰の軌跡の終末期は，身体状態の低下した状態が長期間に及ぶことが特徴である．身体機能が低下して要介護度が高い状態で年単位の療養生活になる可能性がある．身体状態の変化が緩徐なために予後予測は困難である．また，コミュニケーション障害を伴うことが多く，本人の意思確認などが困難になる．

　慢性期医療の現場で多い疾患である「臓器不全」「認知症・老衰」の非がん疾患は長い介護生活が特徴になる．

❷ 予後予測が困難であること

　がんの臨床経過は，ある時点から身体機能が低下しはじめると終末期の期間が約1～2か月間となる．いつから急な変化になるのかは予測が困難である．

　臓器不全や認知症などの非がん疾患は，終末期の軌跡が緩徐，急変と回復を繰り返すなど予後の予測が困難になる．予後予測が難しいためDNAR（do not attempt resuscitation，心肺停止時に蘇生処置を行わない）の判断が難しくなる．

❸ 原因疾患の治療が緩和につながる

　がんでは治療による副作用のため苦痛を増強させてしまうことが多いが，非がん疾患では原因疾患の治療が症状コントロールに効果的である．がんは終末期になると治療の割合が少なく緩和ケアの割合が多くなり治療は終了する．非がん疾患では治療が症状緩和になるために，原因疾患の治療を継続して行う．そのために延命治療中止の時期を判断することが困難である（図9-3）．

❹ 終末期の症状が異なる

　疾患ごとに終末期の症状が異なることが知られている．がんの症状は「疼痛」が多いが，慢性心不全の終末期は「呼吸困難」「浮腫」「疼痛」「抑うつ」などである．呼吸不全は「呼吸困難」「倦怠感」，慢性腎不全は「倦怠感」「嘔気」などである．認知症は「嚥下困難」「肺炎」「褥瘡・拘縮」などである．このように疾患ごとに症状が異なり対応が異なってくる．がん以外の疾患の終末期は「呼吸困難」「嚥下障害」「発熱」が多いという特徴がある．

❺ 意思確認が困難になる

　認知症や神経難病は早期からコミュニケーション障害や意識障害が起こる場合があり，本人の症状の訴えや意思確認が困難になる．終末期の重要な判断は家族に委ねられることになり家族の負担は大きくなる．

　また，コミュニケーション障害により症状の評

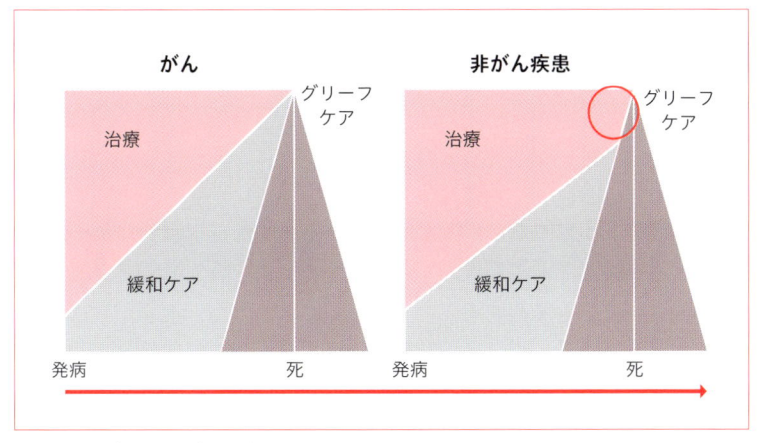

図9-3　がんと非がん疾患の緩和ケア
がんは終末期に治療が終了するが，非がん疾患は治療が症状緩和につながるため終末期にも治療は継続される．

価が困難になる．そのため言葉による訴えだけではなく，表情やしぐさなどの客観的な指標で苦痛を評価するPAINAD（pain assesment in advanced dementia）[8]やAbbey Pain Scale[9]が開発されている．苦痛の評価は毎日の生活の様子を注意深く観察することが大切である．

❻ 家族負担が大きい

がん患者の療養に比べて非がん疾患では療養が長期にわたることが多い．長期にわたる介護のために家族は疲弊してしまう．

6　慢性期医療における緩和ケア

次に，具体的な慢性期医療の緩和ケアについて述べる．

❶ 身体的なケア

まずは，身体的苦痛を緩和することが大切である．先に述べたが，疾患ごとに特徴的な症状が認められ，その症状に対して適切な対応を行う必要がある．

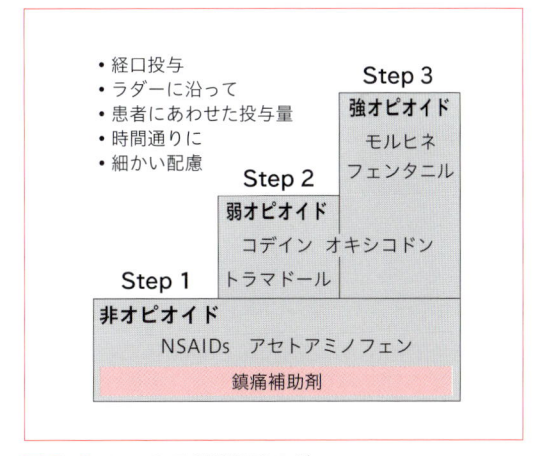

図9-4　WHO三段階除痛ラダー
非オピオイド鎮痛薬，弱オピオイド，強オピオイドとラダーに従って薬剤を検討する．

1）疼痛

疼痛の薬物治療はWHO三段階除痛ラダーに従って行う[10]．必要ならば早期にオピオイドを使用して，日常生活を支援することが重要である．高齢者にはより少量から開始すること，便秘や消化器症状などの副作用の対策が大切である．神経障害性疼痛はオピオイドの効果が少ないことがあり，その場合は鎮痛補助薬を併用する．鎮痛補助薬とは，鎮痛薬に併用することで効果がある薬剤で，抗うつ薬，抗てんかん薬，抗不整脈薬などがある（図9-4）．

2）呼吸困難

原因疾患の治療を継続することも症状緩和になる．心不全の場合は，酸素の投与，利尿薬の投与，亜硝酸薬，心拍コントロールなど，慢性呼吸不全では，酸素の投与，気管支拡張薬などの治療を継続する．終末期の呼吸困難にはオピオイドが効果的である．高齢者や慢性期疾患に対するオピオイド投与は少量から開始することが必要である．

3）倦怠感

倦怠感の原因として，貧血，脱水，電解質異常，不眠などがあり，可能であればそれらに対する治療を行う．倦怠感に対する薬物治療としてステロイドの投与を行う場合もある．リラクセーション，気分転換，軽い運動など行う．

4）食欲不振

食欲不振の原因として，がんによる悪液質，腹水など腹部病変，口腔内の病変，不安，抑うつなどがある．薬物療法は制吐薬やステロイドの投与を行う．食事の内容の工夫や環境整備は効果的である．本人の好みにあわせて楽しんでもらうことを優先して，カロリーや体重にこだわらないように本人・家族に伝える．

5）嘔気・嘔吐

嘔気・嘔吐の原因として，便秘，腸閉塞，薬物，脳腫瘍，電解質異常，腎不全などがある．排便コントロールや薬剤の変更など可能な原因の除去を行う．制吐剤の使用とケアの工夫を行う．飲み込まずに口から出して味を楽しんでもらうのも1つの方法である．本人の希望が強い場合は，吐くことを承知のうえで誤嚥に気をつけて食べてもらうこともある．

6）便秘

便秘の原因として，消化管狭窄，薬剤性，全身の活動低下，抑うつなどがある．薬剤性の便秘は，オピオイド，抗うつ薬，抗精神病薬などが原因であることが多い．便秘が悪化すると，食欲減退，嘔気・嘔吐などの症状や不穏などの精神症状になることもある．緩下薬と消化管刺激薬を使用し，排便コントロールを行う．

7）嚥下障害

嚥下障害は栄養の摂取不良や誤嚥性肺炎の原因になる．嚥下機能を評価し嚥下リハビリテーションを行う．食事が困難な状態であれば，末梢点滴や中心静脈栄養，胃ろうによる経管栄養などの人工栄養が検討される．人工栄養は，予後と患者本人・家族の希望などを総合的に判断する必要がある．末梢静脈点滴は脱水の改善に行われるが，輸液量には細心の注意が必要である．過量な輸液は浮腫や喀痰の増加による呼吸困難を引き起こす．また，皮下点滴は静脈穿刺が困難な症例や終末期では有用な輸液方法である[11]．

8）褥瘡・拘縮

非がん疾患のなかには，早期からADLが低下する疾患も多い．そのため長期臥床に伴う廃用症候群となり褥瘡や拘縮などが苦痛の原因となる．除圧用品をうまく使いながらケアを行う．廃用症候群を予防するために早期からのリハビリテーションを実施する．最期まで人間らしさを保証するためにもリハビリテーションは重要である．

❷ 社会的なケア（家族ケア）

家族に対するケアを提供するために，積極的に家族とコミュニケーションをとるようにする．非がん疾患では療養が長期にわたることが多く，家族は介護に疲弊している状態に陥りやすい．家族も本人と同様にさまざまな苦痛と苦悩を抱えているので，時間をとって家族に寄り添い気持ちを傾聴する．

慢性期疾患では，早期から本人の意思確認が困難になる場合がある．本人の意思確認が困難な場合には，以前の本人の価値観を推定しつつ，そこに家族の価値観を統合する形で，家族

とスタッフが話し合いを重ねることによって決定する．その意思決定の過程を支援することも緩和ケアの重要な役割である．

❸ 精神的なケア

死に対する恐れや今後の病気の経過に対する不安を抱えている人は少なくない．ほかに精神的な苦痛として，いらだち，孤独感，うつなどがある．不安や抑うつに関しては，心理的なサポートが有効である．まずはその人の気持ちや思いをゆっくりと傾聴して共感することが重要である．必要な場合には精神科医や心理職による支援を行う．

1）うつ病

うつ病には選択的セロトニン再取り込み阻害薬（selective serotonin reuptake inhibitors：SSRI）やセロトニン・ノルアドレナリン再取り込み阻害薬（serotonin-noradrenalin reuptake inhibitors：SNRI）などの抗うつ薬による薬物治療や，精神療法が症状緩和に有効である．カウンセリングや薬物療法でサポートすることが必要である．

2）せん妄

末期状態になるとせん妄が増えてくる．薬剤の影響や身体的な苦痛のためにせん妄になることもあり，身体的な評価も必要である．せん妄を起こしやすい薬剤の整理，環境の工夫，ケアの工夫を行う．精神的症状が強いようであれば薬物療法を行う．

せん妄は家族にとって大切な人が激変する体験であり，精神的ダメージが大きい．本人に対する対応も必要であるが，家族への配慮も重要になる．家族には，終末期によくみられる症状であること，終末期のせん妄は不可逆的であること，意識状態の低下によるものであること，体調が悪くなった症状であること，などを繰り返し説明する．

3）不眠

原因として，疼痛や頻尿などの身体的要因，抑うつや不安などの精神的要因，ステロイドなど薬剤性要因，環境要因があげられる．原因に対応し必要であれば睡眠薬を使用する．

❹ スピリチュアルケア

スピリチュアルケアはその人をひとりの人間として受け入れて尊重することである．「その人らしい」生活を支えることも重要になる．スピリチュアルケアには以下のことが大事である．

①日常生活の支援を行う．
②その人の気持ちに気づき寄り添う：ゆっくりとその人とかかわれるような環境を整える．時間をともに過ごしながら傾聴する．
③現実を知る，受け止める力をもてるように支援する：病状や今後の見通しについて，必要に応じて具体的で正確な情報を伝える．今後のことをサポートすることを保証する．
④情緒的に支援する：感情を表出できるように促し，否定的な感情も安心して表出できるように支援する．
⑤ソーシャルサポートを強める：家族や友人といった重要な人たちとの結びつきを強め，関係性を維持できるように配慮する．
⑥くつろげる環境，気持ちのよい生活を提供する：その人の好みに応じて，花や植物を飾ったり，ペットや動物と触れあう時間をつくったり，好みの物や思い出の物を飾ることなどでくつろげる環境を整える．起きる，食べる，排泄する，清潔を保つ，アクティビティを楽しむといった日常生活をサポートする．

❺ 終末期のケア，臨死期のケア

身体機能が低下し，終末期状態に近づいてきたと考えられる場合は治療内容を検討する必要がある．降圧薬，糖尿病薬，高脂血症薬，抗血小板薬など動脈硬化性疾患の予防を目的とし

た薬剤は，本人，家族と相談して減量または中止を検討する．症状コントロールで必要な鎮痛薬，気管支拡張薬，下剤などは継続し症状を緩和する．すなわち治療の方針を将来の疾患予防から現在の症状コントロールに変更する．

病状が進み，死が数週間から数日に近づいた臨死期になったときは，本人の負担になるような治療やケアは控える．輸液は一般的な治療になるが，浮腫や喀痰の増悪，腹水の貯留が認められたら，減量または中止する．血液検査，血圧測定，酸素飽和度，心電図モニターなどのデータは現状の把握や予後予測にはあまり効果的ではないので，血圧測定やモニターは極力控える．口腔ケアや清潔ケアなど基本的なケアは継続するが，本人の負担を少なくすることを優先させる．頻回の痰の吸引や体位交換は控え，除圧用品を工夫して安楽を保つ．看取りのときは親しい人たちとの別れの時間を十分に共有できるように，モニター心電図などの使用は控える．

❻ グリーフケア

グリーフケアは遺族や本人が死を意識する時期からはじまる．まず家族に対して，これからの体調の変化についてていねいに伝えることが大切である．身体機能が低下すると，食事が少なくなること，傾眠になること，嚥下機能が低下すること，せん妄，喘鳴，下顎呼吸，チアノーゼなどについて伝える．家族はこれからの様子を知ることで寄り添う力を得ることができる．本人と意思の疎通ができなくなると，家族は何もしてあげられないと考えて無力感を感じやすくなる．そばに付き添うこと，タッチングやマッサージを行うこと，好きな曲をかけることなどで本人が心地よく安心できることを伝える．また，看取りの付き添いや宿泊のこと，死後ケアのこと，退院の手続き，葬儀のことなど具体的に家族の相談に応じる．

大切な人を亡くしたあとの家族のケアは重要である．静かな環境で家族だけの別れの時間をもち，その後エンゼルケアを行い故人に敬意を表する．退院後数か月たってから家族に手紙を送り故人と家族を忘れないこと，必要であれば相談にのることを伝える．定期的に茶話会や家族会を催す，サポートグループを紹介するなどの遺族に対する支援を行う．

悲嘆とは死別やその他の重大な喪失に際して起こる心身の自然な反応である．一部には悲嘆の反応が慢性化したり，悲嘆の反応が遅れてあらわれたりして，生活の回復が困難な場合があり，そのような場合を複雑な悲嘆反応という．例えば，自責の念が強いと悲嘆の反応が遷延しやすいので，家族の言葉や思いを肯定的に受け止めるようなかかわりが重要である．不眠，不安発作，うつ状態，引きこもり，自殺念慮などの複雑な悲嘆反応の場合は精神科や心理の専門家の対応が必要になる．

❼ 退院後カンファレンス（関係者のケア）

看取りを支えた私たちも喪失を経験したことになる．したがって，われわれケアスタッフの精神的ケアも必要である．退院後カンファレンスで症例や自分たちのケアを振り返ることは，担当したケアスタッフも気持ちの整理と学びにつながり，自分自身のグリーフケアとなる．退院後カンファレンスは担当したスタッフのケアとしても重要なので，欠点や失敗を探し指摘しあうような場にならないよう留意する．

また，必要なときはスタッフのバーンアウトを防ぐためカウンセリングなど心理的なサポートを受けることができるように支援する．

7 おわりに

緩和ケアは，本人と家族の苦悩や苦痛に対してチームワークで支援し続けることである．それは慢性期医療の基本的な考え方と変わらない．その人を尊重し，全人的苦痛を抱えて苦しんでいると認め，できうる限り苦痛を和らげ，

基本的な日常生活を支え，コミュニケーションを重視し，意思決定支援や悲嘆のケアで家族を支援するなど，慢性期医療の現場でも行っていることである．慢性期医療の現場で行っているケアを深めていくことが，慢性期医療の緩和ケアにつながると考える．非がん疾患に対する緩和ケアはまだ確立途中であるが，がんに対する緩和ケアで培った支援は，非がん疾患の緩和ケアに応用できるはずである．

今後，慢性期医療の場で緩和ケアをさらに広めていくためには，ケアを提供する私たちの意識の改革が必要と考える．私たちは，医学の発展とともに病気は治せるものという意識が強くなり，生の延長線であるはずの死も遠ざけ，死を敗北のように捉えてきた．しかし，「病」や「死」は望まぬことではあるが，「病」や「死」は敗北ではない．「病」や「老い」を抱きつつも，その人が「幸せな人生だ」と思って日々穏やかに暮らす，そんな「その人らしい」生活を支える支援の一助を医療が担える社会になることを祈りたい．

▶ 引用文献

1) WHO Definition of Palliative Care.
   http://www.who.int/cancer/palliative/definition/en/
   WHO's pain ladder for adults.
2) National Hospice and Palliative Care Organization. http://www.nhpco.org/sites/default/files/public/Statistics_Research/2014_Facts_Figures.pdf
3) Temel JS, et al：Early palliative care for patients with metastatic non-small-cell lung cancer. N Engl J Med, 363(8)：733-742, 2010.
4) 武久洋三：慢性期医療を行う療養病床の重要性．日本老年医学会雑誌，48(3)：239-242，2011.
5) 平成23年度患者調査．
   http://www.mhlw.go.jp/toukei/saikin/hw/kanja/11/dl/01.pdf
6) 医療施設・介護施設の利用者に関する横断調査「介護保険施設」報告書：介護療養病床等における入所者の実態に関する調査研究．医療経済研究・社会保険福祉協会医療経済研究機構，2011.3
7) Lynn J, et al：Serving patients who may die soon and their families: the role of hospice and other services. JAMA, 285(7)：925-932, 2001.
8) Zwakhalen SM, et al：Pain in elderly people with severe dementia: a systematic review of behavioural pain assessment tools. BMC Geriatr, 6：3, 2006.
9) Abbey J, et al：The Abbey pain scale: a 1-minute numerical indicator for people with end-stage dementia. Int J Palliat Nurs, 10(1)：6-13, 2004.
10) http://www.who.int/cancer/palliative/painladder/en/index.html
11) 高世秀仁，他：介護療養病床における終末期高齢者に対する皮下輸液の臨床経験．日大医学雑誌，72(6)：320-325，2013.

Chapter 10 慢性期医療における臨床指標と総合機能評価
──総合診療医に求められる「診療の質」

矢野 諭

1 はじめに

2025（平成37）年に向かって，「在宅医療へのシフト」「地域包括ケアネットワークの構築」の推進が加速されるなかで，「総合診療医」は「在宅」「地域包括ケア病棟」「長期慢性期病棟」「介護保険施設」「居住系施設」で展開される慢性期医療の担い手となる．活動の場は「地域全体」であり，在宅医も病院勤務医も包括される．

できるだけ多くの「病気」「病人」に対して，「治す・救命する・生存期間を延長させる」ことを目標に，臓器別専門性とともに急速な進歩を成し遂げた「サイエンス・エビデンス」を基盤とする従来型医療の重要性は，今後も決して否定されるものではない．一方で，疾病構造の変化を背景として，総合診療医の守備範囲は広範となる．大部分は複数の臓器別疾患を合併した高齢者が対象であるが，高度救命救急を除く急性期疾患から，小児を含めた障害者，治癒が不能の難病や終末期対象疾患までをカバーする．そこでは，quality of life（QOL）や個人の価値観までを重視した「癒す・緩和する・支える」という「アート（人文学）」の視点が要求される．総合診療医は，常に「サイエンス」と「アート」をバランスよく臨床に適用する能力を涵養しなければならない．医療が提供される限り，「質」の担保が要求されることは必然である．今後，わが国の医療を根本から支えることになる「良質な」慢性期医療を提供する「総合診療医」の数が増加することは，国民にとって最も望ましいことである．超高齢社会における多様な価値観のなかで，一見医療の目標がわかりにくくなっている現代においてこそ，「質」には具体性が要求され，加えて，その評価は客観的・第三者的でなければならない．

それでは，「総合診療医」に求められる「診療の質」とはどのようなものであろうか？

今必要なものは，質の向上を目指すための具体的な目標設定とツールの存在である．本章では，質を測るための「臨床指標（Clinical Indicator：CI）」と高齢者における診療と管理の基本である「高齢者総合機能評価（Comprehensive Geriatric Assessment：CGA）」という，すでに意義・重要性が確立している2つの有力なツールの重要性とその活用の仕方を通して，「総合診療医に求められる診療の質」を明らかにする．

2 臨床指標とは何か

❶ 医療の質の概念と定義

「医療の質」の評価においては，Donabedianが提唱した3つの構成要素「①構造（ストラクチャー），②過程（プロセス），③結果（アウトカム）」[1]がよく知られている．①は建物・設備・器具・資金などの物的資源や職員数・人員配置などの人的資源，委員会活動・診療体制・情報供給体制などの組織的資源に相当する要素である．②は患者に対して行う実際の診療の過程であり，インフォームドコンセント，クリニカルパスやガイドラインの使用などが相当する．③は手術件数・救命率・死亡率・平均在院日数・費用（対効果）などの，文字通り医療行為の「成果・結果」であり，患者満足度もこ

れに相当する．

『医療の質用語辞典』による医療の質の定義では，「診療だけでなく，医療機関で行うすべての業務の質であり，①診療（看護も含む）の質，②職員の質（知識・技術・接遇），③機器・設備の質，④経営の質（運営）も含む広い概念」と記載されている．「医療の質」と「診療の質」はしばしば混同して使用されるが，本章においては，④の経営の質（運営）を考慮しない「診療の質」を用いる．決して経営の質を軽視するわけではないが，現代の日本の医療体制においては，経営の質が高いことと診療機能のレベルとは必ずしも相関しないと考えるからである．医療者にとっても患者側にとっても，膨大な量の医療情報や多様な価値観は，ときに医療の目標や質を不鮮明にしている．このようなときこそ，客観的評価・第三者評価の必要性が強調されなければならない．

❷ 臨床指標とは

質の評価が求められるのは医療に限ったことではないが，上記のような複雑な構成要素からなる医療の質の評価は，他の製品の品質やサービスを議論する場合と異なる独自のアプローチが必要である．Donabedian が提唱した3つの構成要素について，「数値化・定量化・点数化」したものを「臨床指標」と呼ぶ．CI の開発は1990年代から各国で進められてきたが，わが国では日本救急医学会の CI がその嚆矢である．また，聖路加国際病院における臨床指標や国立病院臨床指標がよく知られているが，主体は急性期医療である．医療の役割は「病気を治す」「命を救う」ことであり，診療の質の差が生存率に影響するというのは明確な事実である．例えば，アウトカム指標としての「急性心筋梗塞の救命率」は数値化が容易である．これは「来院から血栓溶解療法または再灌流療法までの時間」というプロセス指標によって影響される．患者が「手術件数」というわかりやすいアウトカム指標により，病院を選択することも起こりうる．手術件数が多い病院は術後合併症が少なく，合併症が起きた場合の対応も円滑であるというデータも存在している．

質は，「良好なアウトカムを得るためには，どのようなプロセスが重要であるか」という観点から議論されることが多い．数値化・定量化・点数化は，第三者評価・客観的評価・ベンチマーク（成績比較）・改善への動機付けに適している．先進国の現代医療においては，構造（ストラクチャー）指標は充足している場合が多く，ガイドラインやクリニカルパスに代表される治療の標準化というプロセス指標を充実させることが，質向上の根幹となっている．

❸ 慢性期医療の臨床指標

慢性期医療の「診療の質」は急性期医療とは異なった観点から評価されるべきである．それを提示したのが，2010（平成22）年に日本慢性期医療協会（以下，協会）が独自に策定した10領域62項目からなる「慢性期医療の Clinical Indicator：CI（Ver.Ⅰ）」である[2]．これは，ストラクチャー指標7，プロセス指標35，アウトカム指標20から構成される．急性期病院で生存率や手術成績が問われるのと同様に，慢性期医療も独自の指標で診療の質が評価されるように配慮され，「治す・救命」機能が主体の急性期病院における指標とは異なる視点で「質」を測ることを可能にしている．

CI は点数化され，協会は2010（平成22）年5月から，これを第三者評価としての「慢性期医療認定病院認定審査」に使用してきた．その後，2014（平成26）年4月に，病院関連指標と病棟関連指標に分類して再構成し，疾患関連指標（高血圧・糖尿病・悪性腫瘍・認知症）と薬物濃度モニタリングの5項目を加えた10領域67項目からなる改定版（Ver.Ⅱ）を公表した（表10-1）．

CI は，その項目を達成することが質の向上につながるものであり，第三者評価やベンチマーク（成績比較）が可能

表10-1 慢性期医療の臨床指標（改訂版：Ver. Ⅱ）

領域	1 病院臨床指標	2 病棟臨床指標	項目数
1. 医療		1 入院時医療区分の3か月後の改善率 2 肺炎の新規発生率 3 肺炎の治癒率 4 尿路感染症の新規発生率 5 尿路感染症の治癒率 6 入院時，尿道カテーテルが留置されている患者の1か月後の抜去率 7 診療記録を評価しているか 8 糖尿病における血糖コントロール 9 降圧剤使用患者における血圧コントロール 10 悪性腫瘍患者に対する支援機能	10
2. 薬剤	1 簡易懸濁法が導入されているか 2 誤薬防止対策が適切に行われているか 3 薬剤師がミキシングを実施しているか	1 内服薬定期処方の見直しの平均頻度 2 注射薬処方の見直しの平均頻度 3 内服定期薬の平均処方薬剤数 4 薬物血中濃度のモニタリング	7
3. 看護・介護	1 生涯教育体制が整っているか	1 看護計画が立案され，実行されているか 2 入浴回数は適切か 3 必要な患者に対する体位変換は適切に行われているか 4 褥瘡患者の持ち込みの比率 5 褥瘡の治癒率 6 入院前に抑制が行われていた患者の入院後の解除率 7 月初1日に抑制が行われている患者の比率 8 認知症患者への対応	9
4. リハビリテーション	1 リハビリテーションを適切に行う体制が整っているか	1 休日を含め適切な頻度でリハビリテーションが提供されているか 2 十分な時間のリハビリテーションが提供されているか 3 多職種によるカンファレンス等にて，リハビリテーションの内容，頻度が検討されているか 4 FIM and/or BI 等の客観的指標で患者のADL状態が把握されているか	5
5. 検査	1 緊急検査が実施できる体制が整っているか 2 生理検査が適切に行える環境にあるか 3 検体のグラム染色実施の有無	1 画像診断のダブルチェックを行っているか 2 全入院患者に対する1か月間の検査未実施率 3 起炎菌検索と細菌培養感受性検査の実施率	6
6. 栄養		1 多職種で構成されたNSTが定期的に活動しているか 2 体重測定の頻度 3 栄養ケアマネジメントが適切に行われているか 4 管理栄養士がケースカンファレンスに参加しているか 5 低栄養の改善率 6 1年以内に経管栄養から経口摂取可能になった患者の割合 7 1か月以内に経管栄養から少しでも経口摂取が可能となった割合	7

表 10-1　(つづき)

領域	1 病院臨床指標	2 病棟臨床指標	項目数
7. 医療安全・院内感染防止対策	1 医療安全推進体制が整備されているか 2 職員のインフルエンザワクチンの接種率 3 結核に対する予防対策が適切に行われているか 4 院内検出細菌サーベイランスに基づいた感染症治療が行われているか 5 耐性菌発生防止のための、抗生物質の使用が適切に行われているか	1 転落・転倒などによる重傷事故の発生率	6
8. 終末期医療	1 「終末期」の定義が院内で周知徹底されているか 2 終末期医療に対する特別な書類（同意書）の使用によるインフォームドコンセントが実施されているか	1 ターミナルカンファレンスが開催されているか 2 デスカンファレンスが開催されているか 3 安らかな死に向けての特別な部屋が確保されているか	5
9. チーム医療	1 電子化による医療情報の共有が行われているか 2 慢性期医療認定医師、看護師が配置されているか 3 介護福祉士が適切に配置されているか 4 日本医療機能評価機構の認定病院であるか	1 病棟専任のコメディカルが配置されているか 2 多職種によるケースカンファレンスが行われているか 3 老人専門医療を考える会の「老人専門医療の臨床指標」を活用しているか	7
10. 地域連携	1 急性期病院・地域の介護保険事業所や施設と情報交換の場を設けているか	1 入院患者のうち急性期病院からの新規紹介入院患者数 2 在宅からの新規入院患者数 3 在宅復帰率 4 多職種による退院カンファレンスを実施しているか	5
項目数	20 項目	47 項目	計 67 項目

出典：平成26年4月日本慢性期医療協会「診療の質」委員会．

な、協会が目指すスタンダードを提示するものである．しかし、この数年の間に「慢性期医療」のカバーすべき領域はさらに「複雑化・多様化・高度化」し、「在宅医療へのシフト」が加速されて、2014（平成26）年4月から「地域包括ケア病棟」が新設された．ここで求められる診療機能は、協会CIでは完全にカバーされていないものも含まれてくる．

❹ 地域包括ケア病棟における診療の質

2014（平成26）年4月に新設された地域包括ケア病棟には主に、①急性期治療後の患者を受け入れ継続的な治療とリハビリテーション（以下、リハ）を行う機能（post acute）、②高齢者施設や在宅療養患者で、急性増悪など、軽・中等度の救急患者を受け入れる機能（sub acute）、③受け入れた患者にリハを実施し、自宅や施設に帰れる状態にまで回復させる機能（在宅復帰）の3つの機能が期待されている．

地域包括ケア病棟の施設基準や算定基準を、Donabedianの医療の質の構成要素からみれば、アウトカム指標：在宅復帰7割以上、ストラクチャー指標：看護配置・リハスタッフ配置・在宅復帰支援担当者・居室面積、プロセス指標：重症度、医療看護必要度A項目1点以上患者受け入れ・リハ提供単位数などである．満たすべき最低限の基準・スタートラインにおいて、すでに高い質の医療が要求されている．「在宅復帰」というアウトカムを可能にしてはじめて役割が完結するが、在宅復帰を考える場合、救命・疾患コントロール・症状の安定化は必要条件であっても、十分条件ではない．救命

率・治癒率，画像・検査値の正常化だけでは評価できない要素が存在する．在宅復帰を可能な状態にまで回復させるためには，「リハ＋α：多職種によるチームアプローチ」の関与が必須となる．必要なものは，「高い在宅復帰率」という「アウトカム」を実現するための「プロセス」である．当然共通部分もあるが，従来の急性期病院とも慢性期病院とも一線を画する診療機能内容である．

地域包括ケア病棟はまだ稼働したばかりであるが，各病院がCIとして，客観性をもった努力目標を早期に設定し，高いハードルを超えることを目指すべきである．具体的な目標設定に有用な，「地域包括ケア病棟におけるCI」の策定が切望される．

また，算定要件の1つである，DPCデータに則って「データ提出加算」の届け出を目指そうとするプロセスは，診療報酬のためだけではなく，種々の意味で病院全体の診療の質向上に大きく貢献する．同時に急性期と慢性期の融合を可能にする，横断的なデータの集積がもたらす意義ははかりしれない．われわれは，医療の提供の場によらず，常にDonabedianの質の構成要素を用いて質を評価することを，「習慣化・慣例化・常識化」すると同時に，DPCデータを急性期と慢性期医を横断的に評価する「共通の尺度」として活用すべきである．

3 高齢者総合機能評価（CGA）とは

一般に複数の疾患を合併している慢性期高齢患者の診療と管理においては，個々の疾患の重症度診断，臓器機能の評価や治療だけが主たる目的ではない．患者の有する障害がどのように日常生活活動（activities of daily living：ADL）やQOLに影響を及ぼしているかを把握し，生活機能障害を的確に評価し，その改善を図るという視点が必要である．

総合診療医には，病態が多岐にわたる慢性疾患の疾病管理を中心とした特殊性・専門性とともに，入院・在宅のメリット・デメリットまでも熟知したうえで，病状の変化にいかに対応するかという高度の臨床能力が要求される．そこでは従来の「治す・救命する」一辺倒の医療にはない，独自の視点とアセスメントツールの導入が必須になる．それが，外来医療・入院医療・在宅医療において，すでに重要性が確立している「疾病を含めた高齢者個人の全体像」を把握するための，「高齢者総合機能評価（CGA）」である．

総合機能評価とは「患者の全体像を，疾患の評価に加えて日常生活機能評価として，①身体的，②精神心理的，③社会経済的側面から，一定の評価手技に則って測定・評価すること」である[3]．最も簡易な総合機能評価法は，簡便で短時間に実施可能な「CGA7」（表10-2）である．CGA7は，簡易スクリーニング検査として日常診療のなかで実施することが可能で感度も高い．表10-3に示すようにCGA7における評価で正否と大まかな解釈が得られたら，「出典」の欄に記載されている評価法で詳細な評価を実施する．CGAを用いれば，患者にとって日常生活に最も悪影響を及ぼしているものが疾患そのものなのか，機能障害なのか，能力障害なのかを把握できる．以下の各種

表10-2　CGA7の内容

(1)　外来または診察時や訪問時に，被験者の挨拶を待つ
(2)　「これから言う言葉を繰り返して下さい（桜，猫，電車）」
　　「あとでまた聞きますから覚えておいて下さいね」
(3)　外来の場合：「ここへどうやって来ましたか？」
　　それ以外の場合：「普段，ひと駅離れた町へどうやって行きますか？」
(4)　「先程覚えていただいた言葉を言って下さい」
(5)　「お風呂は自分1人で入って，洗うのも手助けは要りませんか？」
(6)　「漏らすことはありませんか？」
　　「トイレに行けないときは，尿瓶を自分で使えますか？」
(7)　「自分が無力だと思いますか？」

出典：鳥羽研二監．高齢者総合機能評価ガイドライン，p15，厚生科学研究所，2003．

表 10-3　CGA7 の評価と大まかな解釈

項目番号	調査内容	出典	正否	おおまかな解釈
(1)	意欲	Vitality Index	自分からすすんで挨拶をする＝○ 返事はするまたは反応なし＝×	挨拶意欲が× ⇒趣味，レクリエーションもしていない可能性が大きい
(2)	認知機能	改訂長谷川式簡易知能評価スケール	可能＝○ 不能＝×（できなければ（4）の認知機能は省略）	復唱ができない ⇒失語，難聴などなければ，中等度以上の痴呆が疑われる
(3)	手段的 ADL	IADL 尺度 (Lawton & Brody)	自分でバス，電車，タクシー，自家用車を使って移動できる＝○ 付き添いが必要＝×	付き添いが必要 ⇒タクシーも自分で使えなければ，虚弱か中等度の痴呆が疑われる
(4)	認知機能	改訂長谷川式簡易知能評価スケール	ヒントなしで全部可能＝○ 上記以外＝×	遅延再生ができない ⇒軽度の痴呆が疑われる，遅延再生が可能なら痴呆の可能性は低い
(5)	基本的 ADL	Barthel Index	自立＝○ 部分介助または全介助＝×	入浴，排泄の両者が× ⇒要介護状態の可能性が高い．入浴と排泄が自立していれば他の基本的 ADL は自立していることが多い
(6)	基本的 ADL	Barthel Index	失禁なし，集尿器自立＝○ 上記以外＝×	
(7)	情緒・気分	GDS	いいえ＝○ はい＝×	無力であると思う ⇒うつの傾向がある

＊あくまでスクリーニングなので，異常（×）が検出された場合は，【標準版】で評価することが必要．
出典：鳥羽研二監．高齢者総合機能評価ガイドライン，p15，厚生科学研究所，2003．

評価法は医師でなくとも施行可能である．評価法の意義や詳細な内容は成書を参照いただきたい[4〜6]．

❶ 身体的側面（BADL・IADL と SGA）

日常生活活動（ADL）は，基本的日常生活活動（basic activities of daily living：BADL）と手段的日常生活活動度（instrumental activities of daily living：IADL）に大別される．前者は最低限の生活の自立であり，構成成分は，食事・整容・着替え・起立・室内歩行・屋外歩行・階段昇降，入浴・排泄動作，排尿・排便機能（膀胱直腸機能・上下肢機能・認知機能）である．これらの具体的評価方法で，最もよく知られたものは「Barthel Index（BI）」である．IADL は家庭内での生活手段の自立である．その評価には，電話・買い物・食事の準備・家事・洗濯・輸送機関の利用・服薬管理・金銭管理の 8 項目の評価からなる Lawton 法がある．

また，栄養状態の評価は疾病予防や QOL 維持の面からも重要である．体重変化・食物摂取変化・消化器症状・機能性・疾患と栄養必要量から構成される評価ツールとしての，「Subjective Global Assessment（SGA）」はきわめて有用である．加えて，嚥下機能障害，薬物多剤投与と，以下に示す認知機能低下・うつ病との関連がとりわけ重要であることも常に認識しなければならない．

❷ 精神心理的側面（認知機能・うつ状態・意欲・QOL）

認知機能の評価には，Mini-Mental State Examination（MMSE）や改訂長谷川式簡易知能評価スケール（HDS-R），Kochs 立方体組み合わせテストが，抑うつ状態の評価には Geriatric Depression Scale（GDS）簡易版がよく用いられる．意欲の評価には，要介護者の ADL に関連した意欲を測定する，鳥羽が開

発した「意欲の指標（Vitality Index）」が使用される.

高齢者のQOLは，健康状態と社会経済状態，環境要因（家庭・社会）などの多く複雑な要素によって規定されるが，評価法は2つに大別できる．1つは，主観的幸福度・生活満足度・健康観に焦点を当てるもので，心理・情緒が中心の評価法である．代表的なものが，Lawtonが開発した17項目からなる「PGCモラール（士気）スケール（Phyladelphia Center Morale Scale)」である．もう1つは，国際的にも標準化されている総括的評価法のSF-36である．身体機能，身体役割機能，体の痛み，全体的健康感，活力，社会生活機能，精神役割機能，心の健康の8領域，36の質問からなる．QOLの評価は，「治す・救命する」から一歩踏み込んだCGAの特徴を最も体現している項目である．「疾病の結果生じた障害による生活上の諸問題を抱えた人を支援するためには，治療医学だけでは限界がある」ことが周知された現在においては，「QOLが最大限に確保された状態」をつくり出すことが1つの目標となりうる．精神心理機能評価は，身体的側面の評価と異なり，患者が置かれたそのときの環境や心的状態によっても変化する可能性がある．客観的・定量的評価が困難である場合があることを前提にして対応すべきである.

❸ 社会経済的側面（家庭環境・介護者・支援体制などの社会的環境）

社会経済的側面は，数値化・定量化が最も困難であるが，「地域包括ケア病棟」や「回復期リハビリテーション病棟」のような「在宅復帰」という具体的目標を考える際に最も重視すべき側面である．身体面，精神心理面においては「退院して，自宅に帰る」ことが可能な状態になっても，独居・介護力不十分では復帰が実現不可能となることも多い.

高齢者は，取り巻く環境や生活環境によって疾病や生活活動度が大きく変化する．配偶者死亡による気分障害は肺炎発症の原因になり，交流が少ない場合は，精神機能や認知機能の低下につながる．経済的側面では，家の広さ，余裕のある空間の有無が快適さの決め手になり，冷暖房や段差・手すりの有無，照明などは，熱中症・感染症・転倒などの発生と大きな関連をもつ．経済的理由により，退院後の療養場所の選択肢が限定されることもある．認知機能やIADLで管理能力を把握したうえでの，家族や介護者の生活支援への度合いや，介護者の限界を察知したレスパイト入院やショートステイを考慮する際の評価，認知症患者における成年後見制度の必要性に対する評価など，総合診療医が関与すべきCGAの視点は実に奥が深い.

4 さまざまな場で導入されているCGAの視点

「介護保険主治医意見書」の項目には，CGAの視点が反映されている．「診断・治療」一辺倒の急性期医療の視点だけでは，「要介護度」判定の目的にかなった意見書を記載することは不可能である．先述のDonabedianはまた，医療の質の定義を3つの異なる視点から，①医療者による絶対主義的定義（健康の利益とリスクのバランスに着目），②個々の患者の立場を考慮した個別的定義（患者の願望・期待・価値観・財力を考慮），③集団全体に注目した社会的定義（社会全体の純利益とその集団的分布に重点），に分類している[1]．医療の質を②の視点から評価するということになれば，質を測るためのCIの評価項目の設定においても，必然的にCGAの視点が必要となる．上記のQOL指標はその代表である.

QOLのlifeとは「生活・人生・生命」である．quality（質）とは「個人」でそれぞれ異なるもの，個別性・多様性を有するものであり，冒頭で述べた「アート（人文学）」の概念に対応する．一方で，プロセス指標の中核をなすのは，サイエンスを基盤とする標準的治療とガイドラインの適切な使用である．医療提供の「場」に

関係なく，臨床医の基本は，evidence-based medicine（EBM）やガイドラインに沿った診療である．これは「サイエンス（科学）」に基づき，「集団」を対象とする「客観的な」統計学的裏付けが基盤にあり，絶対に軽視されてはならない．ガイドライン至上主義は推奨しないが，それから逸脱する場合は，根拠を明確にするべきである．特に入院医療では，本人が希望しない場合を除いては「終末期」に至るまでにはある一定水準の標準的な治療が実施されるべきであり，安易に「みなし末期」の判断がなされてはならない．

一方で，11の立場とそれぞれの論拠を明示した，「『高齢者の終末期の医療およびケア』に関する日本老年医学会の『立場表明』2012」において，個人の意思・価値観を尊重するというCGAの視点が反映されているのは注目に値する．また急性疾患においてさえも，2011（平成23）年に公表された，日本呼吸器学会による「医療・介護関連肺炎診療ガイドライン」における「治療区分」の考え方には，患者の価値観・意思を尊重した必ずしも救命一辺倒ではない「アート」「総合的評価」の視点が導入されている[7]．これは「治す・救命」優先の従来の概念から一歩進んだ新たな視点である．

かつては「不治の病」であった「がん（悪性腫瘍）」においては，「終末期」という概念が理解されやすく，個人の価値観が優先されるCGA的な視点が受容されやすかったといえよう．しかし反復する肺炎や心不全，神経難病，認知症，老衰などの「非がん」にも終末期は存在する．今後は心疾患や脳血管疾患においても，診療ガイドラインに同様の視点が導入される可能性がある．

CGAは高齢者医療における診療と管理の基本である．極論すれば，病歴聴取やバイタルサインレベルの常識である．われわれは，CIと同様に外来・入院・在宅のあらゆる医療・介護提供の場でCGAの導入・活用を慣例化・習慣化・常識化すべきである．

5 在宅医療における診療の質とは──臨床指標策定へのアプローチ

従来のCIは，協会のCIも含めて入院医療が中心である．在宅における質評価は，看護の視点からはすでに確立した質指標が作成されている[8]が，医師が策定したCIの評価項目はまだ存在していない．その策定においては，在宅医療の特徴と入院医療との差異を十分に考慮した視点が必要になる．しかし，わが国の在宅医療・訪問診療は，単なる血圧測定や医療相談から，急変時対応，看取り，人工呼吸器管理まで，かなり診療機能に格差があるのが現状である．ここでもポイントはCGAの視点によるアプローチである．在宅医療には，病院の特徴である医療器具の常備や医療専門職の常駐がない．安全性・効率性などにおいて不利な点が多いが，患者側からみると通院に伴う負担がなく「自宅で診療を受けられる」という利点がある．生活の場が「在宅」の高齢者においては，価値観や人生観による「個人意思の尊重」の占める比重が増加し，そこで提供される医療のもつ意義も特殊である．

上述のように，診療の基本が「サイエンス」であることは，医療提供の場によらない．しかし在宅医には特に，個々の患者の病態を把握し，患者や家族の価値観を重視した診療を選択する「裁量・柔軟性」が求められる．QOLの維持・向上を優先した「主観と個人」に重点を置く「アート」の視点であるが，これはとりもなおさず，在宅医に限らず病院勤務医にも必要なCGA的なアプローチである．在宅医に必要なものは，疾患の治療と並行して，メリット・デメリットを考えながら，治療方針を適宜，修正・変更できるような，臨機応変な対応である．在宅医療のCIの評価項目も，このような視点から策定されるべきである．

表10-4，10-5に，協会CIの10領域に対応させ，計35の評価項目からなる，在宅医療の評価項目の筆者の私案を提示した．数値

表10-4　在宅医療評価項目（私案）

【1．医療　2．薬剤】

1．医療（6項目）
①比較的状態が安定した慢性疾患の長期的な管理が，一定の診療計画のもとに実施されている
②急変時の初期診療とその後の円滑な対応が可能である
③総合機能評価の視点に立った診療が実施されている
④各種記録や連絡により情報共有が適切に行われている
⑤再入院率（3か月以内・6か月以内など）
⑥転倒・転落などのアクシデントや合併症の発生率

2．薬剤（3項目）
①内服薬定期処方の見直しが適切に行われている
②内服定期薬の平均処方薬剤数の検討が実施されている
③薬剤の副作用・効果判定などのチェックが定期的に実施されている

【9．チーム医療　10．地域連携】

9．チーム医療（3項目）
①在宅に移行する前に多職種（患者・家族のほかに5職種以上）による退院前カンファレンスが実施されている
②在宅医が協会「在宅医療認定医」講座の認定医師である
③電子化による情報の共有が行われている

10．地域連携（4項目）
①状態悪化時や急変時・専門的治療必要時に，確定した後方支援病院をもっている
②他の急性期病院・慢性期病院からの在宅医療担当の紹介率
③病院・介護保険事業所・施設・ケアマネジャーと定期的な情報交換の場を設定している
④市町村と連携して，地域における教育・啓蒙活動を実施している

化・定量化にはより具体的な内容が求められる．在宅医療関連学会などによるCIの策定が切望される．

6　臨床指標策定の意義と今後の課題

入院医療においては，わが国においてもCIによる質評価が慣例化しつつある．厚生労働省の「医療の質の評価・公表等推進事業」が2010（平成22）年から開始された．毎年各病院団体が選定され，独自のCIを用いて参画している．診療の質は可能な限り「数値化・定量化」され，「結果（アウトカム）」重視の傾向はますます強まり，そのための「過程（プロセス）」指標の重要性が高まる．CIの評価項目は，診療内容と到達目標の具体化である．地域包括ケア病棟のように，診療報酬に反映した形で「在宅復帰率70％以上」という明確なアウトカムが提示されることは目標設定がしやすい．数値化による目標設定は現場において有用である．

チーム医療における情報の共有化は必須であり，CIは数値化・定量化された「共通言語」「共通のものさし」になりうる．

CIは診療の質を測るための有力なツールであり，医療が提供される場によらず，われわれはその評価項目を通して質を議論することを「慣例化・習慣化・常識化」すべきである．しかし常に限界・弊害も認識しなければならない．CIは既存のものを用いてもよいし，各施設が独自に策定してもよい．ただしCIを用いる際には，安易なアウトカム指標によるベンチマーキング（成績比較）は危険であるということを十分に認識しなければならない．特に慢性期病院のように，病床機能により患者層が大きく異なる場合は，「リスク調整」を行わなければ点数化による簡単な比較はできない．介護療養病棟の肺炎の治癒率が，医療療養病棟よりも高いという結果はしばしばみられる．また，アウトカムが診療報酬に直接反映されることの弊害もある．アウトカム重視・偏重により，「患者の選別」が生まれる可能性がある．

表 10-5　地域包括ケア病棟評価項目（私案）

【1．医療】：6 項目

①高度急性期の対象疾患を除く，代表的な急性疾患・病態についてのガイドライン・治療マニュアル・クリニカルパスなどが整備されており，治療の標準化が確立している：対象疾患・病態数を評価
（例）嚥下性肺炎・尿路感染症・カテーテル関連血流感染症・結核・インフルエンザ・ノロウイルス・皮膚軟部組織感染症・糖尿病・慢性腎臓病・高血圧・気管支喘息・慢性閉塞性肺疾患（COPD）・脱水・播種性血管内凝固症候群（DIC）・各種がん（UICC 分類）
がん化学療法・脳卒中，大腿骨頸部骨折パスなど
②急変時の初期診療・救命救急処置やその後の円滑な対応：肺炎治療における抗菌剤投与までの時間，心肺蘇生患者数など
③手術後早期の患者受け入れ数（2 週間以内，1 か月以内）
④中心静脈カテーテル挿入時，挿入後の合併症の比率
⑤再入院率（1 か月以内・3 か月以内・6 か月以内）
⑥尿道カテーテル留置患者の入院 1 か月未満の抜去率

【4．リハビリテーション】：7 項目

① 24 時間 365 日リハビリテーションスタッフの関与がある
②単位数（時間数）にかかわらず，患者個々に応じた必要十分なリハビリテーションが提供されている
③重症度・医療看護必要度 2 点以上の患者の比率
④医師の関与のもとで，急変時の対応やリハビリテーション中止の基準が明確化されている：基準の有無と病棟内の周知化を評価
⑤ FIM・BI などの客観的指標による患者状態評価の割合：比率で評価
⑥客観的な嚥下機能評価法（VF，VE など）に基づく栄養投与経路の検討が，多職種（5 種類以上）で定期的に実施されている
⑦医師・看護師の関与のもとで，排泄機能向上を目的としたリハビリテーションが実践されている

【6．栄養】：5 項目

①栄養ケアマネジメントが適切に行われているか：入院時から退院に至る（2 か月以内）まで，主観的包括評価（SGA）を基本として，リスク別に総合的に評価する頻度を評価（例：2 週間に 1 度）
②高齢者に特有の低アルブミン血症・貧血・脱水・電解質異常・耐糖能異常・慢性腎不全・微量元素欠乏などの病態改善において，検査室と連携して，医師への助言を含めて管理栄養士が積極的に関与している：システムを評価
③管理栄養士が院内のケースカンファレンス（栄養関連以外も含む）に参加している：頻度を評価
④多職種で構成された NST が定期的に活動している：職種数を評価
⑤退院時の栄養指導が適切に実施されている：実施頻度を評価

【10．地域連携】：7 項目

①在宅系からの新規入院患者数（自院外来，在宅医・クリニックからの紹介なども含む）：比率
②急性期病院からの新規紹介入院患者数：紹介率
③介護老人保健施設・他院療養病床（介護・医療）からの新規紹介入院患者数：紹介率
④予定外（緊急）入院患者数：比率
⑤ 2 週間以内・1 か月以内の在宅退院患者数：早期在宅復帰率
⑥退院先として，複数の居住系施設（特別養護老人ホーム・グループホーム・有料老人ホームなど）との連携が確立している：連携施設数を評価
⑦自院が主催して，地域における定期的な情報交換の場や啓蒙活動の場を設定している：病院主導集会の開催頻度を評価

今後は，疾病構造の変化を背景とした慢性期医療へのシフトにより，「救命」「生存率の向上」「手術成績」だけを重視するのではない，QOL 指標のような CGA の視点が十分に加味された CI の普及が望まれる．しかしその対極として，アウトカム指標としての，多発外傷などの重度の救急疾患の救命率や，手術を含めた 3 大疾病の治療成績が依然として重視されることは当

然であり，高度先進医療に対する期待は増加の一途である．「地域包括ケア病棟」の新設により，急性期・慢性期の横断的な共通の評価項目となる，「DPCデータ」の提出がもたらす意義ははかりしれない．今後はデータの集積とともに，DPCデータを用いた質向上へのアプローチが一般化・慣例化される可能性が高まる．

「ときどき入院，ほぼ在宅」の実現のために，慢性期医療に期待される中心的役割は「在宅医療」そのものの充実と，それを支える「地域包括ケア病棟」の診療機能の向上である．シフトが加速している「在宅医療」の質を測るCIと，それを支え「最大で最強の病棟」に発展することが期待される「地域包括ケア病棟」におけるCIの策定が切望される．同時に，急性期と慢性期の癒合を可能とする横断的な「DPCデータ」の集積は，今後の診療の質評価の大きな道標となることが期待される．

7 おわりに

「第19番目の専門医」として位置づけられる「総合診療医」とは，「common diseaseや高齢者に特有の病態に対する豊富な知識をもち，急性疾患や急変時のプライマリケア能力も十分に兼ね備え，同時に慢性疾患の長期的管理，後方病院との円滑な連携強化，介護保険サービスの有効かつ適切な活用などを，総合的・包括的な視点に立って実践・指導・マネジメントできる医師」である．

医療が提供される限りは，病院・診療所・介護施設・在宅系施設などのいかなる場においても，質の担保と向上が求められることは必然である．それぞれの医療機関・施設の規模や特色・能力に応じたCIの評価項目を，CGAの視点を加味しながら積極的に導入して，多職種の医療チームで共有すべきである．総合診療医が中心となり，CIとCGAを診療と管理の基本ツールとして活用することを，慣例化・習慣化・常識化し，診療の質の向上を目指していくことが求められている．総合診療医は，「サイエンス（科学）」と「アート（人文学）」をバランスよく臨床の場に適用するという慢性期医療の神髄を実践する，チーム医療のリーダーでなければならない．

「良質な総合診療医がいなければ，日本の医療は成り立たない」．

▶引用文献

1) Avedis Donabedian 著，東尚宏訳：医療の質の定義と評価方法，健康医療評価研究機構，2007．
2) 矢野諭，武久洋三：慢性期医療の臨床指標(Clinical Indicator)の導入と活用—慢性期医療における診療の質を測る．日本医療・病院管理学会誌 48(2)：23-33, 2011．
3) 矢野諭：在宅医療における総合機能評価と疾病管理．日本慢性期医療協会編．在宅医療認定医講座テキスト，p131-144，厚生科学研究所，2013．
4) 鳥羽研二監：高齢者総合機能評価ガイドライン，厚生科学研究所，2003．
5) 鳥羽研二担当編：高齢者への包括的アプローチとリハビリテーション，メジカルビュー社，2006．
6) 日本老年医学会編：老年医学系統講義テキスト，西村書店，2013．
7) 日本呼吸器学会編：医療・介護関連肺炎診療ガイドライン，2011．
8) 石垣和子，金川克子監，山本則子編：高齢者訪問看護の質指標—ベストプラクティスを目指して，日本看護協会出版会，2008．

Chapter 11 慢性期医療における医療事故防止対策

飯田達能

【 1 ～ 6 の初出】
鳥羽研二監，日本慢性期医療協会編：慢性期医療認定講座テキスト―慢性期の医療と看護のポイント解説，厚生科学研究所，p91-100, 2009.

1 医療事故防止対策（リスクマネジメント）の歴史

医療事故防止対策（リスクマネジメント）は歴史的に変化してきている．

そもそも欧米の企業において，災害，事故，犯罪，財務上の諸問題や訴訟から組織の損害をいかに小さくとどめ，生き残っていくかという考え方をリスクマネジメントといい，医療界では患者の安全あるいは医療事故防止対策としてこの言葉が普及してきた．

昔は「気合で乗り切ってきた」とか「KKD（勘と経験と度胸）の世界」といわれてきたが，リスクマネジメントの考え方が，表11-1のように変わってきた．

人の性質は，「人は間違うべきではない」から「人は間違うもの」へ，過誤の原因は，「個人に問題」から「システムに問題」へ，責任の所在は，「個人の責任」から「リーダー」へ，解決の方法は，「医療界のなかで解決」から「他産業から学ぶ」へ，管理の対象も「危険管理」から「安全管理」へ，質と安全の関係も「質とリスクマネジメントは別」から「質と安全はコインの裏表」へと変わってきた．

医療におけるリスクマネジメントは，第一に患者のため，第二に医療従事者1人ひとりのため，第三に組織のためにある．

2 医療事故と医療過誤

医療事故とは，医療を行う過程で，原疾患ではなく医療行為により生じた健康被害で，過誤を伴わない医療事故（adverse event）と医療過誤（medical error）に大別される．健康障害を伴わないものを「インシデントまたはヒヤリ・ハット事例」という．過誤を伴わない医療事故とは例えば，抗菌薬のテストは最近行われなくなっている．そのため，問診で薬剤のアレルギーがないことを十分に確認したうえで抗菌薬の点滴注射を施行したところ，アレルギー反応を起こしてしまった場合である．

医療過誤には，医療計画と医療執行での過ちがある．平均的な医療従事者に通常期待される診療水準を下回ったものを過失といい，医療過誤には，この過失も含まれる．過誤を伴わない医療事故は，回避が困難だが，医療過誤による医療事故は，計画段階と執行段階で回避可能である．

3 医療事故の例，そして医療安全の事業と制度

米国では，1994年のダナファーバー事件がきっかけで（表11-2, 11-3），1996年の大

表11-1 医療安全の新たな概念

	旧	新
人の性質	人は間違うべきではない	人は間違うもの
過誤の原因	個人に問題	システムに問題
責任の所在	個人の責任	リーダー
解決の方法	医療界の中で解決	他産業から学ぶ
管理の対象	危険管理	安全管理
質と安全の関係	質とリスクマネジメントは別	質と安全はコインの裏表

表11-2 医療安全　国際潮流

	米国	日本
1994	ダナファーバー事件	
1996	大統領諮問委員会	
1999	IOM報告書	横浜市立大学病院事件 都立広尾病院事件
2000	QuIC報告書	
2001		患者安全行動

表11-3 医療事故の例

- ダナファーバー事件：ハーバード大学関連病院でがんの専門病院における抗がん剤の過量投与でジャーナリストが死亡した事件．治験が多く抗がん剤の過量を薬剤科でも見過ごしてしまった
- 横浜市立大学病院事件：心臓病の患者と呼吸器疾患の患者を取り違えて手術してしまった事件
- 都立広尾病院事件：消毒薬を間違えて注射し，患者が死亡した事件

表11-4 医療事故の状況（IOM, 1999）

	ユタ・コロラド州（1992）	ニューヨーク州（1984）
方法	1.5万人の診療録	3万人の診療録
頻度	2.90%	3.70%
うち医療過誤	53%	58%
全米での推計（入院3,360万人）	死亡4.4万人	死亡9.8万人
日本での推計（入院1,170万人）	死亡1.5万人	死亡3.4万人

統領諮問委員会の報告や，1999年のIOM報告書（表11-4），2000年のQuIC報告書が相次いで出され，医療事故への関心が高まった．日本でも，1999（平成11）年の横浜市立大学病院事件や都立広尾病院事件で医療事故への関心が高まり，さまざまな事業や制度の改革が行われてきた（表11-5）．

4 医療事故の件数

日本の医療事故での推計死亡者数は年間約3万人である（表11-4）．交通事故での死亡者数4,373人（2013（平成25）年）と比べかなり多いことがわかる．これから，年間100床当たり約100件のインシデント，約10件のアクシデント・事故，約0.24件の重大事故発生が推測される．インシデントの分析を行い，事故を防止し，重大事故を未然に防ぐことが求められている（ハインリッヒの法則，表11-6）．

5 慢性期医療における医療事故のリスクの変化と特徴

慢性期医療の療養病床では，医療制度改革による急性期病床の平均在院日数の短縮やDPC導入のために重症患者の入院が増加し，さらに患者・家族のニーズの多様化，求められる医療レベルの高度化，そして，看護師，介護職員の増員の困難さから現場の業務量は増大し，事故発生の危険性が高まってきている．また，患者は高齢化，重症化し，意思疎通が困難な患者が増え，患者参加の医療事故防止が困難になってきている．慢性期医療における医療事故防止対策の重要性はさらに高まってきているわけである．

急性期病床での医療事故は，注射，投薬など治療面で多いが，慢性期医療での事故は，転倒・転落など，高齢化，認知障害に関する事故が多いのが特徴である（表11-7）．

6 医療安全の管理

❶ 組織の体制づくりと組織的な取組み

組織横断的な医療安全推進委員会の運営，医療安全管理者の配置，医療安全マニュアル（表11-8，11-9）の作成・運用，インシデント・アクシデント報告からの分析（表11-10，11-11），医療安全の職員への教育を行う．

表11-5 主な医療安全関連の経緯

年	月	内容
2000年	9月	特定機能病院や医療関係団体への大臣メッセージ
2001年	3月	「患者安全推進年」とし，共同行動を推進（PSA）
	4月	医療安全推進室設置
	5月	医療安全対策検討会議の発足
	6月	ヒューマンエラー部会及び医薬品・医療用具等対策部会の設置
	10月	医療安全対策ネットワーク整備事業（ヒヤリ・ハット事例収集等事業）開始
2002年	4月	『医療安全推進総合対策』策定
	7月	ヒヤリ・ハット事例検討作業部会設置（至平成16年3月）
		医療に係る事故事例情報の取扱いに関する検討部会設置
	10月	医療機関における安全管理体制の強化（医療法施行規則改正平成14年10月1日）
2003年	4月	特定機能病院及び臨床研修病院における安全管理体制の強化
		（医療法施行規則改正平成15年4月1日）
		「医療安全支援センター」の設置開始
	7月	医療に係る事故事例情報の取扱いに関する検討部会の下に「医療に係る事故報告範囲検討委員会」設置
	12月	「厚生労働省大臣医療事故対策緊急アピール」の発出
2004年	4月	事例検討作業部会の設置（ヒヤリ・ハット事例検討作業部会の改組）
		ヒヤリ・ハット事例収集の全国展開等10月医療事故事例等の収集を開始
2005年	4月	ヒューマンエラー部会の改組（事例検討部会との再編）
		ヒヤリ・ハット事例の収集方法等の改善・定点化等
	6月	医療安全対策検討会議から厚生労働省「今後の医療安全対策について」（ワーキンググループ報告）を提出
	9月	診療行為に関連した死亡の調査分析に係るモデル事業
		周産期医療施設オープン病院化モデル事業
2006年	6月	「第164回通常国会」での医療制度改革成立（衆参両院の厚生労働委員会で，法案の付帯決議等において，事故原因を究明する第3者機関の創設が求められた）
	8月	「新医師確保総合対策」の策定
2007年	2月	「産科医療補償制度運営組織準備委員会」発足（日本医療機能評価機構）
	3月	報告書「集中治療室（ICU）における安全管理について」を公表
		報告書「医療安全管理者の業務指針及び要請のための研修プログラム作成指針」を公表
		厚生労働省試案「診療行為に関連した死亡の死因究明等のあり方に関する課題と検討の方向性」を公表
	4月	「診療行為に関連した死亡の死因究明等のあり方に関する検討会」設置

出典：厚生労働省ホームページ．

❷ インシデント・アクシデントの2つの分析方法

インシデント・アクシデントの分析方法には，根本原因分析法（Root Cause Analysis：RCA）と失敗モード影響分析法（Failure Mode and Effects Analysis：FMEA）がある．

1 根本原因分析法（RCA）

RCAは，発生したインシデント・アクシデントの報告を分析し，得られた根本原因に対する対策を立て，診療行為にフィードバックする再発防止システムの1つである．

2 失敗モード影響分析法（FMEA）

FMEAは，患者に有害事象が発生する前にあらかじめ，医療行為の過程からリスクの高い領域を選定し，失敗する可能性のある要因を予測することによって立案した対策を実施し，医療事故の発生を防ぐという未然防止システムの1つである．

表11-6 ハインリッヒの法則

重大事故1件のかげには	
事故	29件
ヒヤリ・ハット	300件

表11-7 慢性期医療におけるインシデント・アクシデント

①転倒事故
　自己のADLを認知できていない患者
　歩行中の転倒
　立位保持が困難な患者の転倒
②転落事故
　車いすからのずり落ち
　ベッドからの転落
③誤嚥，誤飲事故
　嚥下反射の衰え，脳血管疾患による麻痺
　飲食物の誤嚥
　唾液等の誤飲
④介護ミスによる事故
　オムツ交換時の骨折
　利用者の皮膚損傷
⑤入浴時の事故
⑥褥瘡発生　発生危険度
⑦誤薬
⑧誤認　　患者本人からは…

表11-8 院内の事故防止マニュアル

医療安全マニュアル
- 転倒，転落防止　　転倒転落評価表
- 注射　・誤認防止　・医療機器使用
- 針刺し防止
- 静脈注射規定
- 院内暴力に対する対応　暴行事故報告書
- 医療機器管理マニュアル
- 医薬品管理マニュアル

表11-9 医療安全マニュアル

- 医療安全への取り組み方針
- 委員会規定
- 組織図
- 研修について
- インシデント，アクシデント報告
- 重大事故発生時の対応

表11-10 インシデント・アクシデント報告制度と分析

医療安全マニュアルの中に
『当該報告を提出したこと又はその内容を理由に不利益処分を行ってはならない』
と規定されているが職員の中には，出したくないと考えている者もいる．提出することで事故防止に役立てる，責めるものではない，ヒヤリハットした出来事でも提出してほしいという，繰り返しの意義づけが必要
＊インシデントレポートは組織全体の安全性向上のツールである

表11-11 インシデント・アクシデント分析方法

分析には時間がかかる．インシデント・アクシデント報告をトリアージし，重要な事例を選んで，詳細分析を行い対策を検討する．

分析方法
① SHELL分析
② 4M-4E
③ FMEA
④ RCA

表11-12 できるだけ具体的な対策立案

1. 環境対策 failsafe foolproof
　①やめる（排除）　KCLは病棟に置かない
　②できないようにする
　　経腸ラインと輸液ラインの口径を変える
　③わかりやすくする（容易化）
　　手順を表示する．色分けする
　④やりやすくする（代替化）
　　オーダリングと連動した点滴ラベル
　⑤エラーが発生しても影響を最小にする（影響緩和）
　　低床ベッド．エマージェンシーコール

❸ 医療安全のための対策立案と職員教育

1 KYT（危険予知トレーニング）

　6名前後の多職種混合で対面できる座席を1グループとして，5～6グループを配置できるようにする．多職種混合にする目的は，職種により観点が異なってくるため，いろいろな観点の見方を知ることができるからである．講義内容，進め方は表11-14の通りである．図11-1～11-3に例題を示す．

　講義の最後に，参加者が現場に戻ったときに，他の職員と協力して危険予知，事故防止を

表11-13 インシデント・アクシデントレポート

インシデントアクシデントレポート

管理No.

部署名	院長	医療安全推進 委員会委員長	事務部長	看護部長	主治医	所属長

※当事者または責任者が記入してください。該当箇所を○で囲んでください。
※看護部以外の部署は、「患者への影響レベル」が「3」以上は必ず看護部長へ提出願います。

表題	1. 転倒・転落、2. 急変、3. 誤薬、4. ルート・チューブ類抜去 その他（　　　　　　　　　　　　　　　　　　　　）
概要 (詳細に)	
対応、または 緊急に行った処置	0　患者へ実施されなかった。ヒヤリ・ハット。 1　患者への実害なし。 2　治療必要とせず。観察強化。 3　事故により検査が必要、または治療が必要。 4　事故により障害が発生。治療を行ったが重大な後遺症あり。 5　事故により死亡。
患者への 影響レベル	

問題発生年月日	年　　月　　日（　　）曜日			
発生時間	時　　分　　ごろ			不明
発生場所	病棟　病室　ナースステーション　手術室　病棟浴室　緊急外来　病棟食堂　検査室　病棟その他　トイレ 廊下　階段　CT検査室　MR検査室　X線TV室　機能訓練室　X線撮影室 製剤室　職員食堂　その他・院内・院外　放射線科受付　薬局　不明			

当事者職種 (複数の場合は 人数も記入)				
職種経験年数	約　　年　　か月			不明
部署経験年数	約　　年　　か月			不明

各部署では、毎月末に、レベル別件数を安全推進委員会事務局に報告する

部署（　　　　　　　　　　）
※当事者本人または、責任者が記入または、該当箇所を○で囲んでください。

発見者	当事者本人	他患者	同職種者	不明	多職種者	その他（　　　）	患者本人	家族・付き添い

| 患者の心身状態
(転倒転落の場合
は転倒転落の主原
因と考えられる
ものには◎) | 意識障害　認知症・健忘　睡眠中　障害なし　療養環境（明るさや滑りやすさなど）　転倒転落は今回が初めて・2回目以上 | 視覚障害　上肢障害　せん妄状態　その他（　　　）　薬剤の影響下　麻酔中・麻酔前後 | 聴覚障害　下肢障害　　　　　　　　　　構音障害　歩行障害　　　　　　　　　　精神障害　床上安静　不明 |

| 患者数 | 1人　複数 |
| 患者の年齢・性別 | 　　　歳（おおよその推定でも可）　男　女 |

| 状況
(インシデントが
発生した場面) | 1. 療養上の世話や療養生活の場面に関連　2. 治療・処置に関連
3. 薬剤・輸血に関連　4. 検査に関連
5. 医療用具（機器）・ドレーン・チューブ類に関連　6. 指示・情報伝達に関連
7. その他（　　　　　　　　　　　　） |

| 発生要因
(要因に関連する
と推測される
項目) | 確認　観察　判断　知識　技術・手技
報告等　身体的状況　心理的状況　システム　連携
記録等の記載　患者氏名・姓名類似　勤務状況　環境　医療器具・器具・材料
薬剤　諸物品　施設　設備　説明・対応
その他（　　　　　　　　　　　　　　　　　　　　） |

| 間違いの実施の有無と
インシデントの影響度 | 1. 間違いが実施される前に
発見された
2. 間違いが実施されたが影響なかった
影響度：小（処置不要）・中・大（生命に影響しうる）・不明 |

| 発生場面 | 転倒・転落・栄養　処方・与薬　入浴　排泄　留置針・チューブ類　その他の生活場面
給食・給水　内視鏡検査　処置　外出・外泊関係　抑制に関わること
針刺し事故　オーダー指示出し　手術　麻酔　誤嚥・誤飲　その他の治療過程　情報伝達過程
院内での暴力　自殺　盗難　診察　熱傷・凍傷　調剤・調剤管理
　　　　　　　　物品輸送　医療ガス　診療情報管理　患者・家族への説明
　　　　　　　　　　　　　　放射線管理　医療器具使用・管理　施設・設備　点滴
その他（　　　　　　　　　　　　　　　　　　　　） |

| 事故が発生した
背景・要因 | |
| 実施した、もしくは
考えられる改善策 | |

表11-14 KYTの講義内容及び進め方

1. KYTの運営準備
① 準備
自院で起こったインシデント・アクシデントのうち，例えば，転倒，転落など，頻度の高い案件を選択する
② シナリオ作成（状況）
③ シナリオに沿った状況の写真の作成（30分）
④ 写真の問題となるポイントを列記しておく（司会進行者の資料として）

2. 当日の講義内容及び進め方
1回当たり30分程度
例）1回目：12：00～，2回目：12：30～
1組6名（多職種），4～10組/回
① KYTの目的を説明する
自院のインシデント・アクシデントで頻度の高い案件を題材にし，インシデント・アクシデントを未然に防ぐ．統計的に，多くのインシデント・アクシデントが発生している場面を選択していること，他職種の多様な見方を踏まえて意見交換ができるようにしたことを説明する
② グループごとに自己紹介を行う
③ 写真に示す場面を説明する
④ 写真を見て，グループごとにどこが危ないか話し合う（写真1枚につき5分程度）
⑤ 十分討議されてきた頃を見計らい，グループごとに，どこが危ないか，その理由，どのように改善すべきかを1項目ずつ発表する
⑥ 司会進行者は，その発表を踏まえてコメントを加える．参加者の意欲を高め，医療安全について前向きな印象を植えつけるため，否定的なコメントはせず，可能な限り，前向きで，肯定的表現を用いる

- 80歳，女性
- 心房細動あり，ワーファリン®服用
- 脳梗塞による右片麻痺
- 右上肢に内出血，表皮剥離あり
- 検査に向かうため，車いすに移乗しようとしている．

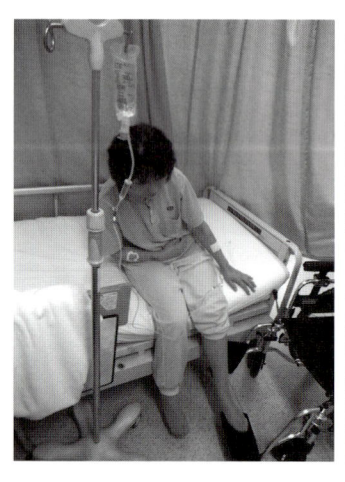

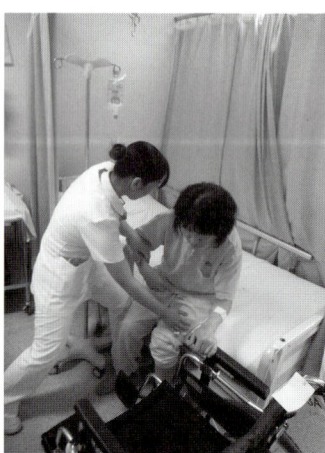

問題点
①移乗前
- 車いすのブレーキがかかっていない．
- 左下腿のズボンが上がっていて，表皮剥離のリスクが高い．
- 車いすフットレストに左下肢が乗っている．

②移乗介助中
- 看護師が表皮剥離の右上肢をつかんでいる．
- 看護師の左下肢が患者の両下肢の間に入っていない．
- 車いすのブレーキがかかっていない．

図11-1 例題1

進める意欲をもったかどうか挙手を求める．挙手が多くなるように講義を進めることにより，参加者の医療安全への意欲が刺激されることになる．さらに，演者の意欲も上がることになる（写真11-1）．

7 医療事故調査制度

❶ 医療事故調査制度

医療事故が発生した医療機関においては自

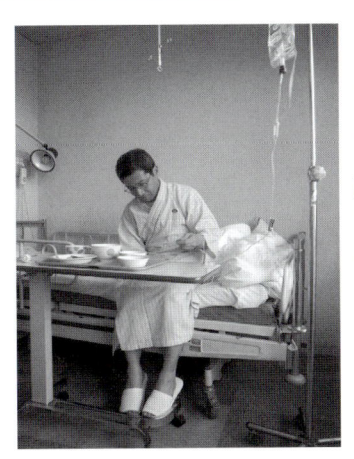

- 50歳，男性
- 脳梗塞による右片麻痺
- ベッド端座位で食事をしている．

問題点
- 足底が浮いており，患者が右方へ転倒しやすい．
- オーバーテーブルは固定されず，前方へ転倒しやすい．
- 滑りやすいスリッパをはいている．
- 食事やナースコールが，オーバーテーブルの麻痺側で注意不足の空間に置いてある．

図 11-2　例題 2

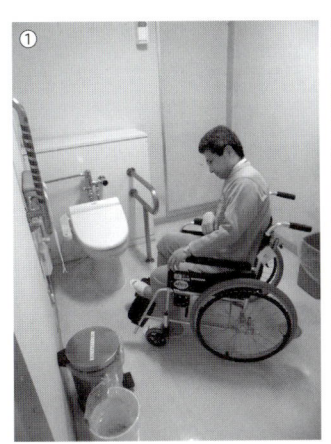

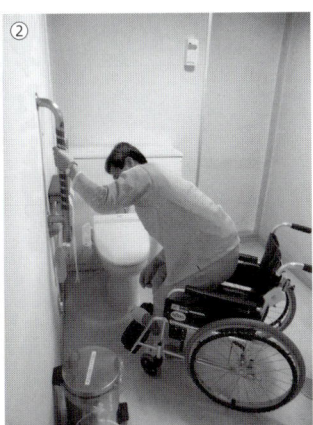

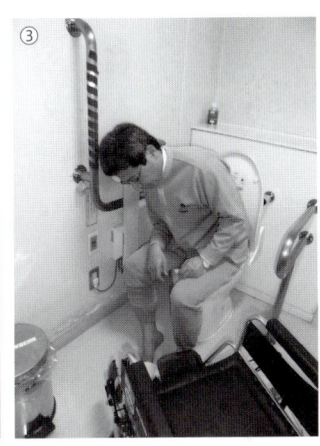

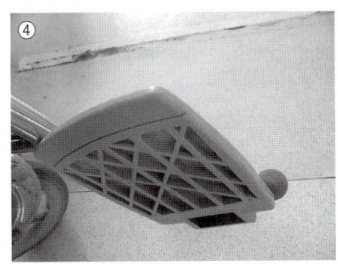

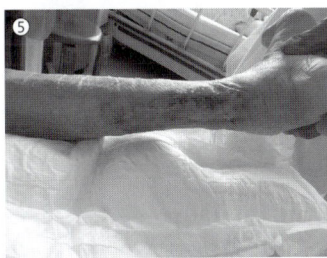

- 54歳，男性
- 脳梗塞による右片麻痺
- リハビリテーション目的で入院
- 1人で車いすトイレへ移動

問題点

①移乗前
- 車いすの位置，角度

②移乗を開始
- ブレーキがかかっていない．
- フットレストに右足（麻痺側）がのったまま．
- 右足（麻痺側）のズボンが上がっていて表皮剝離の危険がある．
- トイレのふたが閉じたままで開けようと手すりから手を放す危険がある．
- 靴ではなく滑りやすいスリッパをはいている．

③排泄中
- 手すりが麻痺側で座位姿勢が不安定．
- スリッパが脱げかけている．
- 右足（麻痺側）が浮いている．
- トイレットペーパーが垂れ下がっていて洗浄ボタンやナースコールが見えにくく押せない．
- 転倒したときにゴミ箱にぶつける危険がある．
- 自立となっていることが問題（自立でこのトイレを利用している）．

図 11-3　例題 3

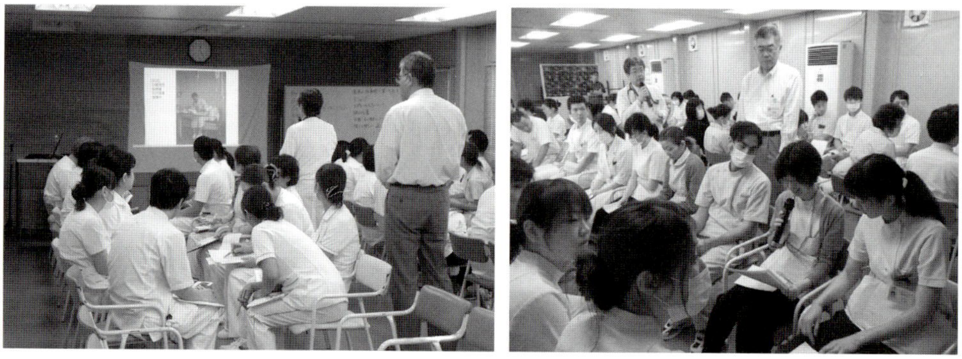

写真 11-1　永生病院における KYT トレーニングの様子

表 11-15　医療事故の定義について（医療に起因し，または起因すると疑われるもの）

法律	省令	通知
第6条の10 　病院，診療所又は助産所（以下この章において「病院等」という．）の管理者は，医療事故（当該病院等に勤務する医療従事者が提供した医療に起因し，又は起因すると疑われる死亡又は死産であつて，当該管理者が当該死亡又は死産を予期しなかつたものとして厚生労働省令で定めるものをいう．以下この章において同じ．）が発生した場合には，厚生労働省令で定めるところにより，遅滞なく，当該医療事故の日時，場所及び状況その他厚生労働省令で定める事項を第6条の15第1項の医療事故調査・支援センターに報告しなければならない．	○省令事項なし	医療に起因し，又は起因すると疑われるもの ○　「医療」に含まれるものは制度の対象であり，「医療」の範囲に含まれるものとして，手術，処置，投薬及びそれに準じる医療行為（検査，医療機器の使用，医療上の管理など）が考えられる． ○　施設管理等の「医療」に含まれない単なる管理は制度の対象とならない． ○　医療機関の管理者が判断するものであり，ガイドラインでは判断の支援のための考え方を示す． ※次頁参照：「医療に起因する（疑いを含む）」死亡又は死産の考え方

資料：地域における医療及び介護の総合的な確保を推進するための関係法律の整備等に関する法律の一部の施行（医療事故調査制度）について（平成 27 年 5 月 8 日医政発 0508 第 1 号）別添．

院の安全委員会などによって院内調査を行い，その調査報告を民間の第三者機関（医療事故調査・支援センター）が収集・分析することで再発防止につなげる．医療事故調査制度は，2015（平成 27）年 10 月に施行され，医療の安全を確保するために，医療事故の再発防止を行うもので，責任を追及するものではない．医療事故の原因を個人の医療従事者に帰するのではなく，医療事故が発生した構造的な原因に着目した調査を行い，報告書を作成する．

❷ 対象となる医療事故の定義

　病院などに勤務する医療従事者が提供した医療に起因し，または起因すると疑われる死亡または死産であって，当該管理者が当該死亡または死産を予期しなかったものとして厚生労働省令で定めたもの（表 11-15 〜 11-18）．

❸ 医療事故発生後の流れ

　医療機関は，医療事故が発生した場合，まずは遺族に説明を行い，医療事故調査・支援センターに報告する（図 11-4）．その後，速やかに院内事故調査を行う（院内事故調査委員会を召集し原因分析，再発防止対策を作成）．医療事故調査を行う際には，医療機関は医療事故調査の支援団体に対し，医療事故調査

表11-16 「医療に起因する（疑いを含む）」死亡または死産の考え方

> 「当該病院等に勤務する医療従事者が提供した医療に起因し，または起因すると疑われる死亡または死産であって，当該管理者が当該死亡または死産を予期しなかったもの」を，医療事故として管理者が報告する．

「医療」（下記に示したもの）に起因し，または起因すると疑われる死亡または死産（①）	①に含まれない死亡または死産（②）
○ 診察 　- 徴候，症状に関連するもの ○ 検査等（経過観察を含む） 　- 検体検査に関連するもの 　- 生体検査に関連するもの 　- 診断穿刺・検体採取に関連するもの 　- 画像検査に関連するもの ○ 治療（経過観察を含む） 　- 投薬・注射（輸血含む）に関連するもの 　- リハビリテーションに関連するもの 　- 処置に関連するもの 　- 手術（分娩含む）に関連するもの 　- 麻酔に関連するもの 　- 放射線治療に関連するもの 　- 医療機器の使用に関連するもの ○ その他 以下のような事案については，管理者が医療に起因し，又は起因すると疑われるものと判断した場合 　- 療養に関連するもの 　- 転倒・転落に関連するもの 　- 誤嚥に関連するもの 　- 患者の隔離・身体的拘束／身体抑制に関連するもの	左記以外のもの <具体例> ○ 施設管理に関連するもの 　- 火災等に関連するもの 　- 地震や落雷等，天災によるもの 　- その他 ○ 併発症 　（提供した医療に関連のない，偶発的に生じた疾患） ○ 原病の進行 ○ 自殺（本人の意図によるもの） ○ その他 　- 院内で発生した殺人・傷害致死，等

※1　医療の項目には全ての医療従事者が提供する医療が含まれる．
※2　①，②への該当性は，疾患や医療機関における医療提供体制の特性・専門性によって異なる．
資料：地域における医療及び介護の総合的な確保を推進するための関係法律の整備等に関する法律の一部の施行（医療事故調査制度）について（平成27年5月8日医政発0508第1号）別添．

表11-17 医療事故の定義について（当該死亡または死産を予期しなかったもの）

法　律	省　令	通　知
第6条の10 　病院，診療所又は助産所（以下この章において「病院等」という．）の管理者は，医療事故（当該病院等に勤務する医療従事者が提供した医療に起因し，又は起因すると疑われる死亡又は死産であって，当該管理者が当該死亡又は死産を予期しなかったものとして厚生労働省令で定めるものをいう．以下この章において同じ．）が発生した場合には，厚生労働省令で定めるところにより，遅滞なく，当該医療事故の日時，場所及び状況その他厚生労働省令で定める事項を第6条の15第1項の医療事故調査・支援センターに報告しなければならない．	当該死亡又は死産を予期しなかったもの ○ 当該死亡又は死産が予期されていなかったものとして，以下の事項のいずれにも該当しないと管理者が認めたもの 一　管理者が，当該医療の提供前に，医療従事者等により，当該患者等に対して，当該死亡又は死産が予期されていることを説明していたと認めたもの 二　管理者が，当該医療の提供前に，医療従事者等により，当該死亡又は死産が予期されていることを診療録その他の文書等に記録していたと認めたもの 三　管理者が，当該医療の提供に係る医療従事者等からの事情の聴取及び，医療の安全管理のための委員会（当該委員会を開催している場合に限る．）からの意見の聴取を行った上で，当該医療の提供前に，当該医療の提供に係る医療従事者等により，当該死亡又は死産が予期されていると認めたもの	○ 左記の解釈を示す． ・省令第一号及び第二号に該当するものは，一般的な死亡の可能性についての説明や記録ではなく，当該患者個人の臨床経過等を踏まえて，当該死亡又は死産が起こりうることについての説明及び記録であることに留意すること． ・患者等に対し当該死亡又は死産が予期されていることを説明する際は，医療法第一条の四第二項の規定に基づき，適切な説明を行い，医療を受ける者の理解を得るよう努めること． 参考）医療法第一条の四第二項 　医師，歯科医師，薬剤師，看護師その他の医療の担い手は，医療を提供するに当たり，適切な説明を行い，医療を受ける者の理解を得るよう努めなければならない．

資料：地域における医療及び介護の総合的な確保を推進するための関係法律の整備等に関する法律の一部の施行（医療事故調査制度）について（平成27年5月8日医政発0508第1号）別添．

表 11-18 医療事故の定義について（死産）

法 律	省 令	通 知
第6条の10 　病院，診療所又は助産所（以下この章において「病院等」という．）の管理者は，医療事故（当該病院等に勤務する医療従事者が提供した医療に起因し，又は起因すると疑われる死亡又は死産であって，当該管理者が当該死亡又は死産を予期しなかったものとして厚生労働省令で定めるものをいう．以下この章において同じ．）が発生した場合には，厚生労働省令で定めるところにより，遅滞なく，当該医療事故の日時，場所及び状況その他厚生労働省令で定める事項を第6条の15第1項の医療事故調査・支援センターに報告しなければならない．	○　省令事項なし	死産について ○　死産については「医療に起因し，又は起因すると疑われる，妊娠中または分娩中の手術，処置，投薬及びそれに準じる医療行為により発生した死産であって，当該管理者が当該死産を予期しなかったもの」を管理者が判断する． ○　人口動態統計の分類における「人工死産」は対象としない．

資料：地域における医療及び介護の総合的な確保を推進するための関係法律の整備等に関する法律の一部の施行（医療事故調査制度）について（平成27年5月8日医政発0508第1号）別添．

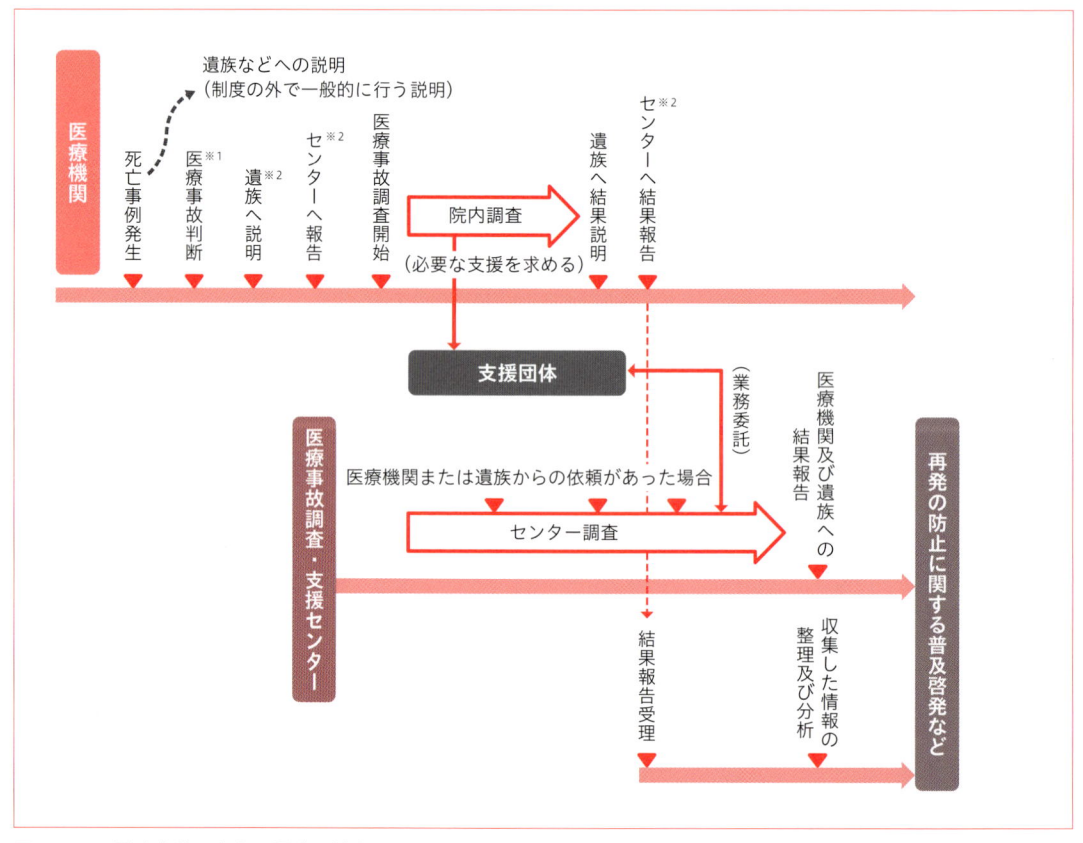

図 11-4　医療事故にかかる調査の流れ
※1　管理者が判断するうえでの医療事故調査・支援センターまたは支援団体へ相談が可能
※2　センターとは「医療事故調査・支援センター」

に必要な支援を求め，原則として外部の医療の専門家の支援を受ける．院内事故調査の終了後，調査結果を遺族に説明し，医療事故調査・支援センターに報告する．また，医療機関が「医療事故」として医療事故調査・支援センターに報告した事案について，遺族または医

療機関が医療事故調査・支援センターに調査を依頼したときは，医療事故調査・支援センターが調査を行うことができる．調査終了後，医療事故調査・支援センターは，調査結果を医療機関と遺族に報告する．

　慢性期医療における医療事故のリスクの高まるなかで，われわれは組織的に医療安全を図ることが求められている．

▶参考文献

1）石河雅彦：RCA 実践マニュアル―再発防止と医療安全教育への活用，第 2 版．医学書院，2012．
2）日本病院管理学会：医療安全用語事典，エルゼビア・ジャパン，2004．
3）鳥羽研二監，日本慢性期医療協会編：慢性期医療認定講座テキスト―慢性期の医療と看護のポイント解説，厚生科学研究所，2009．
4）厚生労働省「医療事故調査制度に関する Q & A」平成 27 年 9 月 28 日更新．

Chapter 12 在宅最前線の慢性期医療
——高齢者ケア 訪問看護の立場から

秋山正子

1 はじめに

　筆者は1992（平成4）年，老人保健法の改正で生まれた老人訪問看護ステーション制度の初年度から，東京都新宿区で訪問看護をはじめた．

　当初は，自分の家族の経験（1990（平成2）年に実姉（41歳）の末期がんの自宅での療養を支援したこと）からの興味もあり，在宅ホスピスとしてのターミナルケア＝エンドオブライフケア（end of life care）を訪問看護として引き受けるところからはじまった．

　当時は，在宅ケアそのものを実践している医療機関は少なく，ましてやターミナルケアまで行っているところは稀であった．1992（平成4）年度内に日本全国に開設された訪問看護ステーションが200か所，東京都内でも9か所といった数字でもわかる通りである．

　その後，比較的若いがん患者と家族を支援しつつ，その他，高齢者の非がん患者の在宅ターミナルケアにも携わる機会が多くなった．難病患者や，時には小児まで，さまざまな在宅での看取りにかかわっていくうちに，家族で看取ること自体も難しい老老介護の状態や，一人暮らしの人でも，地域でネットワークを組み，1人ひとりに合ったチームを形成すれば地域で暮らし続けることが可能となることを経験するようになった．そこで医療だけではもはや看取りは支援できない，医療と介護とが本当に手を組んで，同じ方向で進んでいかないと，とても最期までを看ることはできないと実践のなかで感じ，地域のなかで，仲間づくりにも励むようになった．

　一方で，訪問看護ステーションの利用人数と自宅死亡の割合は相関関係にあり，比較的医療過疎の地域で，高齢者人口に対する訪問看護ステーションの設置率の高い自治体が，自宅看取り率が高く（奈良県，長野県），病院の数の多い九州・四国地方は訪問看護の利用者も少なく自宅死亡者も少ない現状がある．つまり，在宅看取りの可能性に訪問看護ステーションの利用は欠かせない要素となっているようだ．

　こういった経験を踏まえて，看取りも視野に入れ，かつ，予防の視点をもった（重度化・重装備化しないことも含む）高齢者ケアを訪問看護の立場から述べることとする．

2 地域包括ケアのなかで在宅ケアが推奨される理由

　2012（平成24）年，厚生労働省が示した地域包括ケアの図12-1は，日常生活圏域（30分でかけつけられる圏域）のなかに，医療・介護・予防・生活支援・住まいの5つの視点での取組みが，包括的，かつ継続的に行われることが必要であることを表している．これは，厚生労働省では部局を横断し，かつ国土交通省までも巻き込んでの思い切った施策の提言であった．このことは，「2025年問題」と呼ばれる団塊世代が75歳以上になるというきたるべき超高齢社会，すなわち多死社会を意識してのことである．

　その地域包括ケアシステムは進化を遂げてきていて，植木鉢の図と呼ばれるものになった（図12-2）．ここでの着目は，今まで登場をしなかった「当事者」である．土台となる鉢皿の部分に「本人・家族の選択と心構え」という表記が新たに加わった．

図12-1 地域包括ケアシステム

出典：厚生労働省.

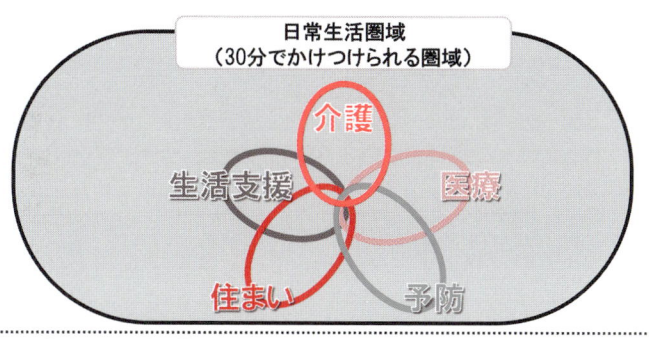

【地域包括ケアの5つの視点による取組み】
地域包括ケアを実現するためには、次の5つの視点での取組みが包括的(利用者のニーズに応じた①〜⑤の適切な組み合わせによるサービス提供)、継続的(入院、退院、在宅復帰を通じて切れ目ないサービス提供)に行われることが必須。

①医療との連携強化
・24時間対応の在宅医療、訪問看護やリハビリテーションの充実強化。

②介護サービスの充実強化
・特養などの介護拠点の緊急整備(平成21年度補正予算：3年間で16万人分確保)
・24時間対応の在宅サービスの強化

③予防の推進
・できる限り要介護状態とならないための予防の取組や自立支援型の介護の推進

④見守り、配食、買い物など、多様な生活支援サービスの確保や権利擁護など
・一人暮らし、高齢夫婦のみ世帯の増加、認知症の増加を踏まえ、様々な生活支援(見守り、配食などの生活支援や財産管理などの権利擁護サービス)サービスを推進。

⑤高齢期になっても住み続けることのできるバリアフリーの高齢者住まいの整備(国交省)
・高齢者専用賃貸住宅と生活支援拠点の一体的整備、持ち家のバリアフリー化の推進

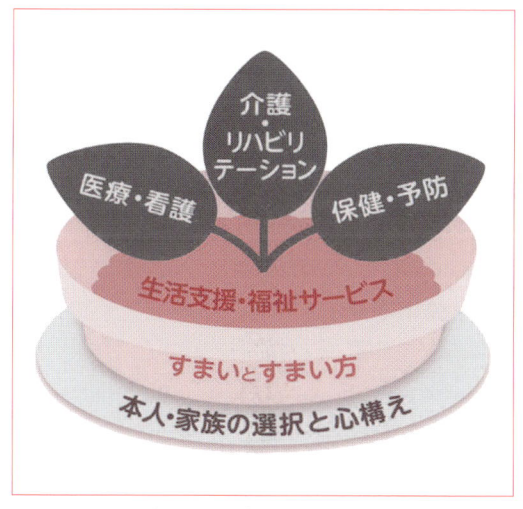

図12-2 地域包括ケア（植木鉢の図）

出典：厚生労働省.

　この地域包括ケアを実現するためには、当然のことに在宅医療の推進がなければならない．2012（平成24）年に出された2025（平成37）年に向けての医療・介護機能再編の方向性のイメージである図12-3の右端の台形に添えられた「施設」から「地域」へ・「医療」から「介護」への文言からも在宅サービスや，居住系サービスの充実を図らなければ先へは進めないことが明確になった．このときに「在宅医療・介護あんしん2012」（図12-4）が出されて在宅医療・介護の推進は看取りも含めて，喫緊に対応すべき問題であるとされ，そのための予算での対応、制度的対応、診療報酬・介護報酬での対応が具体的になされた．

　また、このとき同時に示されたのが、在宅医療の体制の図12-5である．この図は、これまでの在宅医療の開始の図（図12-6）と違って、ど真ん中に日常の療養支援をあげていることが鍵である．この解釈は、「病院ありき」ではなく、まずは、「日常の生活のなかに療養の場がある」という認識からスタートし、そこには「多職種協働による患者や家族の生活を支える観点からの医療の提供」が第一にあげられている．この「生活を支える観点」ということがこれからの在宅医療を考える際のキーワードであり、これをはずしては病院医療の輸出の在宅医療にしかならない．しかも、第二に緩和ケ

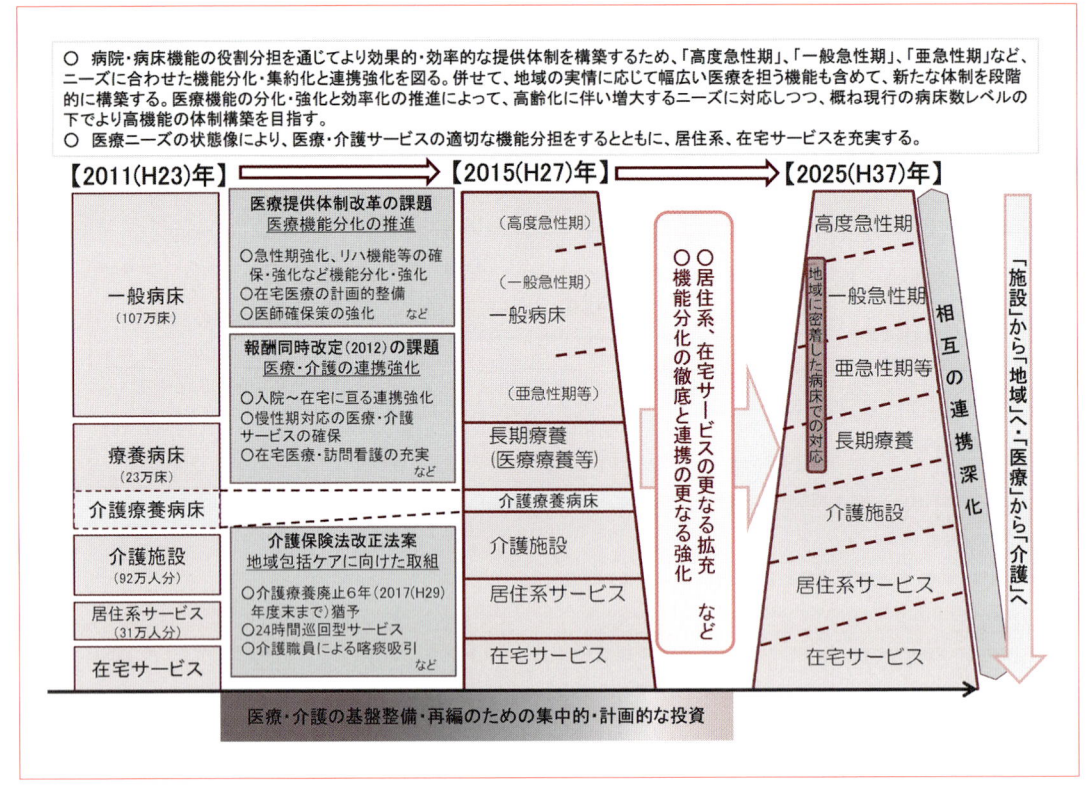

○ 病院・病床機能の役割分担を通じてより効果的・効率的な提供体制を構築するため、「高度急性期」、「一般急性期」、「亜急性期」など、ニーズに合わせた機能分化・集約化と連携強化を図る。併せて、地域の実情に応じて幅広い医療を担う機能も含めて、新たな体制を段階的に構築する。医療機能の分化・強化と効率化の推進によって、高齢化に伴い増大するニーズに対応しつつ、概ね現行の病床数レベルの下でより高機能の体制構築を目指す。
○ 医療ニーズの状態像により、医療・介護サービスの適切な機能分担をするとともに、居住系、在宅サービスを充実する。

図12-3 将来像に向けての医療・介護機能再編の方向性イメージ

出典：厚生労働省.

施設中心の医療・介護から、可能な限り、住み慣れた生活の場において必要な医療・介護サービスが受けられ、安心して自分らしい生活を実現できる社会を目指す。

○ 我が国は国民皆保険のもと、女性の平均寿命86歳（世界1位）、男性80歳（同4位）を実現するなど、世界でも類を見ない高水準の医療・介護制度を確立。
○ しかし、入院医療・施設介護が中心であり、平均入院期間はアメリカの5倍、ドイツの3倍。また自宅で死亡する人の割合は、1950年の80％から2010年は12％にまで低下。
○ 国民の60％以上が自宅での療養を望んでいる。
○ 死亡者数は、2040年にかけて今よりも約40万人増加。

○ 国民の希望に応える療養の場および看取りの場の確保は、喫緊の問題。
○ 「社会保障・税一体改革大綱」に沿って、病院・病床機能の分化・強化と連携、在宅医療の充実、重点化・効率化等を着実に実現していく必要があり、2025年のイメージを見据えつつ、あるべき医療・介護の実現に向けた策が必要。

■**24年度は「在宅医療・介護」の推進に向け施策を総動員【在宅医療・介護あんしん2012】**
○**予算での対応**
・日本再生重点化枠の活用等により、省横断的に在宅医療・介護を推進
○**制度的対応**
・在宅医療に関する達成すべき目標や医療連携体制等を医療計画に盛り込むこととし、介護保険事業計画との連動の重要性等を記載した「在宅医療の体制構築に係る指針」を提示（24年度中に各都道府県で策定作業→25年度から5年間の新計画）
・在宅医療の法的位置づけを含め、医療法改正について検討中
○**診療報酬・介護報酬**
・24年度同時改定において、在宅医療・介護を重点的に評価

図12-4 在宅医療・介護の推進について―在宅医療・介護あんしん2012

出典：厚生労働省.

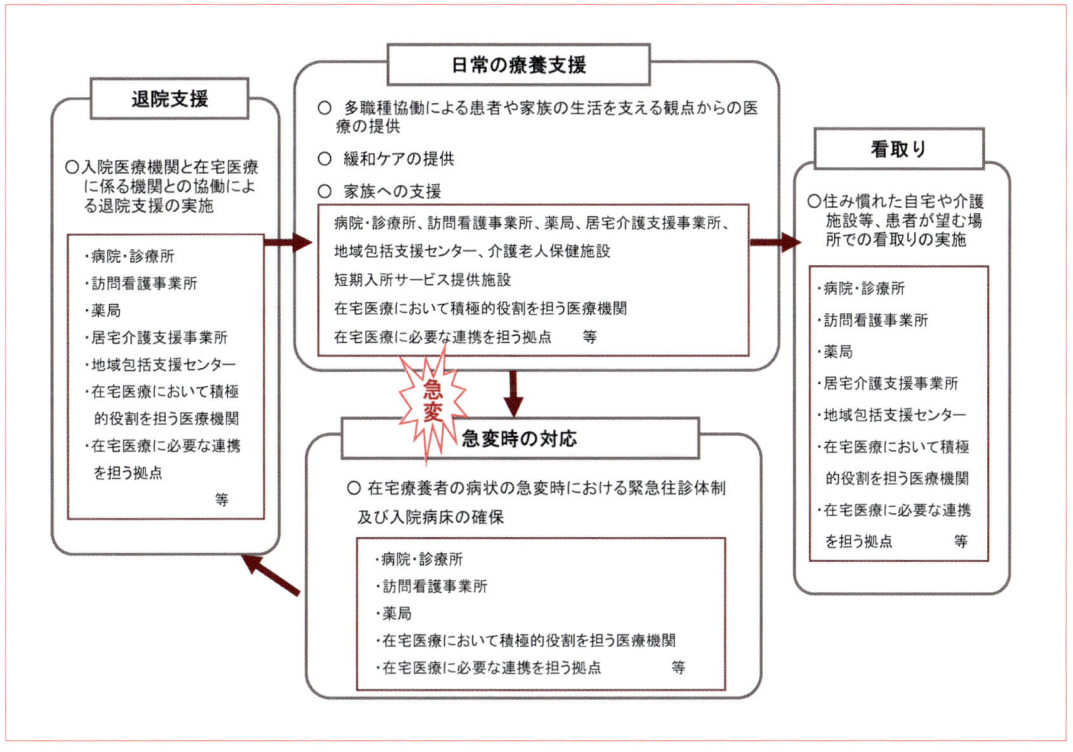

図12-5 在宅医療の体制

出典：厚生労働省.

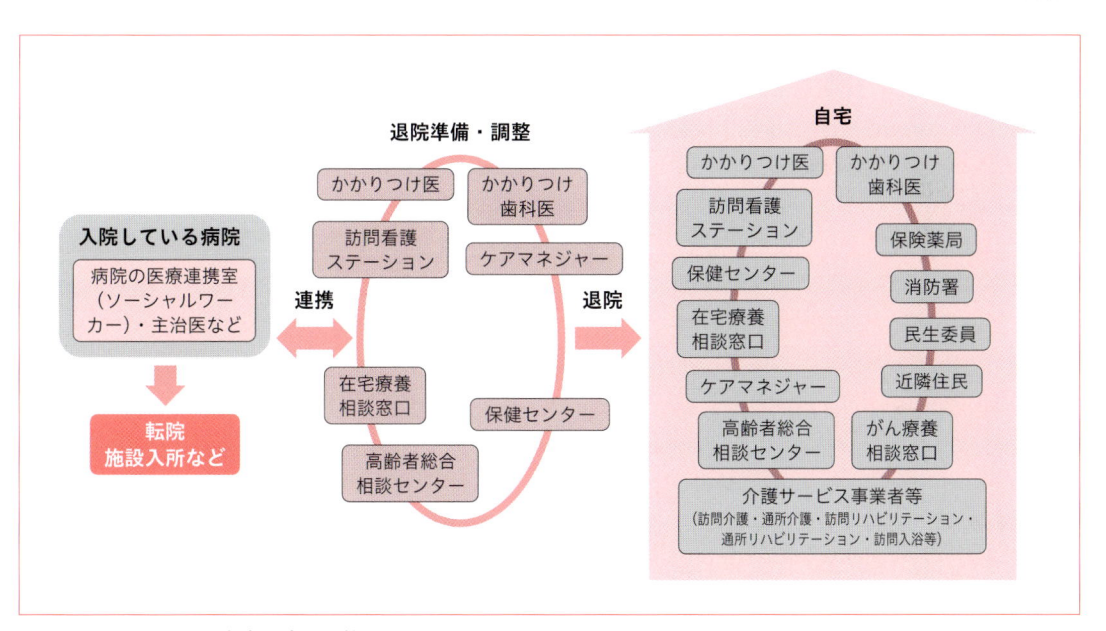

図12-6 これまでの在宅医療の開始

出典：新宿区健康部. 在宅療養ハンドブック.

アの提供とある．このことは，がん患者のみならず非がん患者に対しても緩和ケアは必要であり，エンドオブライフケアにおいては，もはや，すべての疾患患者へ緩和ケアは必要であるとする見解とみてよい．

さらに，図12-5では急変時の対応として，まずは緊急往診体制があげられ，2番目に入院病床の確保とある．できうるならば，日常の療

養の場に医療が届けられる仕組みが整うことが，在宅高齢者ケアでは望ましい．ここでは緊急往診体制とのみ表示があるが，ここに，訪問看護ステーションからの24時間緊急体制も加わるとより役に立つと考える．

緊急入院しても速やかに退院支援が行われ，また，元の日常の療養支援に戻り，そしてその先に看取りがあるという図12-5のそれぞれの説明の下の囲みに，これらを支える機関として病院・診療所があげられていることも着目すべきことである．高齢者ケアにおいては，今後は，できうるならば，在宅医療体制が整備され，それをバックアップする体制のなかに病院があるという考え方が浸透していくことを目指しているということである．

ことに75歳以上の高齢者，さらに85歳以上の超高齢者が入院した場合には，その多くが廃用症候群をきたし，認知機能も衰え，あっという間に自分の口から食事が摂れない状況となり，ひいては暮らしの場に戻れないことが多い現状を目の当たりにする．そういったことは極力避けていきたいものである．

3 訪問看護の活用

前述のような現状を避けるためにも，訪問看護の活用は有意義である．しかしながら介護保険では単価が高い，医療保険に切り替えるなどの制度上の複雑さがあるなどで，なかなか浸透していない地域もまだまだ見受けられる．

訪問看護を利用するには，65歳以上は介護保険が優先となるので，まずは介護保険の申請からはじまる．その結果，介護保険は非該当であっても，医師がしっかりと必要を認め指示書を発行できれば，医療保険での利用も可能となる．介護保険・医療保険ともかかりつけ医からの指示書が必要なために，看護師からの報告も密に行われ，訪問看護師と医師との連携協働はよく行われる．介護保険の場合にはケアマネジャーによるケアプランによらなければ，利用はできないので，ケアマネジャーの理解と連携

がいる．

ここで訪問看護とは何か，あらためて考えてみる．訪問看護は，1992（平成4）年の老人保健法の改正で生まれたもので，その後，健康保険法での適応拡大を経て，2000（平成12）年からは介護保険の適用に高齢者の部分は移行した．

訪問看護とは「訪問看護ステーション等から，病気や障害を持った人が住み慣れた地域や家庭で，その人らしく療養生活が送れるように，看護師等が生活の場へ訪問し，看護ケアを提供し，自律への援助を促し，療養生活を支援するサービス」である．

そのサービス内容は，①病状の観察，②療養上の世話，③医師の指示による医療処置，④医療機器の管理，⑤在宅でのリハビリテーション，⑥認知症ケア，⑦褥瘡の予防・処置，⑧ターミナルケア，⑨家族への介護支援・相談，⑩介護予防と多岐にわたる．

ことに介護予防の考え方は，生活機能低下の早期発見・早期対応のための水際作戦にはとても有効で，医療の目をもち，介護状態もわかる看護師は重要な存在である．利用者の生活機能の低下が軽度である早い時期からポイントを押さえて集中的に予防対策を行うことで，重度化を防ぎ，重装備化も避けられ，穏やかな経過をたどる高齢者ケアにつながるからである．

また，そのときには病院・施設とのスムーズな連携は欠かせない．家族機能の変化により，「介護力のない状態で在宅は無理」と可能性すら提示されない場合もある．しかし，地域のなかの在宅サービスがネットを組めば，一人暮らしであっても支えることは可能になってきている．そのためには，入退院を繰り返す後期高齢者はなぜその状態に陥っているのか，その原因を具体的に生活背景や介護体制を把握するとともに，病院の退院調整チームがハイリスクとキャッチして，しっかりと地域にある在宅チームへとつないでもらいたい．

2006（平成18）年からは有料老人ホームへの医療保険での訪問看護が可能になったし，グ

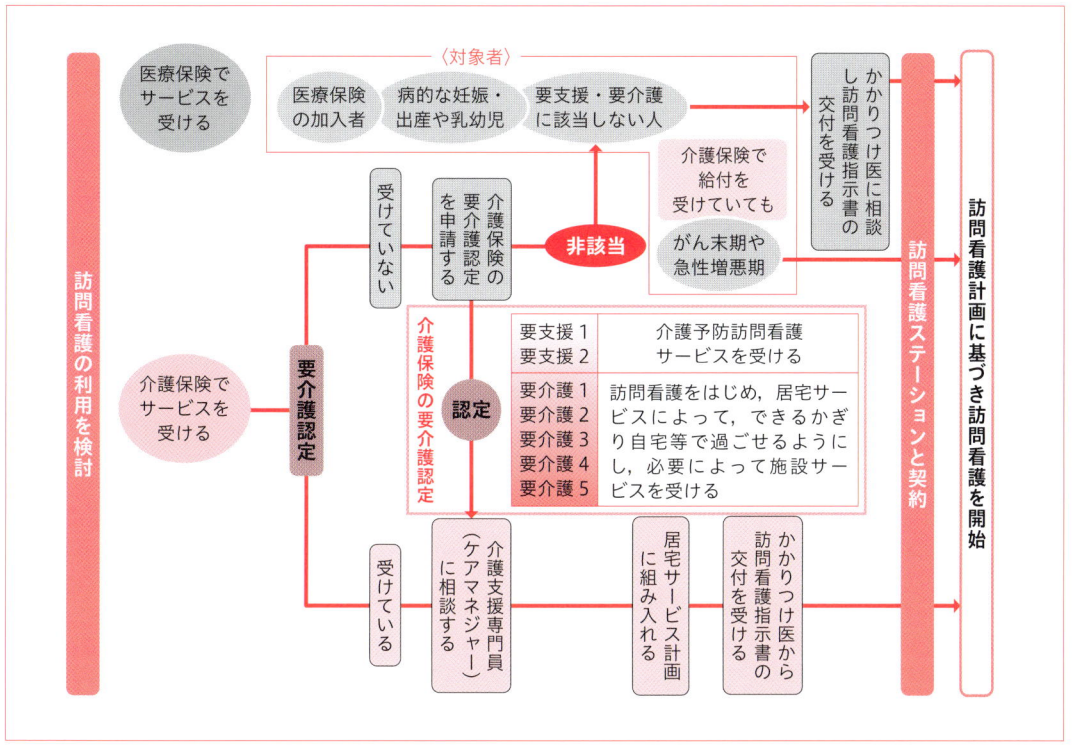

図12-7 訪問看護サービスを受けるまでの流れ

ループホームへの訪問看護師の定期訪問も施設との契約のもとで可能になった．また，2012（平成24）年の診療報酬改定で外泊時に医療保険での訪問看護が可能となり，介護保険でのサービスとは別に，退院直後に医療保険を使っての訪問看護が可能になっている．

このように，診療報酬上も訪問看護の利用がしやすくなるように工夫が重ねられていて，在宅への橋渡しをしっかりできるならば，入院を長引かせず，場合によっては，施設からの入院を回避できる体制づくりも可能となってきている．

しかしながら，現状は，施設利用者が救急搬送されて死亡確認がなされるなどの実態があり，できるだけ穏やかな最期を支援する高齢者ケアが実現できるまでには，時間を要するようである．

4 「生活を支える視点」をもった医療のかかわり

地域包括ケアにおける高齢者ケアに大事なこととして，生活を支える視点からの医療のかかわりが重要であるとされるが，具体的にはどういうことなのだろうか．また，重装備化しない，予防的なかかわりを重視する高齢者の在宅ケアとはどういうことなのだろう．

5 求められる地域での医療・介護連携

高齢者が入院すると，「急性期病院のなかで起こっていることはどういうことなのだろう」「胃ろうにしないと在宅にしろ施設にしろ次へ送れないという現実をどうするのか」「胃ろうになったとしても口から食べる喜び，食べさせる喜びをあきらめないケアは可能なのだろうか」など，さまざまな疑問がわく．急性期のうちから終末期を見越して高齢者の緩和ケアの推

進が必要とされるが，そこには地域での医療・介護連携が不可欠である．

6 「暮らしの保健室」での取組み ──介護予防の視点

　東京都新宿区戸山2丁目にある巨大な都営団地「戸山ハイツ」は，3,000世帯6,000人が住むべく戦後すぐに軍用地跡に建てられた．昭和40年代に高層住宅に建て替えられ，それからでも40年以上経つという現在も大都会のなかにある集合住宅である．地下鉄の大江戸線・副都心線が開通するまでは交通の便が悪く，最寄りのJR新大久保駅まで徒歩15分，あるいは都営バスを利用しながら新宿の繁華街まで15分という地理状況は，高齢者にはだんだん住みにくくなるところであるが，そこそこの便利さと，地縁が残るそれなりに住みよい場所になっている．

　この戸山ハイツは，子育て中は家賃も安く住みやすいものの，家族が成長してくると，窮屈になって若い世代が出ていき，残ったのは高齢者のみとなり，現在は高齢化率50％を上回る都会のなかの限界集落と言われはじめた．

　2011（平成23）年7月，この団地の西の端の33号棟1階の商店街の空き店舗を改修して筆者らの白十字訪問看護ステーションがはじめたのが「暮らしの保健室」である．医療も含んだ町のなかにある気軽に行ける学校の保健室のような空間を目指した．

　住民には生活のなかで生じる問題が医療か介護かは，なかなか分けることができない．「どこからが介護の問題で，どこからが医療の問題か」「病院ではなかなか聞けない，ちょっとした心配事，病院から渡された説明書がわからないがもう1回聞きにはいけない」「病院からもらっている薬がたくさんあり過ぎて，本当にこれでよいのだろうか」「ちょっとめまいがするのだが，病院へ行ったらよいのだろうか」「家族が入院していて，退院と言われて途方に暮れている」など，「誰かにちょっと聞いてもらいたい」「一緒に調べてもらいたい」「病院のどこに相談したらよいのかその窓口を教えてほしい」という相談が寄せられる．

　地域包括支援センターは介護保険の窓口である．しかしながら，「年齢に関係なく相談できる窓口があれば助かる」といった医療も含んだ住民のニーズは，訪問看護をやってきた者として，訪問先で他の家族の健康相談にのる機会や訪問看護終了者からの相談に答えたりするなかで，もっと身近な窓口の必要性を常に感じていた．

　そこに2つの幸運があった．

　1つめは，2011（平成23）年2月に募集された厚生労働省の在宅医療連携拠点事業に手を挙げて，全国10か所のなかに選ばれたことである．

　「在宅療養を推進したい，そのためには市民の皆さんに，病院ではなく在宅療養という選択肢がある，そして望めば，住み慣れた自宅での最期も可能だ」ということを，経験者の声を含んで伝えることを2007（平成19）年から我々は続けていた．そして，2010（平成22）年11月に「この街で健やかに暮らし安らかに逝くために」という白十字訪問看護ステーションとNPO白十字ボランティアの会共催のシンポジウムを開いたところこの場所の提供者が聞きに来てくれたのが2つめである．「自分も70歳になる，老後のお小遣いが少しあればいいので，元々本屋を営んでいて，現在はあいている店舗を，あなた方のような活動に安く貸して社会貢献をしたい」という申し出だった．

　さまざまなハードルはあったが，この奇特な申し出を受けて，店内を改修し町のなかに開かれた保健室を開設するに至ったのである．

　地域の中のニーズに相談支援の場として対応するのみではなく，在宅医療の連携が進むために地域の中の連携のハブとしての機能を発揮するようにし，これまで培ってきた訪問看護での経験知を活かし，病院と在宅医療との連携，診療所同士の連携，医療と介護との連携の促進の

ための地域での仕掛けづくりを，この相談支援の窓口である暮らしの保健室を通して実践を重ねてきた．

7 連携の見える化

在宅医療連携拠点としての活動として，連携の見える化を図るという目的で，毎月事例検討を含む勉強会を企画運営してきた．事例検討や勉強会は別に目新しいものではない．ただここで工夫したことは，事例を，連携の過程が見えやすくするような工夫をして提示し，その経過に添ってディスカッションができるようにコーディネートしていくことだった．

「暮らしの保健室」には多職種が立場を越えて集う．その人々ができるだけフラットな関係のなかで自由に発想していく，発言していく場をつくることで，連携のプロセスが明らかになっていく．見えやすくなることで，一般化が図れていき，別の事例でも応用が利く，すなわちスキルアップにつながっていく様子が見えてくる．

地域の連携の力を上げていく努力は，回を重ねて30回を超えるこの勉強会の事例の積み重ねにも現れ，他の地域からの参加希望が増える結果となっている．

8 人々が集う場としての「暮らしの保健室」

最初に，地域包括ケアの概念図をあげた．ここにはこれからの地域をつくる視点での自助・互助の部分に支えられた新しい生活支援・介護予防の活動の活発化が望まれている．

多くの人の利用を受けて，一人暮らしも多数を占める高齢化の進んだ団地のなかにあって，人々が安心して集う場としての暮らしの保健室があり，そこに集うことで新たな地縁が生まれていく手ごたえがある．井戸端会議ができる場所，そこにちょっと相談できる人がいることで，一人暮らしを続けることを断念せずに，住み慣れた地域で暮らし続けられる人を増やしていく，そのことは健康寿命の延伸にもつながる手ごたえを感じているところである．

暮らしの保健室は地域のボランティアで支えられている．このボランティアの半数はかつて在宅医療・訪問看護を利用して家族を介護し看取ったことのある人たちである．このように，人は一方通行ではない支え，支えられる双方向のなかに新たな自助・互助の世界が成り立っていくそんな新しい展開をみせている．

地域包括ケアの時代に突入したとはいえ，まだまだその体制は整ってはいない．ますます地域格差が広がるような気もしている．

Chapter 13 在宅最前線の慢性期医療
――小児ケア

髙橋昭彦

1 普通に暮らすということ

　私たちは，毎日，日々の暮らしを営んでいる．「おはようございます」と起きて，歯を磨き，着替えを済ませ，朝ごはんを食べる．「行ってきます」と家を出て，徒歩やバスなど何らかの移動手段で活動の場所へ向かう．活動の場所は，幼稚園や学校，職場，あるいはコンサートかもしれない．そして「ただいま」と家に帰り，着替え，お風呂，夕ご飯となる．家族に「今日はこんなことしたよ」と話す「語らいのひと時」もあるだろう．やがてお気に入りの音楽を聴いて好きな本を読むなどの「楽しみの時間」がある．そして「おやすみなさい」と身体を休める．これらは，私たちが地域で暮らす際，普通に営んでいることである．しかし，地域で普通に暮らすために，私たちの何倍も，もしかすると何十倍も時間と労力が必要な人たちがいることに思いをはせる必要がある．そのなかにこれから伝える子どもと家族がいる．

2 医療的ケアが必要な重症児が増えている

　医療の進歩により，わが国の新生児死亡率は世界で最も低い水準となり，多くの幼い生命が助かるようになった．その一方で，疾病や障害が残存し，気管切開，経管栄養，導尿，人工呼吸器などの「医療的ケア」が必要な子どもが増えてきている．
　医療的ケアが必要な子どもが退院して地域で暮らすとき，ひとりの親，多くは母親が仕事をやめて世話をせざるをえない．しかもこのような子どもを支える在宅医療や福祉の仕組みはほとんど整備されておらず，地域で暮らすには家族の力だけで医療依存度のきわめて高い子どもたちを支えなければならないのが現状である．
　2010（平成22）年に改訂された，超重症児（者）・準超重症児（者）の判定基準（表13-1）は，入院の際に医療保険の超重症児加算を算定する基準として定められているが，重症障害児で医療的ケアが必要な状態を示す指標として「超重症児スコア」とも呼ばれて利用されている．超重症児スコアで25点以上を「超重症児」，10～24点を「準超重症児」という．在宅で暮らす18歳未満の超重症児・準超重症児は人口1万人当たり1～2人といわれている．
　また，「重症心身障害児」とは，重度の知的障害と重度の肢体不自由（運動機能が座位まで）を併せもつ児とされているが，近年，従来の重症心身障害児の範囲には入らない子どもが少なからず存在する．寝たきりで医療的ケアが必要ではあるが，知的障害がないか知的障害が軽い子どもや，移動能力があるが気管切開や経管栄養が必要な「動く重症児」といわれる子どもたちが増えてきているのである．このような医療に依存する重症児についての全国統計はまだない．

3 小児在宅医療の特徴

　小児在宅医療の対象となるのは，障害や疾患が重度で通院が困難な子どもである．一般的には，移動能力が限られ，気管切開，経管栄養，導尿，人工呼吸器などの医療的ケアが必要であるか，末期がんの子どもなどが相当する．小児在宅医療と，成人・高齢者の在宅医療は共通す

表 13-1　超重症児（者）・準超重症児（者）の判定基準

以下の各項目に規定する状態が6か月以上継続する場合[※1]に，それぞれのスコアを合算する．

1　運動機能：座位まで
2　判定スコア　　　　　　　　　　　　　　（スコア）
　（1）レスピレーター管理[※2]　　　　　　　　　=10
　（2）気管内挿管，気管切開　　　　　　　　　=8
　（3）鼻咽頭エアウェイ　　　　　　　　　　　=5
　（4）O$_2$吸入又はSPO$_2$ 90％以下の状
　　　態が10％以上　　　　　　　　　　　　=5
　（5）1回／時間以上の頻回の吸引　　　　　　=8
　　　6回／日以上の頻回の吸引　　　　　　　=3
　（6）ネブライザー　6回／日以上ま
　　　たは継続使用　　　　　　　　　　　　=3
　（7）IVH　　　　　　　　　　　　　　　　=10
　（8）経口摂取（全介助）[※3]　　　　　　　　=3
　　　経管（経鼻・胃ろう含む）[※3]　　　　　=5
　（9）腸ろう・腸管栄養[※3]　　　　　　　　=8
　　　持続注入ポンプ使用（腸ろう・
　　　腸管栄養時）　　　　　　　　　　　　=3
　（10）手術・服薬にても改善しない過
　　　緊張で，発汗による更衣と姿勢
　　　修正を3回／日以上　　　　　　　　　=3
　（11）継続する透析（腹膜灌流を含む）　　=10
　（12）定期導尿（3回／日以上）[※4]　　　　=5
　（13）人工肛門　　　　　　　　　　　　　=5
　（14）体位交換　6回／日以上　　　　　　=3

〈判定〉
1の運動機能が座位までであり，かつ，2の判定スコアの合計が25点以上の場合を超重症児（者），10点以上25点未満である場合を準超重症児（者）とする．

※1　新生児集中治療室を退室した児であって当該治療室での状態が引き続き継続する児については，当該状態が1か月以上継続する場合とする．ただし，新生児集中治療室を退室した後の症状増悪，又は新たな疾患の発生についてはその後の状態が6か月以上継続する場合とする．
※2　毎日行う機械的気道加圧を要するカフマシン・NIPPV・CPAPなどは，レスピレーター管理に含む．
※3　（8）（9）は経口摂取，経管，腸ろう，腸管栄養のいずれかを選択．
※4　人工膀胱を含む．

出典：基本診療料の施設基準等及びその届出に関する手続きの取扱いについて（平成26年3月5日保医発0305第1号）別紙14．

る部分は多いが，小児期にみられる特徴がある．

❶ 医療的ケアが必要な人の割合が多い

成人や高齢者の在宅医療においても医療的ケアが必要な人はいるが，その割合は多くない．しかし，小児在宅医療では医療的ケアが必要な人の割合は跳ね上がる．ひばりクリニック（以下，当院）ではすべての年齢の在宅医療を担当しているが，そのうち成人・高齢者で気管切開，経管栄養，導尿，人工呼吸器などの医療的ケアが必要な人は10～20％程度に過ぎない．一方，当院の小児在宅患者はその90％前後が，何らかの医療的ケアが必要である．

❷ 専門医療機関の受診が継続されることが多い

成人・高齢者の患者は，在宅医療が開始されると病院に通院しなくなることがほとんどである．しかし，子どもの場合は，疾患や治療の特殊性もあり，在宅医療が開始されても小児専門病院や大学病院などの専門医療機関への受診が継続されることが多い．そのため，専門医療機関と在宅医との役割分担を考えておく必要がある．

❸ 多職種がかかわり，育ちを支援する必要がある

在宅医療において，地域では多職種チームがかかわる．これは成人・高齢者も小児も変わりない．ただ，小児の場合，医療・福祉に加えて療育・保育・教育などの関係者もかかわる．そのため，退院前カンファレンスや，在宅カンファレンスには，医師や看護師だけでなく，障害者相談支援専門員や学校の教師，行政関係者，療育スタッフなども参加することが多い．子どもにかかわる多職種チームは，「育ちや学び」という視点を共有し，就園，就学，修学旅行，卒業など，子ども特有のライフステージに寄り添って支援する必要がある．

❹ 利用できる社会資源がきわめて少ない

2000（平成12）年に介護保険制度がはじまっ

て以来，わが国では高齢者を在宅で支える仕組みは充実してきた．しかし，地域で重症児を支える仕組みはきわめて不十分で，地域差も大きい．小児にかかわる在宅医，訪問看護師は少なく，医療的ケアを担うホームヘルパーも育っていない．特に深刻なのは重症児のレスパイトケア（後述）を担うところがほとんどないということである．介護保険ではケアマネジャー（介護支援専門員）が相談援助を担うが，小児では調整役がまだ十分に機能しているとはいえない．近年，調整役を期待されているのは障害者相談支援専門員であるが，実際に使えるサービスが限られているので調整は困難を極める．

❺ 家族への負担が大きい

　子どもの家族には重い負担がかかる．多くの家庭は共働きできないため経済的に余裕がない．痰の吸引や人工呼吸器のアラーム対応のため3時間以上続けて寝たことがない母親も少なくない．片時も離れることができず，災害時の停電も心配である．いつも後回しになってしまうきょうだいは気がかりである．「自分はいい子でいなければ」と我慢してきたきょうだいが，不登校になったり親と対立したりすることもある．また，誰かが入院したり倒れたりすると，その後の暮らしがきわめて厳しくなる．どの家庭にもありうる出来事に対応できるだけの余裕が重症児の子どもの家族にはないのである．

4 事例1──人工呼吸器装着児の地域支援

　人工呼吸器をつけて地域で暮らす子どもが増えてきている．常に生命の危機に瀕した状態である子どもが，安全に健やかに地域で普通に暮らしていくには，多職種によるていねいなかかわりが必要である．

- Aちゃん・6歳，女児
- 家族構成：両親・妹の4人家族
- 現病歴：生後4か月で脊髄性筋萎縮症Ⅰ型と診断，7か月で気管切開・人工呼吸管理，胃ろう造設．10か月から在宅療養を開始．

❶ 退院前カンファレンス

- 参加者：家族，病院（主治医・理学療法士・医療ソーシャルワーカー（MSW）・退院調整看護師），在宅（主治医・訪問看護師・行政保健師・行政の障害福祉担当者・障害者相談支援専門員）
- 議題：退院に向けての情報共有と確認

　主治医から，寝たきりで気管切開，人工呼吸器，胃ろうの管理が必要な状況であると病状説明があった．次いで，ミルクの量と回数，痰の吸引の回数の確認を行い，これらを家族だけで行った場合の負担をイメージしながら必要なサービスを考えていく．痰の吸引や経管栄養についての手技に加えて，気管カニューレ交換も家族ができるかを確認した．日常的に家族が交換できるようにしておかないと緊急時に間に合わないからである．

　事前訪問したスタッフの情報から居室の確認と，家に出入りするアプローチの確認を行った．ベッドの位置，ドアの位置，高低差をどうクリアするか，など確認と準備が必要である．車いすはまだ作製していないので，病院から貸し出しし，退院後に作製することを確認した．移動はリフトやスロープ付きの車両が一般的であるが，車両の購入については補助がないので，家族の金銭的負担は大きい（税金の免除はある）．入浴の方法についても確認した．家庭用の浴槽では介助の手が複数入れないことが多いので，子どもが小柄な間は簡易浴槽を使用して家族と訪問看護師で介助することになった．レスパイトケアの調整は重要である．Aちゃんの場合，定期的に日中のレスパイトケアを利用し，入院のレスパイトケアも不定期に使う方向となった．

医療機関については，病院へ毎月受診し，人工呼吸療法に必要な物品の供給も受ける体制が望ましい．定期受診と緊急時対応は病院で，週1回の訪問診療と必要時の往診及び訪問看護への指示を在宅医が行うという具合に役割分担を行った．消防署や電力会社などには，緊急時や災害時に備えてあらかじめ子どもの存在を伝えた．

❷ 自宅での在宅チームカンファレンス

実際に暮らしてみるとさまざまな課題が浮かび上がる．退院前にはイメージできなかったことを含め，実際に暮らしていくための問題点と対応を考えるうえで，在宅チームのカンファレンスを行った．

- 参加者：Aちゃん，家族（両親・母方祖父母），在宅主治医，訪問看護師，市保健師，行政の障害福祉担当者，障害者相談支援専門員
- 議題：週間スケジュールと暮らしにおける問題点の確認

日々の入浴は重要である．訪問看護と家族で30分あれば入浴可能だが，身体をすべて支える人の疲れが問題となった．体重が増えてくると将来的には訪問入浴を検討する必要がある．外来通院には移動支援を利用．車はレンタルだが，車の購入も前向きに検討．気管カニューレ交換は2週間に1度．入らないときは1サイズ小さなものを入れるよう確認．人工呼吸器の回路交換は月1回．人工呼吸器の外部バッテリーを1つ確保した．

子どもの場合，麻疹風疹混合ワクチン，ヒブ，小児肺炎球菌，4種混合など，定期的に予防接種を接種することが大切である．在宅医が持参して接種することで家族の負担を減らすことができた．

❸ その後の出来事

- 2歳：東日本大震災．本人無事，自宅被害なし．車のなかへ避難．行政から自家発電装置貸与．
- 2歳：妹が生まれる．1週間レスパイト入院．今回は帝王切開による予定入院だったが，その前に破水や何らかの異常が母親にあったとき，父親がいない状況で誰がどう動くのか課題が残った．
- 4歳：リハビリテーションの強化と就学に向けた準備についてカンファレンス開催．
- 6歳：特別支援学校小学部へ入学．

❹ 小学校入学後の週間スケジュール

Aちゃんは6歳となり，特別支援学校に入学した．現在の週間スケジュール表13-2の通りである．

日中の大半を学校で過ごすため，早帰りの曜日に訪問入浴と訪問看護が入っている．通学は母親1人では不可能であるため，特例として移動支援の利用を行政が認め，行き帰りに週5回利用する．訪問リハビリテーションと訪問診療は週1回夕方に入る．ほかに土曜日や長期休暇時は日中一時支援を利用している．

❺ 振り返り

家族と関係者の尽力により，Aちゃんはすくすくと育っている．しかし，現状では学校への通学中は母親が学校に待機することが条件となっており，母親が体調を崩すとAちゃんは学校を休む．今後も，さまざまなことが起こり

表13-2　Aちゃんの週間スケジュール

月	8:00 移動支援　8:50～13:20 学校　移動支援　14:30 訪問入浴・訪問看護
火	8:00 移動支援　8:50～15:20 学校　移動支援
水	8:00 移動支援　8:50～13:20 学校　移動支援　14:30 訪問入浴・訪問看護
木	8:00 移動支援　8:50～15:20 学校　移動支援　16:30 訪問リハ　17:00 訪問診療
金	8:00 移動支援　8:50～15:20 学校　移動支援
土	9:30～16:00 不定期で日中一時支援

うるので，その都度対応をしていく必要がある．

5 事例2──子どもの自宅での看取り

脳腫瘍の子どもの自宅での看取りと，両親へのインタビューの記録の一部である[1]．

- B君，15歳，男子
- 家族構成：両親・妹2人の5人家族
- 現病歴：7歳で髄芽腫と診断され，手術，放射線治療，抗がん剤治療を行うも再発を繰り返す．現在病院に入院中であり，意識は混濁，点滴と酸素，皮下ポートから脳室へ抗がん剤の注入，髄液の吸引が必要．
---

❶ 退院前カンファレンス

- 参加者：両親，病院（主治医・病棟看護師・退院調整看護師），在宅（主治医・訪問看護師・ホームヘルパー）
- 議題：退院に向けての情報共有と確認

主治医から，寝たきりで経口摂取ができないこと，抗がん剤髄注と脳脊髄液排液を行っていること，痰の吸引が必要であり，経鼻胃管から抗痙攣薬を注入し，輸液も行っていると病状説明がある．1日単位で病状が変わっていく状態．

両親は，よくなる見込みのある治療がなくなったので，家に連れて帰って，きょうだいと一緒に看取りたいと希望．在宅医の定期訪問は週2回で計画したが，病状不安定のため必要時に往診も行うと伝える．訪問看護は毎日の訪問を予定．介護ベッドは自費でレンタル，吸引器は病院から無償貸与．4日後の退院が決定する．

❷ 自宅での在宅チームカンファレンス

- 参加者：B君，家族（両親・妹），在宅主治医，訪問看護師，ホームヘルパー
- 議題：病状と方針の確認

寝たきりだが呼びかけに反応はある．嘔吐があり経管栄養からは栄養と水分が入らないので，皮下点滴を開始．髄液は，週2回訪問診療時にポート穿刺して排液．在宅酸素は導入済み．入院は希望していないので，急変時も救急車は呼ばない方針をすべてのスタッフと共有する．今後起こりうることとして，呼吸状態の悪化，肺炎，褥瘡，脱水と低栄養，痙攣，発熱などを提示し，在宅でできる対応をとることにする．痙攣止め，去痰薬などについて訪問薬剤師に依頼．

❸ その後の経過

訪問看護が毎日入り，清拭，皮下点滴，水分の調整，排便，体位変換などの世話を，B君に声をかけながら行った．母親が自分もやりたいと希望し，訪問看護師は母親に処置を1つひとつ指導し，家族の介護力が増した．やがて，車いすで外出も可能となり，公園や学校も行くことができた．大好きだったお風呂も生きているうちに2回入ることができた．呼吸状態悪化，鼻出血などには訪問看護師から連絡があり往診で対応した．自宅で40日過ごした朝，B君は旅立った．約1か月後，両親の話を伺うために自宅を訪れた．

❹ 両親のお話

- 告知について：病気の告知をしたのは小学校6年生の頃だった．化学療法の関係で髪の毛が抜け落ちて友達から言葉のいじめを受けた．難しい病気で治らない病気であることを話したのはそのとき．ずっと付き合っていかなければならない病気だから，毎日を大切にしなさいといつも話していた．それからは，

通院するにも治療するにも文句ひとつ言わなかった．

- 最期のとき：亡くなる前夜から呼吸が浅く，排痰と吸引，酸素増量で対応していた．少し落ち着いたので仮眠をしてふと起きたら動いていなかった．急いで主人を起こして，ダメもとで心臓マッサージと人工呼吸を交互にやった．静かにいかせるつもりだったが，やめられなかった．訪問看護師が来られて「息をしていませんね」と言われてやめることができた．
- 在宅という選択：在宅という選択は，きょうだいにとってはよかった．病気のお兄ちゃんというより，生活のなかにいた普通のお兄ちゃんとして，彼女たちのなかで，生き続けていくと思う．家でみていくと，徐々に悪くなっていくのがわかるので，最期が近づいたことを感じていくことができた．家では，私たちとずっと一緒にいたから，これからもずっと一緒．

　この薬を使えば治りますというお話が病院からあったら，お願いしますと言ったと思う．でも，治る見込みのある治療がないと言われたので決断できた．退院して立ち行かなくなったら再入院していいと言っていただけたので思い切って帰ることができた．この選択肢でよかったと思う．

❺ 振り返り

　小児の死亡は年間およそ数千人であり，病気で亡くなる子どもの大半は病院で最期を迎える．家で子どもを看取る決断をした親の気持ちを推し量ることは難しい．限られた期間のなかで，子どもの直接ケアと家族のケアを行う関係者も困難さに直面する．子どもの自宅での看取りには，こうすればよいというものはきっとないが，寄り添う気持ちはもち続けたい．

6 子どもを一時的に預かるレスパイトケア

❶ レスパイトケアとは

　小児の在宅医療にとって，レスパイトケア（respite care）はきわめて重要である．レスパイトケアとは，respite（一時的な休息）という単語とcare（ケア）からなる用語である．レスパイトケアは，障害児・者，高齢者を預かることによって，介護する家族をケアから一時的に解放することが目的とされる．つまり，レスパイトケアの標的は家族なのである．

　健常児には，保育所，幼稚園，こども園，ベビーシッターなどさまざまな制度を選択することができるが，特に医療的ケアが必要な重症児の場合は，サービスを利用できないことが多い．障害児・者を日中預かる制度としては，わが国では，児童発達支援（就学前），放課後等デイサービス（児童・生徒），生活介護（18歳以上），日中一時支援（年齢問わず），医療型特定短期入所（年齢問わず）などがある．泊まりで預かる制度としては，短期入所や短期入院がある．また，訪問看護師やホームヘルパーが自宅に滞在中に親を介護から解放することを「訪問レスパイトケア」と呼ぶこともできる．

❷ うりずんのレスパイトケア

　レスパイトケアの例として，当院の敷地内にある認定特定非営利活動法人うりずんの日中一時支援（以下，うりずん）を紹介する．うりずんは沖縄の季節を表す言葉で，春と夏の間にある，風がやさしく吹く爽やかな季節のことである（若夏ともいう）．うりずんの風に吹かれるようにゆったりと過ごしてもらいたいと思い名付けた．

　2007（平成19）年，在宅医療助成勇美記念財団の助成を得て，人工呼吸器をつけた子どもをクリニックで預かる研究事業を行った[2]．その結果，宇都宮市が2008（平成20）年3月，

宇都宮市重症障がい児者医療的ケア支援事業を創設（日中一時支援の特別版），同年の6月よりレスパイトケア施設うりずんを開設した．

うりずんのレスパイトケアの目指すものは，安全・安心・安楽（3A：千葉県立千葉リハビリテーションセンター総合療育センター愛育園石井光子園長）である．これは安全に預かることで，親も安心できるが，さらに子ども本人も楽しいことが大切という考え方である．うりずんでは，音楽，読み聞かせ，工作，畑づくり，散歩などさまざまな遊びのプログラムを工夫している（**写真13-1**）．子どもにとって楽しい場であると，預ける親は罪悪感を抱かないようである．

レスパイトケアの目的は，介護する家族をケアから一時的に解放することではあるが，うりずんでは，子どもにとっても重要な機会であると位置づけている．子どもにとって，うりずんのレスパイトケアは友だちと刺激しあう交流の場であり，親以外の他人に自分をゆだねる貴重な機会ともなる．重症児はともすれば親はそのサインを理解できても，他人がわかるようなサインをしっかりと出すことができない．そこで預けられる経験を積み重ねることで，もう少しサインをしっかり出せるようになる．これは将来的に親から自立して生きる力がつくことにつながる．

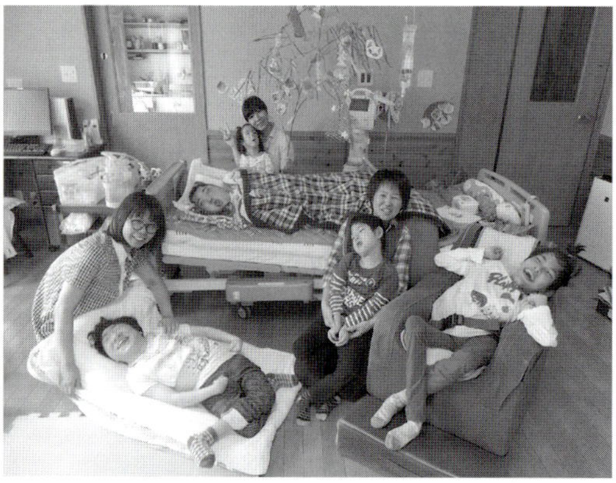

写真13-1 うりずんのお預かり（日中レスパイトケア）の様子
今日は七夕です！

❸ うりずんの概況

うりずんは，2012（平成24）年に特定非営利活動法人となり，2014（平成26）年には認定特定非営利活動法人を取得した．現在，営業時間は月曜日～土曜日の10～16時で，最大6名まで受け入れを行っている．制度としては，障害者総合支援法のなかで，市町村が独自に運営できる地域生活支援事業のなかの日中一時支援事業として営業している．宇都宮市のみならず複数の近隣市町と契約し，人工呼吸器装着児者，経管栄養・気管切開・導尿が必要な障害児者が主に利用している．

レスパイトケアの効果としては，身体を休めることができた，きょうだいの参観日や親の介護に行くことができた，ランチやデパートへ行くことができた，次の子を出産することができたなどさまざまな声をもらっている．

❹ レスパイトケアの課題

日中レスパイトケアは，地域にとって，子どもと家族にとって必要不可欠なものであるが，運営上の課題は山積している．

小規模な日中レスパイトケア事業所に調査をしたところ，レスパイトケアとしては共通の課題が浮かび上がった．まず，子どもの体調不良や入院，天候不順などによるキャンセルが多く，キャンセル率は20～50％にも上った．また，学校がない土曜日や長期休暇時に利用が集中するが平日の日中は定員に達しない，送迎のニーズは高いが車とスタッフを複数確保する必要があり採算があわない，人件費がかかり単独での経営が成り立たないなど，厳しい実情が浮かび上がった[3]．

今後，地域で子どもと家族を支える仕組みを構築していくには，医療的ケアを担える人材の確保が急務であるが，医療的ケアを行うに当たり研修が必要で，職員の給与や休みなど処遇を改善する必要があり，経営的課題は最も大きい．

7　小児在宅ケアの課題と展望

　子どもと家族が地域で暮らしていくには，クリアしていかねばならない多くの課題がある．暮らしを支えるには医療，介護，福祉，保育，療育，教育などさまざまな分野の人たちがかかわり，連携しながら支援をしていく必要がある．子どもと家族が抱える10の課題を表13-3に示し，小児在宅ケアの課題と展望を述べる．

❶ 医療的ケアが必要であること

　気管切開，経管栄養，導尿，人工呼吸器などの医療的ケアは，生命はもちろんのこと，外出，教育，介護など，暮らしのすべてに影響する．医療的ケアについては，準備を整える，医療的ケアを誰が行うのか，緊急時や災害時にどうするのか，という体制を準備する必要があるが，医療的ケアだけにとらわれず，それを必要とする子どもが，どうすれば安全に楽しく暮らせるのかという視点をもちながら取り組みたい．

❷ 専門病院の受診が必要であること

　疾患についての治療や検査，さらに緊急時の入院病床の確保を担う専門病院の存在は心強い．退院の際には，専門病院と在宅医療機関の役割分担を明確にし，情報を共有したうえで，入院の必要がない医療については地域で分担できるようにすると，本人や家族の通院負担や専門病院の負担が軽減される．病院と在宅医が直接話す機会があまりないときは，病院の地域連携部門の医療ソーシャルワーカー（MSW）や看護師とは顔のみえる連携を構築しておくほうがよい．

❸ 多職種連携が必要であること

　多職種連携で大切なことは，対等性と共通言語で話すことである．まず最初に会ったときは，名刺交換をして顔を覚えてもらう．人の話はしっかり聴く．業界用語ではなく，誰にでもわかる言葉で伝える（これができない人がいる）．また，多職種のなかでは，誰が上でも下でもない．関係者1人ひとりが子どもと家族のことを思い，どうすれば子どもと家族の暮らしをより良くできるか，考えるそのプロセスがよい結果を生むことにつながる．

❹ 育ちに配慮した対応が必要であること

　地域では，家庭，保育や療育，教育などの場所で子どもの時期や能力に適した育ちができるような対応が望ましい．そのためには，それぞれの場所で子どもが安全で体調を維持できる準備と，緊急時の対応方法を明示して，かかわる人たちの不安を最大限に減らす取組みが大切である．コミュニケーション支援が必要な子どもには，適切なツールを探し，ゆっくり育つ子どもには，時間をかけて反応を待つ配慮も欠かせない．

❺ 家族への負担が大きいこと

　さまざまな制度やサービスを駆使しても，通常の子育ての何倍も家族が負担しなければ暮ら

表 13-3　子どもと家族が抱える10の課題

1. 医療的ケアが必要であること
2. 専門病院の受診が必要であること
3. 多職種連携が必要であること
4. 育ちに配慮した対応が必要であること
5. 家族への負担が大きいこと
6. きょうだいに多大な影響があること
7. 対応できる人材・サービスが少ないこと
8. 小児医療から成人医療への移行に課題があること
9. 子どもは経済的な自立が難しいこと
10. 親亡き後の見通しが立たないこと

しが成り立たないことがある．サービスを増やすには，声を出したほうがよい．時間数を増やすには，行政の理解が必要となる．移動支援を通学などに毎日使うにも行政の理解と特段の配慮が欠かせない．泊まりでも日中でも，レスパイトケアを確保できれば，家族はまた明日から踏ん張ることができるかもしれない．

❻ きょうだいに多大な影響が あること

　全く普通にしているきょうだいがいたとしても，影響がないとはいえない．ずっと親に言えないことがあるかもしれない．関係者の1人として私たちができうることは，笑顔で声かけをしながら「あなたのことを気にかけています」という静かなメッセージを伝え続けること，ときにクリスマス会や動物園ツアーなどを企画して招待すること，そしてレスパイトケアによって，きょうだいと親だけで過ごす時間をプレゼントすることである．

❼ 対応できる人材・サービスが 少ないこと

　それぞれの地域で，重症児の暮らしを支える在宅医，訪問看護師，理学療法士（PT），作業療法士（OT），言語聴覚士（ST）などのリハビリテーション専門職，薬剤師，ホームヘルパー，調整役を担う障害者相談支援専門員や保健師などの人材を飛躍的に増やすこと，それが地域のサービスを増やすことにつながる．そして，その地域に必要なサービスがなかったら，そのときはサービスをつくる必要がある．レスパイトケアは，どの地域でも必要で足りない．

❽ 小児医療から成人医療への 移行に課題があること

　小児科医はもともと身体全体を診る習慣があるが，大病院の内科は専門分化され，その人を総合的に診る姿勢が少ないところも多い．今後，総合診療専門医はそのなかで光となりうるだろう．人間中心の医療・ケア，包括的統合アプローチ，連携重視，地域志向，在宅医療など目指すべきところは一致している．また，地域のプライマリ・ケア医が主治医となれば，その役割を果たすことができるのではないだろうか．

❾ 子どもは経済的な自立が 難しいこと

　重い障害のある子どもは，大人になったとしても蓄えはなく，きょうだいに頼ることも難しいことが多い．親からの有形無形の援助は，親亡き後にはなくなるときがくるだろう．そのときに備えて，後見人を決めて必要な体制をとっておくことや，セーフティネットを活用する必要がある．就労をする可能性は低いかもしれないが，その人にあう仕事があればチャレンジする気持ちはもち続けていたい．

❿ 親亡き後の見通しが 立たないこと

　子どもはいずれ大人になり，体格も大きくなる．親は体力が弱り，子どもを抱きかかえることも容易ではなくなってしまうことだろう．「この子をおいては」「自分が死ぬときはこの子のことを考えないで済むようになっていてほしい」．この切実な願いを地域でどうかなえていくのか．できれば，少しずつ，他人がその人にかかわり，親が元気なうちにやがて介護から解放することができないだろうか．希望すれば，地域での看取りまで可能になってほしい．

8 おわりに

　小児在宅医療の対象となる子どもは，少数派である．そのため，地域に点在し，かかわる人にとっても，このような子どもにかかわるのが

はじめてという場合も少なくない．誰か経験のある人とチームを組むのは心強いことであるが，チームに経験のある人がいなくても，目の前の子どもと家族にぜひ向き合って，できることからはじめてほしい．各地には小児在宅医療に熱心なところや，成人の在宅医療を行う傍らで子どもにもかかわる人たちがいる．連絡をとって訪問の同行を依頼したり，いろいろなことを教わったりしてみよう．そうやって，小児在宅医療を経験する人が増えるということは，地域で子どもと家族が暮らしやすくなる一助となるだろう．子どもと家族が普通に暮らすことができる日を願ってやまない．

▶引用文献

1) 髙橋昭彦：風と光と家族の中で．緩和ケア，23 (Suppl)：100-104，2013．
2) 髙橋昭彦：人工呼吸器をつけた子どもの預かりサービスの構築．2006年度在宅医療助成勇美記念財団研究助成完了報告書，p1-44，2008．
3) 髙橋昭彦：レスパイトケア：一時的な預かり〜うりずんの取り組み・小規模な日中レスパイトケア事業所への調査〜．小児科，54(11)：1473-1481，2013．

▶参考文献

1) 前田浩利編：地域で支える　みんなで支える　実践!!小児在宅医療ナビ，南山堂，2013．

Chapter 14　慢性期医療と身体拘束の廃止

田中志子

1　はじめに——安易に縛らない信念を

あなたは，縛られることを理解できない人を縛れるだろうか？　あなたは，大事な人を縛ることができるだろうか？　あなたは，大事な人が縛られている姿をみつめることができるだろうか？

この問いかけに答えたい．まず，慢性期医療と急性期医療では医療の目的の違いがあるということを指摘する．急性期はいうまでもなく救命第一である．患者の生命を救うには，身体を拘束してでも遂行しなければならない医療行為がある．気管切開したばかりのチューブや胆汁排出チューブなど，命を救うために留置不可欠なチューブがある．ところが慢性期では，生活することや意義をもって生きること，その人らしく生きることが非常に大切になってくる．医師として，安易に縛るということだけは簡単に許してほしくない．急性期であれ「どういう状態になったらはずす」と決めてから縛るように指示してほしい．プロフェッショナルとして「安易に縛ってはいけない」という信念をケアスタッフと共有することが必要である．

質問してもいいですか？

あなたは縛られることを理解できない人を縛れますか？
あなたは大事な人を縛ることができますか？
あなたは大事な人が縛られている姿をみつめることができますか？

図14-1　あなたの心に聞きたいこと

2　「助けて」と泣いたAさん

事例から考えたい．アルツハイマー病で独居女性のAさん．もの忘れで近隣と金銭トラブルが発生したため民生委員から依頼があり，訪問診療を実施した．認知症の訪問診療は，認知症のため病識がなく「私はどこも悪くない」と言って通院できない人を対象として行う．そのような場合の多くは介護サービスに対しても，よいイメージをもたず，なかなかサービスの利用につながらない．しかしAさんはもともと人懐こく，話好きであったこともあり，訪問診療を皮切りに，比較的スムーズに介護サービスへと導入ができた．抗認知症薬と，ホームヘルパー，通所介護（デイサービス）などの介護サービス導入によって，被害妄想などの症状はよくなっていった．

2014（平成26）年から認知症の初期集中支援チームの活動が，モデル事業として実施されている．これまでの認知症ケアは行動・心理症状（以下，BPSD）が出現してから治療やケアの対応をはじめていた．しかしよい対応・ケアによりBPSDの出現は防げる．いうまでもなく認知症も他の疾患と同様に早期発見・早期治療が必要であるが，さらに症状の「予防」が重要であるといわれている．初期集中支援チームは「早期発見・早期対応」を目指し，在宅へ訪問する仕組みである．

筆者は初期集中支援チームのモデル事業前から認知症の人への訪問診療を行っている．介護のサービスを受けるのは嫌だけど，医者が来るのならば「仕方ないけれど，受け入れようか」という人も多い．そこで，切り口として訪問診療を行い，必要な内服などがあれば処方するなど適切な医療を実施し段階的に通所介護，訪問介護の導入やその頻度などその人にあったケア

プランをケアマネジャーに提案するようにしている.

さて,話をAさんに戻すと,最初の頃は痩せていて,訪問した際には表情もけげんな感じで笑うこともほとんどなかった.しかし,訪問診療から半年後には十分な栄養も摂れてふっくらと太ってきて,よく笑うようになった.在宅の医療と介護の連携がうまくいった事例である.ところが1年を経過した頃から,ホームヘルパーがつくって戸棚に置いておく料理を,食事の時間に見つけ出すことができなくなった.もちろんホームヘルパーは帰る前に「ここに置きますよ」と声をかけて帰る.それは1年以上繰り返された行為であるにもかかわらず,短期記憶障害,実行機能障害によって食事がどこに置いてあるかわからなくなった.

このように独居での在宅生活が厳しい状況になったので,施設に入居した.その施設では,当初,誰とでも仲よくできるAさんはみんなの人気者となり,広い施設内のあちこちを好きなように出歩いていた.その1年後,加齢とともに転倒のリスクが増え,さらに被害妄想も出るなど認知症も進行してしまい,行動を制限されるようになり,やがて身体拘束をされることになった.両手にはミトンをされ,車いすベルトをされていた.縛られると悪態をつき,近づく職員を攻撃するなどのBPSDが出現し,受診となった.Aさんは筆者の顔をみると,「先生,助けて.私,こんなふうに縛られている」と泣いた.何もわからないと思われていたAさんだったが,ちゃんと筆者の名前も覚えていて,自分のつらさを訴えた.

3 「身体拘束ゼロ」を目指した取組みへ

2000(平成12)年の介護保険制度の施行とともに,介護保険施設などにおける身体拘束は,原則として禁止された.2006(平成18)年4月,介護保険法改正によって高齢者の「尊厳の保持」が明確に規定されるとともに,「高齢者虐待の防止,高齢者の養護者に対する支援

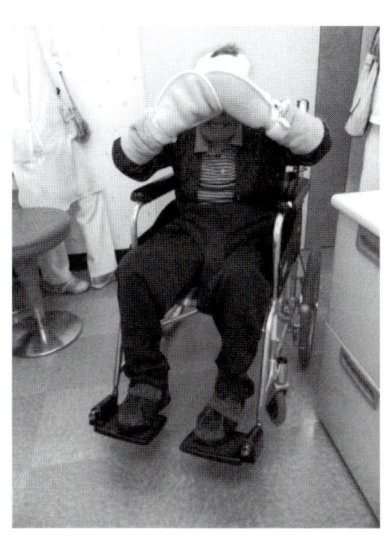

写真14-1　身体拘束をされたAさん

表14-1　身体拘束禁止の対象となる具体的な行為

介護保険指定基準において禁止の対象となっている行為は,「身体的拘束その他入所者(利用者)の行動を制限する行為」である.具体的には次のような行為があげられる.

①徘徊しないように,車いすやいす,ベッドに体幹や四肢をひも等で縛る.
②転落しないように,ベッドに体幹や四肢をひも等で縛る.
③自分で降りられないように,ベッドを柵(サイドレール)で囲む.
④点滴・経管栄養等のチューブを抜かないように,四肢をひも等で縛る.
⑤点滴・経管栄養等のチューブを抜かないように,または皮膚をかきむしらないように,手指の機能を制限するミトン型の手袋等をつける.
⑥車いすやいすからずり落ちたり,立ち上がったりしないように,Y字型拘束帯や腰ベルト,車いすテーブルをつける.
⑦立ち上がる能力のある人の立ち上がりを妨げるようないすを使用する.
⑧脱衣やおむつはずしを制限するために,介護衣(つなぎ服)を着せる.
⑨他人への迷惑行為を防ぐために,ベッドなどに体幹や四肢をひも等で縛る.
⑩行動を落ち着かせるために,向精神薬を過剰に服用させる.
⑪自分の意思で開けることのできない居室等に隔離する.

出典:厚生労働省「身体拘束ゼロ作戦推進会議」.身体拘束ゼロへの手引き―高齢者ケアに関わるすべての人に,p7,2001.

等に関する法律」（高齢者虐待防止法）が制定された．これにより，介護保険施設などの運営基準によって禁止される身体拘束は，高齢者虐待に該当すると考えられるようになった．その後，全国の自治体では身体拘束の廃止に向けた事例集や手引きなどを作成し，介護保険施設などで「身体拘束ゼロ」を目指した取組みが進んでいる．厚生労働省が 2001（平成 13）年に発表した「身体拘束ゼロへの手引き」（同省の身体拘束ゼロ作戦推進会議編）では，「身体拘束禁止の対象となる具体的な行為」として 11 項目があげられている[1]．

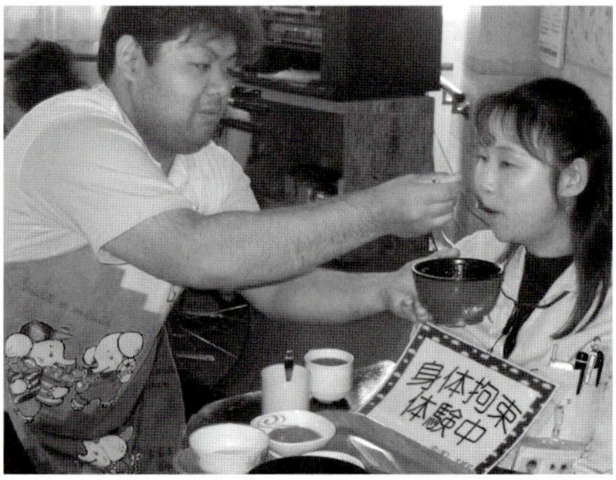

写真 14-2　介助されるつらさ

4　身体拘束はさまざまな弊害をもたらす

　身体拘束はさまざまな弊害をもたらすが特に，①精神的弊害，②社会的弊害，の 2 つをあげることができる．①には，屈辱やあきらめ，家族の心痛，預けることへの罪悪感，ケアスタッフの後ろめたさ，モチベーションの低下などがある．②は，施設などに対する不信感や偏見，弊害によって必要になる二次的な医療処置・費用などである．

　では，実際に身体拘束をされると，どのような気もちになるか，筆者自身で身体拘束を体験してみた．オムツを当て，車いすに縛られて 3 時間じっとしている．右手を服のなかに抑制し，右足を装具にて固定し，右麻痺モデルにして動ける左手を縛り，食事はミキサー食を介助で全量食べてみた．スプーンの大きさや食べたいものの順番などについて，自分の希望は言い出せなかった．増粘剤入りの食事の後味はゲップや膨満感で，とてもつらいものであった．同時に「介助されるつらさ」も痛切に感じた．嚥下動作の後は呼吸をするが，呼吸の瞬間にスプーンで次の食べ物が入れられると，むせてしまう．介助者も大変であるが，介助される人も非常に大変であると思った．ずっと身体拘束をされていると，周囲にいるスタッフの動きや表情，彼らが発する目に見えないオーラが鮮明に感じられた．「今，忙しいから声をかけないで！」といった無言のオーラである．もちろん，彼らがとても一生懸命に頑張っていることもよく伝わった．

5　薬物療法を上回る非薬物療法

　A さんは，その後どうなったか．当院に入院し，ただひたすらスタッフが協力して，来る日も来る日も，「大丈夫だよ」「心配ないよ」と笑顔で繰り返した．そして，A さんに呼ばれたらすぐに行くように心がけた．その結果 BPSD は消失し，どんどん落ち着いてきた．A さんは赤ちゃん人形が大好きだったため人形を渡したところ，その人形をいつも抱いて話しかけていた．「ドールセラピー」が非常に成功したケースで，ほどなく退院することができた．

　では，縛っていた施設がよくないのだろうか．決してそれを伝えたいために A さんの事例を示したわけではない．環境はケアであるということである．A さんにとって，以前の施設は広過ぎた．つかまる場所がないぐらい広々とした施設が，A さんにとっては適さない環境であった．療養環境のよしあしは相対的なものである．A さんにとっては適切であっても，別の人にとっては異なる場合もある．またその時々の心身の状況において，適切な環境というのは変わってくるものである．その人にとって，そ

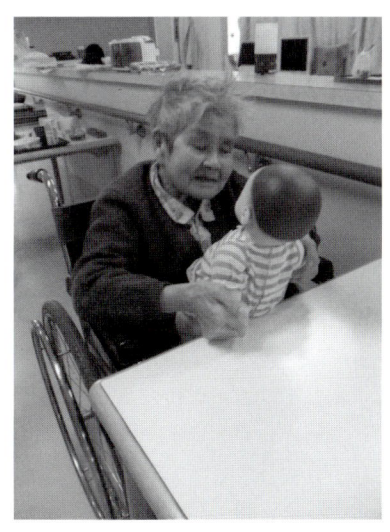

写真 14-3　人形と話すＡさん

の時々にその環境があっているかを考える必要がある．それにより身体拘束を減らせることがある．

　Ａさんはその後，小さなグループホームに移った．不安を感じて部屋から出たとき，そこにすぐ人がいるような環境，助けを求められる人が必ずいる環境に移ったことにより，自分自身を取り戻すことができた．薬は一切使っていない．良質なケアは，薬以上に効果がある．

6　スタッフの存在そのものが非薬物療法

　ケアは，非薬物療法である．私たち医師は薬物療法ができるが，医師が行う薬物療法は認知症の人の生活にとってごく一部のことである．それよりもケアそのもの，あるいはスタッフの存在そのものが非薬物療法ではないか．認知症の周辺症状である暴力や暴言，徘徊，抑うつ，幻覚，妄想などのBPSDへの対応は，介護者にとって大変な問題である．ケアの仕方や環境の悪さによって，こうした症状をつくることもできてしまう．逆に，うまくいけば数回に1回は減らすこともできる．

　在宅生活では，家族がこのことを知っているかどうかで症状の出方が大きく異なる．私たちのケアの対象は本人だけではなく，家族も含む．認知症という病気そのものや，よい対応の仕方を理解してもらうことも大切である．症状や認知症を患うつらさを理解してもらうことで，介護負担感も軽減する．

7　BPSD発生のメカニズム

　認知症になった本人の気もちを考えると，若年性認知症を除けば，認知症を発症する頃には，男性の場合にはそれまで長年勤めていた会社を去ったり，自営業であれば次世代に社長の座を明け渡したり，女性の場合には主婦の座を譲り渡していることが多い．ただでさえ自分の居場所や役割をなくし，生きる張りあいが減っている人もいる．そんなときに少しもの忘れが出てくる．今まで何でもできたのに失敗するようになる．「年をとったな」と自覚し，将来への不安や情けなさを実感する．

　ところが，家族からみると「すぐ忘れる」「同じことを繰り返す」など，不都合な状況が増える．認知症の人が，何かを間違えるたびに「こうだ！　ああだ！」と指摘してしまう．認知症の人は前述の背景ゆえに過敏に反応し，その指摘を叱られていると受け取ってますます混乱する．混乱の後に，言い返したり，それでは足りず手が出たりする．このような状況が続くと介護する家族もますます口調がきつくなるという悪循環が続き，頻繁に口論になる．ますます認知症の人が孤立し，自分の家のなかでさえ，居場所がなくなって，ときには徘徊を引き起こす．これが暴言，暴力，興奮や徘徊などのBPSD発生のメカニズムである．

　この状況を改善するために，私たちは家族に対しBPSD発生のメカニズムをていねいに説明する必要がある．そして，今まで得意だったことや，引き続き失敗せずにできること，本人に役割をもってもらうこと，褒められるような仕事をしてもらうこと，褒められる場所をつくってもらうこと——などを依頼する．認知症の治療において，薬物療法ももちろん大切では

あるが，薬以外のかかわりを非薬物療法と考えて，家族が認知症について理解できるように支援することも必要である．BPSDをつくらず，安心・安全な居場所をつくるという狭義の意味での「非薬物療法」も含めて，よい環境こそが認知症の人にとって必要な場所である．

8 人工呼吸器をはずすBさん

身体拘束は，「緊急やむをえない場合」には例外的に認められている．医療や介護の現場では，緊急やむをえず身体拘束をしなくてはならない場面が発生する．

例えば，Bさんは高齢の女性で脳出血のため急性期病院で治療を受けた後，療養のため当院に転院した．前医からは，つなぎ服で両手ミトン装着，胴体と両上肢は拘束された状態で来院した．当院に入院したときは，全くの無表情だった．当院は身体拘束をしないので，普通のパジャマに着替え，両手の拘束を取りはずした．すると，両手が動くため人工呼吸器の気管チューブをはずしてしまう．当然，アラームが鳴る．看護師たちが「はずさないように」と声をかけ再びチューブを装着するが，離れた途端に，またすぐにアラームが鳴る．数秒の間隔で呼吸器のチューブをはずしてしまう．1日中，病棟内に鳴り響くアラーム．看護師たちは次第に疲弊してきた．

夜勤帯では看護師も少ないのでさらに大変であった．2週間ぐらい経過した．看護師が本当に疲れているので，このままではいけないと考えた筆者は「なぜBさんは，チューブをはずすのだろうか？」と看護師に質問した．チューブをはずしてしまう原因をスタッフ全員で考えた．すぐにスタッフは，Bさんが毎日，病室の白い天井しか見ることができないことに気がついた．退屈な時間を送るなかで，空いている両手が触れる物は呼吸器のチューブしかなかった．だから，抜く．Bさんは人工呼吸器のチューブを抜きたいから抜くのではなくて，それしかないからそこに手が行くと気づいたのである．もしも何かほかの物に目を向けたり，ほかの物に触れられたりする環境を用意すれば，チューブを抜かなくなるのではないかと知恵を絞った．身体拘束を廃止するために，スタッフ全員が協力して取り組んだ．Bさんを縛らないために，どのような環境を用意したらよいのか．看護師やリハビリテーションスタッフらの工夫が日々，続いた．

認知症のケアに正解はない．常にトライし続ける．ときにはトライアンドエラーもあるかもしれないが，トライアンドサクセスになるまでやり通す姿勢を貫くべきである．

その後，天井からいろいろな物を吊るしたと

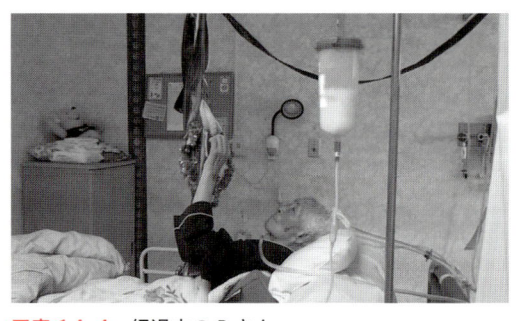

写真14-4　経過中のBさん
この頃は人工呼吸器も胃ろうも行われていた．気管チューブに手が行くことはない．

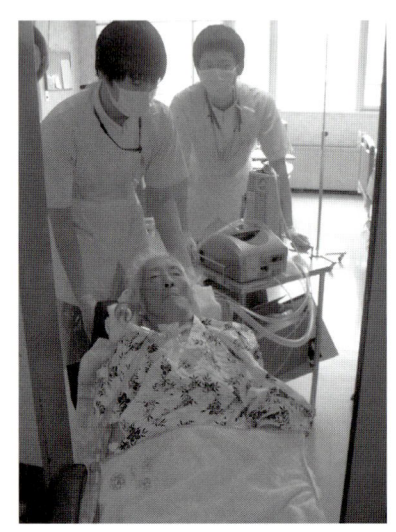

写真14-5　離床し，リハビリテーションに向かうBさん
リハビリテーションスタッフも身体拘束をしない理念を共有する．

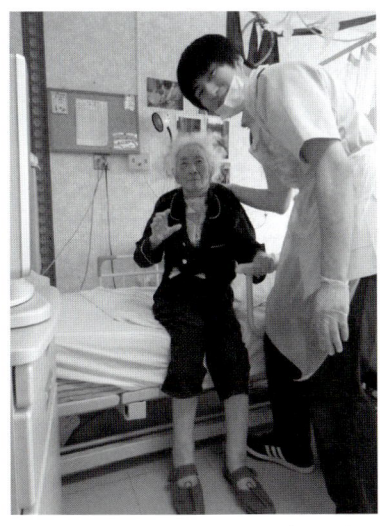

写真14-6 人工呼吸器をはずせるまでになったBさん
ベッドに座れるまでになり，この頃には人工呼吸器が不要となる．

ころ，Bさんはそれをじっとみつめながら楽しそうに触っている．もはやBさんの関心は人工呼吸器のチューブに向かわない．天井から吊るした色とりどりの物ばかりをいじっている．やがて，Bさんはリハビリテーションの効果もあり，呼吸器を離脱し食事も摂れるようになった．もし，私たちが「前の病院で縛られていたからそのまま縛る」と考え，Bさんに対するアセスメントをせずに，安易に縛り続けていたら，このような発見もBさんの改善もなかった．不要な身体拘束を廃止することは多職種でのかかわりによって可能になることがある．

9 大切なのは愛する気もち

大切なのは愛する気もちである．Bさんは，元気になった．問題のある患者だったとは思えないぐらいに回復した．果たしてBさんは，縛られる必要があったのだろうか．

ここで質問したい．いま，あなたにとって一番大切な人を思い浮かべてほしい．あなたは，大事な人を縛ることができるだろうか？　あなたは，大事な人が縛られている姿をみつめることができるだろうか？

身体拘束廃止に向けた取組みにおいて，重要な視点がある．「縛るか，縛らないか」ということではなく，「この人は，大切な人である」という思いをもつこと．目の前にいる人がケアをする人にとって大切な人であり，守るべき人であれば，安易に「縛る」という選択をとることはできない．すなわち誰かを縛るということは，縛っているときにすでに「大切な人」「守るべき人」という気もちが薄れてしまっている．縛るということは，嫌なものである．縛っているときの嫌な気もちは，看護や介護の負担感の増大にもつながる．

10 最終目的は身体拘束廃止ではない

私たちは，なぜ医療者になったのか．治療成績を上げて名声を高めたいからだろうか．いろいろな考え方がある．しかし筆者は，「患者さんの笑顔がみたくて医療者になった」と答えたい．急性期でも慢性期でも，肝臓や肺などの，臓器だけを治すのではない．臓器を生かしても，その人そのものが生きる喜びを失っては意味がない．その人の魂も生かしたい．私たちが一番大切にしなければならないのは何なのか．笑顔がみたくて医療者，介護者になったのではないか．プロフェッショナルとして，安易に縛ってはいけないという信念をもってほしい．縛らないケアを考え，スキルアップとケアの向上を目指してほしい．

そして最終目的は身体拘束を廃止することではなく，いかによいケアと医療を提供できるかということである．信じてあきらめない．支え，支えられて，人は笑顔になる．支えられて笑顔になった人は，今度は自分が誰かの役に立とうとして，またよい笑顔になる．

11 在宅復帰したCさん

認知症のBPSDがある高齢者への対応は容易ではない．そのなかで，身体拘束が生まれ

た．今，私たちは身体拘束の廃止を越え，患者を笑顔にするという最終目的に向かって進んでいる．患者を笑顔にするには，どうしたらよいか．さらに事例をあげる．

Cさんはせん妄のため当院に転院してきた．前医には腸閉塞で入院し，入院後にせん妄を起こして，薬物によるドラッグロックを受けたが，なかなか治らなかったため当院に移った．入院して2日間は前医の薬が残っていたため，目覚めることはなかった．目が覚めると興奮があり，近づく者すべてに攻撃的だった．新人のスタッフなどは怖くて真正面から寄れない．Cさんは落ち着きがなく，目を合わせない．縛られてはいないが，居心地が悪そうな感じであった．声をかけると，「名前を呼ぶな」と言う．その頃は，音楽療法などのアクティビティにも全く参加できなかった．ここであきらめてはいけない．繰り返し，繰り返し全スタッフで優しい声かけをすることが大切である．

入院してから1週間，10日と経過して，ようやく少しリラックスした表情が出てきた．スタッフとのかかわりが出てくると，スタッフに興味をもつようになるが，決して焦らず，ゆっくりとコミュニケーションをとることが非常に重要になる．

一方的なケアではなく，双方向性のあるケアを目指すことが笑顔につながる．例えば，靴を履かせるときに「靴を履きますね」と声をかける．おそらく，多くのケア者がそうしているだろう．しかし，「靴を履きますね」と言いながら相手の目を見ることなく，まるで靴に話しかけているような動作になってはいないか．相手の目をしっかりと見つめながら「靴を履きますね」と伝え，相手の理解を待つ．そして靴を履く気分になったうえで，靴をしっかりと見せて，それから靴を履かせる．

このような細かいステップをていねいに踏むことが非常に大事である．その結果，徐々に信頼関係が生まれてくる．やがてCさんは，スタッフが「僕につかまってください」と言うと，きちんとつかまるようになった．スタッフを信頼しているからである．笑顔は信頼から生まれる．信頼を得るために，看護師やリハビリテーションスタッフだけではなく，すべての職員が同じ対応を心がけることが必要である．

入院から2か月．スタッフと目をあわさなかったCさんは，しっかりとコミュニケーションをとれるように変わった．Cさんに対し，薬は全く使っていない．事務職員も含めて，全職種を巻き込むことが大切である．みな同じように笑顔で声をかけてほしい．入院3か月後，Cさんは普通に歩けるようになり，自宅に帰っていった．身体拘束をすることは簡単である．身体拘束を続けることも簡単である．逆は難しい．しかし，どうしたら身体拘束をしなくてよいかをスタッフ全員で考えてほしい．あきらめたら終わってしまう．私たちは決してあきらめずに，守るべき大事な人を守っていかねばならない．

12 Happy End of Life Care

「happy end」（ハッピーエンド）という言葉がある．そして「end of life care」（エンドオブライフケア）という言葉がある．なぜ専門家たちはそこに「happy」をつけることを忘れたのだろうか．筆者たちは常にhappy end of life care を目指している．亡くなる前に，縛らないでその人の魂を守る．そんなケアの先

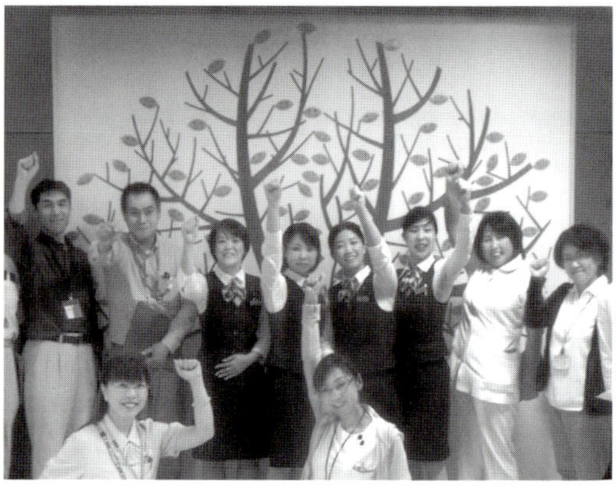

写真14-7 日々葉っぱが増えて変化している「終わりよければすべてよしの樹」の前でスタッフと

の人生の最期こそ，幸せな支援が必要なのではないか．それこそが慢性期医療の醍醐味である．

　当院の正面入口には，筆者たちの決意の樹がある．2年前，「終わりよければすべてよしの樹」という名前をつけて，病院の最も目立つ場所にその樹をつくった．「私たちのケアに満足してくれたら，この樹の葉っぱになって，ずっとこの場所にいてほしい」という思いでつくった．今，この樹は多くの葉っぱが繁っている．亡くなった人の家族が「最期のケアをここで受けてよかったな」と思ってくれたら，亡くなった人のイニシャルと亡くなられた日を刻印した葉っぱ1枚を家族と一緒に，家族の気に入った場所に貼っていく．5年後，10年後，どんな樹に育っているだろうか．

▶ **引用文献**

1) 厚生労働省「身体拘束ゼロ推進会議」：身体拘束ゼロへの手引き—高齢者ケアに関わるすべての人に，p7，厚生労働省，2001．

▶ **参考文献**

1) 本田美和子，イブ・ジネスト，ロゼット・マレスコッティ：ユマニチュード入門，医学書院，2014．
2) 山口晴保編著：認知症の正しい理解と包括的医療・ケアのポイント—快一徹！脳活性化リハビリテーションで進行を防ごう，第2版，協同医書出版社，2014．
3) 認知症の早期診断，早期対応につながる初期集中支援サービスモデルの開発に関する調査研究事業：平成25年度認知症初期集中支援チーム員研修テキスト，平成25年度 厚生労働省老人保健健康増進等事業，2014．

Chapter 15 慢性期医療における薬物療法と服薬管理

秋下雅弘

1 はじめに

　高齢者の薬物療法は，多くの場合，若年成人における臨床試験の結果や使用経験を基に実践されてきた．しかし，若年成人に有効性の高い薬剤であっても高齢者では適当でないことがしばしばある．実際，高齢者では薬物の代謝・排泄能低下や多剤併用を背景として薬物有害作用が出現しやすく，あらゆる薬剤の添付文書に高齢者では投与に注意を要することが明記してある．しかし，高齢者医療の従事者が必ずしも高齢者薬物療法の専門家ではないし，後期高齢者や介護を要する虚弱高齢者では参照すべき薬効のエビデンスがほとんどなくマニュアル化することはできない．一方で慢性期医療の多くの患者は高齢者であり，本章では現実に対応するための考え方について解説する．

2 薬物有害作用の実態と要因

❶ 高齢者における薬物有害作用の頻度と特徴

　高齢者では，若年者に比べて薬物有害作用（adverse drug reactions；広義の副作用．薬物アレルギーなど確率的有害作用のほかに，薬効が強く出過ぎることによって起こる有害作用など薬物使用に関連したすべての有害作用）の発生が多いことが知られる．急性期病院の入院症例では，高齢者の6〜15％に薬物有害作用を認めており[1]，60歳未満に比べて70歳以上では1.5〜2倍の出現率を示す．また，米国のナーシングホームでは1年当たり15〜20％，外来症例でも10％以上の薬物有害作用が出現するとされる．したがって慢性期病院でのデータはないものの，ほぼ同程度の頻度で薬物有害作用が発生すると考えてよいであろう．患者はもちろん医療関係者にとっても，これだけ高頻度で薬物有害作用が出現するという認識は希薄であり，高齢者に対する安易な薬物使用を慎むべき最大の理由がこの点にある．

　また，高齢者の薬物有害作用は多臓器に出現しやすく，重症例が多いことが特徴である．実際，高齢者の入院の3〜6％は薬物が原因であるとされる．

❷ 薬物有害作用の要因

　表15-1にまとめた多くの因子が高齢者の薬物有害作用増加に関連しているが，そのうち最も重要なのは，薬物動態及び薬力学の加齢変化に基づく薬物感受性の増大と，服用薬剤数の増加である．薬物有害作用は，①処方する側の人為的な間違い，②服薬する患者の過誤，③薬自体がもつ確率的有害事象（狭義の副作用）の

表15-1　高齢者の疾患・病態上の特徴と薬物療法への影響

疾患上の要因
- 複数の疾患を有する→多剤服用，併科受診
- 慢性疾患が多い→長期服用
- 症候が非定型的→誤診に基づく誤投薬，対症療法による多剤併用

機能上の要因
- 臓器予備能の低下（薬物動態の加齢変化）→過量投与
- 認知機能，視力・聴力の低下→アドヒアランス低下，誤服用

社会的要因
- 過少医療→投薬中断

3つに分類できるが，高齢者の薬物有害作用では，投薬過誤（medication error）とみなされるものが多い．特に，薬物の代謝・排泄能低下を背景として，成人の通常投与量であっても過量投与と判断されるものが最も多い[2]．また，多くの研究で薬物有害作用と処方薬剤数が関連することが示されている．その他，多疾患合併，長期入院，緊急入院，抑うつや意欲低下といった老年症候群が有害作用増加に関連するとされる[1]．

3 高齢者の薬物動態と処方への反映

❶ 薬物動態と薬物反応性の加齢変化

薬物の血液・組織濃度の変化，つまり薬物動態（pharmacokinetics：PK）と組織レベルでの反応性（薬力学（pharmacodynamics：PD））が薬効を左右する．

薬物動態は，吸収（absorption），分布（distribution），代謝（metabolism），排泄（excretion）のADMEと略称されるステップにより規定される．薬物動態に及ぼす生理機能の加齢変化を図15-1[3]に示し，以下に説明を加える．

1）薬物吸収

消化管機能は加齢により低下するが，多くの薬物は受動拡散で吸収されるため，鉄やビタミンなど能動的に輸送される薬物を除いて，実際には加齢による薬物吸収への影響は少ない．注射剤及び経皮剤の薬物吸収についてはよく研究されていないが，組織透過性と末梢血流の低下により吸収が低下する可能性がある．

2）薬物分布

高齢者では細胞内水分が減少し，水溶性薬物の血中濃度が上昇しやすい．逆に脂肪量は増加するため，ベンゾジアゼピンのような脂溶性薬物では血中濃度は低下するが蓄積効果が出やすい．また，血清アルブミンの低下により，薬物のタンパク結合率が減少し，遊離型薬物が増加する（フェニトインやワルファリンなどの高タンパク結合型薬剤では薬効が強く出やすい）．

3）薬物代謝

加齢に伴う肝血流，肝機能の低下により薬物代謝は低下する．特に，肝臓での代謝率の高い薬物では血中濃度が増加しやすい（初回通過効果の減少）．後述する薬物相互作用に薬物代謝酵素シトクロムP450（CYP）がかかわる．

4）薬物排泄（腎臓及び胆汁）

腎血流量は加齢により直線的に低下するため，薬物排泄率も低下する．特に，腎排泄型の薬物では血中濃度が増加しやすい．クレアチニンクリアランス（Ccr）を計測あるいは推定して投与量を調節することが望ましい．

5）薬力学の加齢変化

血中濃度は同じでも反応性が変化する薬物がある．β遮断薬やβ刺激薬に対する感受性低下，ベンゾジアゼピンなどの中枢神経抑制薬，抗コリン薬に対する感受性亢進などがあげられる．

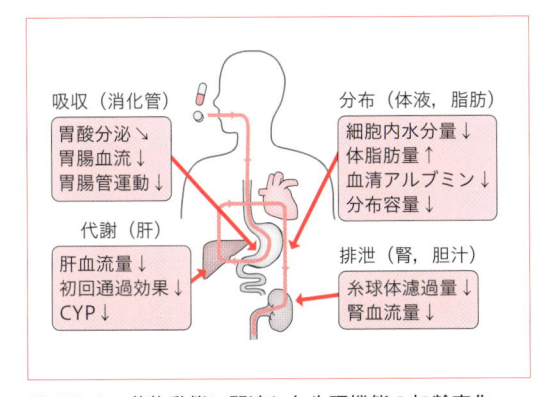

図15-1　薬物動態に関連した生理機能の加齢変化
出典：海老原昭夫．高齢者における薬物の体内動態の変化．Geriatric Medicine, 31：185-190, 1993より改変．

6）薬物相互作用

薬物動態及び薬力学のすべての過程で薬物相互作用は起こりうるが，最も問題となるのはCYPを介した相互作用である．CYPを共有することによる代謝への影響のほか，CYPを阻害あるいは誘導する薬物により併用薬の代謝が影響を受けることがある．

❷ 薬物動態からみた薬物有害作用の予防策

薬物動態の加齢変化の結果，高齢者では肝代謝の遅延による薬物最高血中濃度（C_{max}）の増大や腎機能の低下による半減期（$T_{1/2}$）延長が蓄積効果を起こし，血中濃度上昇をもたらしやすい．肝代謝能をみる簡便な臨床検査はない．腎排泄能はCcrまたは推定糸球体濾過量（eGFR）がよい指標になるが，多くの薬剤添付文書ではCcrが推奨されている．ただし，Cockcroft-Gault式による推定Ccr及びeGFRは，サルコペニアなど筋肉量の少ない場合には腎機能を過大評価する可能性があることに注意が必要である．同様に，若年者でも腎機能低下例や肝機能低下例では，用いる薬物が肝代謝型なのか腎排泄型なのかを知っておき，機能低下を投与量に反映させる必要がある．

実際の投与に際しては，腎機能や体重などから投与量を設定するとともに，高齢者では少量（成人常用量の1/3～1/2程度）から開始して，効果と薬物有害作用をチェックしながら増量する心がけが重要である（表15-2）．ただし，急性感染症に対する抗菌薬など，投与をためらってはいけない場合もある．薬剤によっては血中濃度をモニターしながら投与量を決定する．また，長期投与中に腎機能や肝機能の低下から効き過ぎとなる場合もあり，定期観察と投与量の見直しは不可欠である．特に，腎機能低下に対応した減量の意識を忘れてはいけない．また，薬物同士の相互作用により，薬物動態や反応性が変化することがあるので，処方変更の際には効果がこれまでより強く出る，あるいは逆に弱くなることがある．とにかくよく知らない薬剤の処方に際しては，必ず添付文書で注意事項や代謝・排泄経路を確認することを怠ってはならない．

4 高齢者の多剤服用

❶ 多剤服用の問題点

高齢者では，合併疾患数の増加に伴って服用薬剤数が増加する．逆にいうと，1疾患当たりの処方薬剤数は1～2剤で加齢変化がないようである．

多剤服用（polypharmacy）にはいくつもの問題点がある．まず明らかなのは薬剤費の増大であり，患者側にとっても医療経済的にも重要である．同時に，服用する手間やQOLも無視できない．高齢者でより問題が大きいのは，薬物相互作用及び処方・調剤の誤りや飲み忘れ・飲み間違いの発生確率増加に関連した薬物有害作用の増加である．有害作用の発生は薬剤数にほぼ比例して増加するが，入院データベース解析[4]によると，6剤以上が特に薬物有害作用の発生増加に関連した（図15-2a）．また，診療所の通院患者[5]では，5剤以上が転倒発生の高リスク群であり（図15-2b），5剤ないし6剤以上を多剤服用の目安とするのが妥当であろう．多剤服用に起因する処方過誤や服薬過誤は，有害事象に直接つながらなくてもリスクマネジメント上問題で，対策を講じるべきである．

表15-2　薬物動態からみた高齢者の用量調節

- 最高血中濃度（C_{max}）の増加⇒投与量を減らす
- 半減期（$T_{1/2}$）の延長⇒投与回数を減らす
- 臓器機能（腎，肝）の測定
- 血中濃度の測定
  - ・少量から開始する
  - ・長期的には減量を考慮

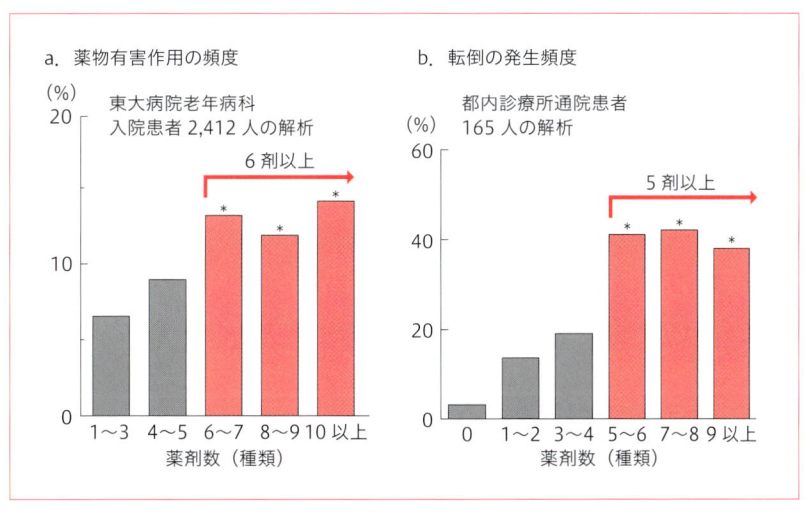

図15-2 薬剤数と薬物有害作用および転倒発生

出典：Kojima T, Akishita M, Kameyama Y, et al. High risk of adverse drug reactions in elderly patients taking six or more drugs: analysis of inpatient database. Geriatr Gerontol Int, 12：761-762, 2012.
Kojima T, Akishita M, Nakamura T, et al. Polypharmacy as a risk for fall occurrence in geriatric outpatients. Geriatr Gerontol Int, 12：425-430, 2012.

❷ 多剤服用の対策

多病が高齢者における多剤服用の原因であるならば，特別な配慮をしなければ多剤服用を回避することは難しい．例えば，「若年成人や前期高齢者で示されたエビデンスを目の前の後期高齢者や要介護高齢者に当てはめることは妥当か」「ほかによい薬がないという理由で，症状の改善がみられないのに漫然と継続していないか」「患者の訴えに耳を傾けるのではなく，それほど効果が期待できない薬を処方することで対処していないか」など，処方に際して見直す点はいくつかある．特に，個々の病態や日常生活機能に基づいて処方薬の優先順位を決めることが重要である．

5 高齢者にふさわしくない薬物

❶ 薬剤起因性老年症候群

高齢者ではほとんどの薬物有害事象が若年者よりも起こりやすいと考えてよいが，特に高齢者特有の症候（老年症候群）の原因となる薬剤が多いことに注意が必要である．表15-3に主な症候と原因薬剤をまとめたが，認知症患者の行動・心理症状（BPSD）に対して使用される薬剤がさまざまな症候を引き起こすこと，認知機能悪化に作用する可能性のある薬剤が数多くあること（特に抗コリン作用のある薬剤）に留意する．表15-3の症候で困っている患者をみたら，該当薬を服用していないか処方をチェックし，中止・減量をまず考慮したい．疾患の治療上，中止が困難な場合は，より安全な薬に切り替えることができないかを検討するべきである．

❷ 高齢者に対して特に慎重な投与を要する薬物のリスト

このように高齢者で有害事象を起こしやすい薬剤，効果に比べて有害事象の危険が高い薬剤は，高齢者にふさわしい薬剤とはいえず，期待される効果を有害作用のリスクが上回るという点から，高齢者に対して慎重な投与を要する，あるいは投与を控えるべき薬剤とされる．そのような薬剤のリストとして，米国のBeers基準[6]やその日本版である「高齢者に対して特

表 15-3　薬剤起因性老年症候群と主な原因薬剤

症候	薬剤
ふらつき・転倒	降圧薬（特に中枢性降圧薬，α遮断薬，β遮断薬），睡眠薬，抗不安薬，抗うつ薬（三環系），抗てんかん薬，抗精神病薬（フェノチアジン系），抗パーキンソン病薬（トリヘキシフェニジル），抗ヒスタミン薬
抑うつ	降圧薬（中枢性降圧薬，β遮断薬），H_2受容体拮抗薬（ブロッカー），抗不安薬，抗精神病薬，抗甲状腺薬
記憶障害	降圧薬（中枢性降圧薬，α遮断薬，β遮断薬），睡眠薬・抗不安薬（ベンゾジアゼピン），抗うつ薬（三環系），抗てんかん薬，抗精神病薬（フェノチアジン系），抗パーキンソン病薬，抗ヒスタミン薬（H_2受容体拮抗薬含む）
せん妄	抗パーキンソン病薬，睡眠薬，抗不安薬，抗うつ薬（三環系），抗ヒスタミン薬（H_2受容体拮抗薬含む），副腎皮質ステロイド，降圧薬（中枢性降圧薬，β遮断薬），ジギタリス，抗不整脈薬（リドカイン，メキシレチン），気管支拡張薬（テオフィリン，ネオフィリン）
食欲低下	非ステロイド性抗炎症薬（NSAIDs），アスピリン，緩下剤，抗菌薬，ビスホスホネート，抗不安薬，抗精神病薬，抗パーキンソン病薬（トリヘキシフェニジル）
便秘	睡眠薬・抗不安薬（ベンゾジアゼピン），抗うつ薬（三環系），膀胱鎮痙薬，腸管鎮痙薬（ブチルスコポラミン，プロパンテリン），H_2受容体拮抗薬，αグルコシダーゼ阻害薬，抗精神病薬（フェノチアジン系），抗パーキンソン病薬（トリヘキシフェニジル）
排尿障害・尿失禁	抗うつ薬（三環系），腸管鎮痙薬（ブチルスコポラミン，プロパンテリン），膀胱鎮痙薬，H_2受容体拮抗薬，睡眠薬・抗不安薬（ベンゾジアゼピン），抗精神病薬（フェノチアジン系），抗パーキンソン病薬（トリヘキシフェニジル），α遮断薬，利尿薬

に慎重な投与を要する薬物のリスト」（日本老年医学会，2005，同学会ホームページにも掲載）[7]，欧州のSTOPP[8]（Screening Tool of Older Person's Prescriptions）などが知られる．長時間作用型のベンゾジアゼピン系薬剤や抗コリン作用の強い薬剤はいずれのリストにも含まれており，処方チェックに際してはまず気をつけたい．

一方，慎重投与薬は禁忌薬ではないので，必ずしも中止する必要はない．うまく使えば高齢者でも有用性が高いケースがあり，全身的に病状がよく安定している場合や適当な代替薬がない場合には注意しつつ継続する．慎重投与薬の多くは，突然中止すると病状が悪化する可能性があり，中止する場合は減量しながら慎重に行う．患者にも，「絶対に自己判断せず，必ず医師や薬剤師に相談するよう」に説明しておくことが大切である．

STOPPを発表したグループが，START[8]（Screening Tool to Alter Doctors to the Right Teatment）という高齢者でも適切な使用を考慮するべき薬剤のリストを発表している．本来使われるべき薬剤が，年齢や経済性といった非医学的理由で処方されない事態は回避するべきであり，最終的にはリスクとベネフィットのバランスを考えた処方が求められる．

6　高齢者の服薬管理

❶ 服薬管理能力の把握

高齢者，特に後期高齢者では，服薬管理能力の低下を認めることが多い．難聴は用法や薬効に対する理解不足，視力低下や手指の障害はシートからの薬剤の取りこぼしを招きやすいので，主疾患にとらわれず把握しておく必要がある．

認知症でも，服薬管理能力の低下は最も早期にみられる症状であるが，外来の会話からこのレベルの認知機能障害に主治医が気づくことはまずない．高血圧や糖尿病などの生活習慣病は，血管性認知症とアルツハイマー型認知症双方の危険因子であり，高齢患者は認知機能障害を合併しやすい．この点を考えると，処方した薬が余ってくる場合には，積極的に認知機能障害を疑い，時間の見当識（年月日，曜日を尋ねる），遅延再生（桜・猫・電車を記憶させ，2～3分して覚えているか確認する）だけでも評価するとよい．認知症疑いあるいは薬が余る患者では，残薬を外来に持参させてカウントし，あるいは家族に生活状況と残薬をチェックしてもらって，服薬状況を正確に把握する必要がある．期待した薬効の得られない場合にも，薬剤を追加する前に服薬アドヒアランスが保たれているかどうかを検討するべきである．

逆に，大量の残薬があるなどの理由で服薬アドヒアランスの低下が疑われる患者が病院や介護施設に入ってきた際は，これまでの処方通りに服用させると効果が強く出て，例えば血糖降下薬による低血糖や降圧薬による低血圧という有害事象につながることを想定した対応が必要である．つまり，こまめにモニターする体制をとるか，最初から減薬あるいは中止して経過をみるかである．

❷ アドヒアランスをよくする工夫

服薬管理能力の低下がみられる場合はもちろん，本来すべての患者に対して，飲みやすく，アドヒアランスが保てるような工夫をするべきであろう．表15-4 に処方上の工夫を示した．

薬剤はなるべく単剤で，しかも1日1回の服用で済むようにすることが望ましい．まず，第一選択薬を十分量まで，しかし有害作用の発現には注意しつつ使うこと．増量の効果が期待できそうにないなら，他剤に切り替えてみることをすすめる．それでもコントロールが不十分であれば併用を考慮するが，合剤を使うことで実質的に1剤に収めることも可能である．メタアナリシスでは，合剤で26%の服用率改善がみられることが報告されている．病状が安定していれば，2剤を1剤にまとめたり，1日2回の服用を1日1回にしてみたりと，用法が単純になるよう試す価値は十分にある．さらに，例えば降圧薬は朝1回，脂質低下薬は夜1回というような場合は，朝か夜にまとめることも検討したい．

服薬の意義を理解していない高齢者も多いので，重篤な疾患や合併症を予防するために服用していること，服用をやめると血圧やコレステロール値，血糖値は元に戻ること，その場合でも自覚症状でわかることは少ない，といった基本的事項を繰り返し教育することも大切である．服薬管理能力が低下している場合には，薬剤数と服用回数を減らすことに加えて，一包化調剤の指示や服薬カレンダー・薬ケースの利用をすすめる．それでも本人が管理できない場合には，家族やホームヘルパーの補助，全面的管理のもとで服用してもらうよう指導する．この場合でも，介護者の手間を考えて，なるべく服薬管理が簡便になるような工夫をする．入院・入所中も施設職員の負担を減らすためにも簡便な処方は重要である．

表15-4 アドヒアランスをよくするための工夫

服薬数を少なく	降圧薬や胃薬など同薬効2〜3剤を力価の強い1剤か合剤にまとめる
服用法の簡便化	1日3回服用から2回あるいは1回への切り替え 食前，食直後，食後30分など服薬方法の混在を避ける
介護者が管理しやすい服用法	出勤前，帰宅後などにまとめる
剤形の工夫	口腔内崩壊錠や貼付剤の選択
一包化調剤の指示	長期保存できない，途中で用量調節できない欠点あり 緩下剤や睡眠薬など症状によって飲み分ける薬剤は別にする
服薬カレンダーの利用	

出典：日本老年医学会編. 健康長寿診療ハンドブック, p109, メジカルビュー社, 2011.

表15-5 薬物有害作用の予防・診断のための注意点

1. 危険因子
- 多剤服用（6剤以上），他科・他院からの処方
- 認知症，視力低下，難聴などコミュニケーション障害
- 抑うつ，意欲低下，低栄養
- 腎障害（慢性腎不全），肝障害（慢性肝炎，肝硬変）

2. 定期チェック
- 薬剤服用（アドヒアランス），薬効の確認
- 一般血液検査：肝障害，腎障害，白血球減少など
- 薬物血中濃度（必要なもの）

3. 診断
- 意識障害，食欲低下，低血圧など，すべての新規症状について，まず薬物有害作用を疑う
- 新規薬剤服用に伴う皮疹，呼吸困難では薬物アレルギーを疑う

4. 治療
- 原因薬剤の中止・減量：場合によってはすべての薬剤を中止して経過を観察．中止により原病が悪化することあり注意
- 薬物療法：症候が重篤な場合，対症療法として行う．薬剤性胃炎に対しては，予防的投薬も考慮

7 おわりに

これまで述べてきた問題点に基づいて，薬物有害作用を避けるための具体的注意点を**表15-5**に示す．老年科医が行う最も重要な介入方法の1つは，薬物を中止することである．包括払い制度など（老健なども含む）経済的理由による薬剤削減では過少医療の危険を伴うが，適切に実施されればメリットが大きい．いずれにしても，高齢者医療の従事者は，加齢に伴う生理変化と薬物療法の原則，常識を身につけ，高齢患者に対して安全で有効な方法で薬物療法を提供できなければならない．

▶引用文献

1) 秋下雅弘, 寺本信嗣, 荒井秀典, 他：高齢者薬物療法の問題点：大学病院老年科における薬物有害作用の実態調査. 日老医誌, 41(3)：303-306, 2004.
2) 鳥羽研二, 秋下雅弘, 水野有三, 他：薬剤起因性疾患. 日老医誌, 36(3)：181-185, 1999.
3) 海老原昭夫：高齢者における薬物の体内動態の変化. Geriatric Medicine, 31：185-190, 1993.
4) Kojima T, Akishita M, Kameyama Y, et al: High risk of adverse drug reactions in elderly patients taking six or more drugs: analysis of inpatient database. Geriatr Gerontol Int, 12：761-762, 2012.
5) Kojima T, Akishita M, Nakamura T, et al：Polypharmacy as a risk for fall occurrence in geriatric outpatients. Geriatr Gerontol Int, 12：425-430, 2012.
6) American Geriatrics Society 2012 Beers Criteria Update Expert Panel：American Geriatrics Society updated Beers Criteria for potentially inappropriate medication use in older adults. J Am Geriatr Soc, 60：616-631, 2012.
7) 日本老年医学会編：高齢者の安全な薬物療法ガイドライン2005, メジカルビュー社, 2005.
8) Gallagher P, Ryan C, Byrne S, et al: STOPP (Screening Tool of Older Person's Prescriptions) and START (Screening Tool to Alert doctors to Right Treatment). Consensus validation. Int J Clin Pharmacol Ther, 462：72-83, 2008.

Chapter 16 慢性期医療における栄養管理

若林秀隆

1 はじめに

総合診療専門医の専門研修カリキュラム案では、到達目標として6つのコアコンピテンシーをあげている（表16-1）[1]。このなかには、経験目標として内分泌・栄養・代謝系疾患が含まれている。栄養管理は、健康増進と疾病予防や多職種協働のチーム医療とも関連する。これらより総合診療医には、栄養管理の基礎的な知識と技能が必要といえる。本章では栄養管理、サルコペニア、サルコペニアの摂食嚥下障害について解説する。

2 栄養管理

栄養とは、生物が生命を維持し生活していくために、体外から適当な物質を取り入れて、エネルギーを得、身体を成長させ機能を保つことである。これらのために必要な成分・物質のことを栄養素と呼ぶ。

栄養管理の流れを図16-1に示す。特に高齢者では低栄養を認めることが多い。併存疾患（消化管疾患、悪性腫瘍、慢性臓器不全など）や老嚥（老人性嚥下機能低下）、味覚・嗅覚の低下、歯を含めた口腔機能低下が、低栄養の一因となる。また、精神要因（認知症、うつ病）、薬剤要因（多剤内服、副作用）、社会要因（独居、介護不足、経済的問題）も栄養状態に悪影響を与える。そのため、すべての高齢者に栄養スクリーニングを行い、低栄養を見落とさないこと

表16-1 総合診療専門医の専門研修カリキュラム案

到達目標：総合診療専門医の6つのコアコンピテンシー

1. 人間中心のケア
    1) 患者中心の医療
    2) 家庭志向型医療・ケア
    3) 患者・家族との協働を促すコミュニケーション
2. 包括的統合アプローチ
    1) 未分化で多様かつ複雑な健康問題への対応
    2) 効率よく的確な臨床推論
    3) 健康増進と疾病予防
    4) 継続的な医療・ケア
3. 連携重視のマネジメント
    1) 多職種協働のチーム医療
    2) 医療機関連携および医療・介護連携
    3) 組織運営マネジメント
4. 地域志向アプローチ
    1) 保健・医療・介護・福祉事業への参画
    2) 地域ニーズの把握とアプローチ
5. 公益に資する職業規範
    1) 倫理観と説明責任
    2) 自己研鑽とワークライフバランス
    3) 研究と教育
6. 診療の場の多様性
    1) 外来医療
    2) 救急医療
    3) 病棟医療
    4) 在宅医療

経験目標

1. 身体診察及び検査・治療手技
2. 一般的な症候への適切な対応と問題解決
3. 一般的な疾患・病態に対する適切なマネジメント
4. 医療・介護の連携活動
5. 保健事業・予防医療

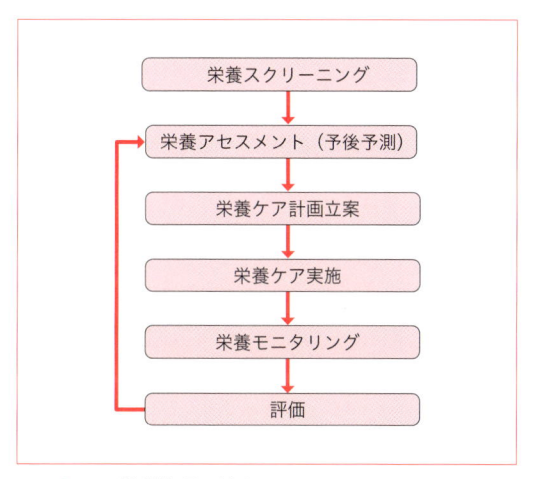

図16-1 栄養管理の流れ

栄養スクリーニング → 栄養アセスメント（予後予測）→ 栄養ケア計画立案 → 栄養ケア実施 → 栄養モニタリング → 評価

が必要である．

❶ 栄養スクリーニング

栄養スクリーニングとしてよく使用されているものは，主観的包括的評価（Subjective Global Assessment：SGA）[2]と簡易栄養状態評価表（Mini Nutritional Assessment Short Form：MNA-SF）[3-6]である．

1）SGA

SGAで評価する項目を**表16-2**に示す．病歴と身体検査の結果から，栄養状態良好，中等度栄養不良，高度栄養不良を主観的に判定する．

2）MNA-SF

MNA-SFは高齢者の栄養スクリーニングに用いられることが多い．体重及び体重減少が不明でも点数をつけることができるのが特徴であり，在宅でも使用しやすい．①過去3か月間の食事量減少，②過去3か月間の体重減少，③自力歩行，④過去3か月間の精神的ストレスと急性疾患，⑤神経・精神的問題，⑥体格指数（Body Mass Index：BMI）が測定できない場合のみ下腿周囲長（calf circumference：CC）の6項目を評価する．14点満点で12～14点なら栄養状態良好，8～11点なら低栄養のおそれあり，0～7点以下なら低栄養と判定する．

❷ 栄養アセスメント

栄養スクリーニングで低栄養や低栄養のおそれありと判定された場合には，栄養アセスメントを行う．栄養評価は主に身体計測と検査値で行う．現在のエネルギー消費量と摂取量からエネルギーバランスも評価したうえで，低栄養の原因が何かを考える．

1）身体計測

身体計測で最も重要なのは体重とBMI（現体重（kg）÷身長（m）÷身長（m））である．BMI 25以上であれば肥満，18.5以下であればるいそうと判断する．体重は現体重だけでなく，体重減少率も評価する．体重減少率は，

（通常体重－現体重）÷通常体重×100

で計算し1週間で2％，1か月で5％，3か月で7.5％，6か月で10％以上減少すれば，中等度以上の栄養障害と判定する．

体重以外では，上腕周囲長（arm circumference：AC），上腕三頭筋皮下脂肪厚（triceps skinfold：TSF），下腿周囲長（CC）を評価する．ACとTSFは，利き手でない上腕の肩峰と肘頭の中央で計測する．CCは，下腿の最も太いところで計測する．ACが21cm以下，CCが31cm以下の場合には，低栄養を疑う．

ACとTSFから筋肉量の指標である上腕筋囲（midupper arm muscle circumference：AMC）と上腕筋面積（midupper arm muscle area：AMA）を計算できる．

$$AMC (cm) = AC(cm) - TSF(cm) \times 3.14$$
$$AMA (cm^2) = (AC - TSF \times 3.14) \times (AC - TSF \times 3.14) \div (4 \times 3.14)$$

日本人の新身体計測基準値（JARD 2001）

表16-2　SGAの項目

病歴
(1) 年齢，性別
(2) 身長，体重，体重変化（過去6か月間と過去2週間）
(3) 食物摂取量の変化（期間，食形態）
(4) 消化器症状（2週間以上の持続する悪心・嘔吐，下痢，食欲不振）
(5) ADL（期間，日常生活可能，歩行可能，寝たきり）
(6) 疾患と栄養必要量との関係（代謝ストレス：なし，軽度，中等度，高度）

身体検査
(1) 皮下脂肪の減少（上腕三頭筋，胸部）
(2) 筋肉の損失（大腿四頭筋，三角筋）
(3) 浮腫（くるぶし，仙骨部）
(4) 腹水

表 16-3　％TSF，％AMC，％AMA

％TSF，％AMC，％AMA	判定
110％以上	筋肉・脂肪が多い
90～110％	標準
80～90％	軽度栄養障害
60～80％	中等度栄養障害
60以下	高度栄養障害

に，年齢別，性別の TSF，AMC，AMA の基準値がある[7]．基準値との比較で％TSF，％AMC，％AMA を計算して栄養評価をする（表16-3）．

2）検査値

栄養評価に使用する主な検査値を表16-4に示す．ただし，脱水の場合には高値，炎症が強い場合にはC反応性タンパク質（C-reactive protein：CRP）など別のタンパク合成が優先されるので低値となる．そのため，検査値は栄養指標ではないという考え方もある．病態を考慮して検査値を解釈することが重要である．

3）エネルギーバランス

1日のエネルギー消費量（total energy expenditure：TEE）は，基礎エネルギー消費量（basal energy expenditure：BEE）から次の式で計算できる．

TEE（kcal）＝ BEE ×活動係数×ストレス係数

BEE は以下の Harris-Benedict の式[8]で計算することが多い．

男性：66.47 ＋ 13.75W ＋ 5.0H − 6.76A
女性：655.1 ＋ 9.56W ＋ 1.85H − 4.68A
　W：体重（kg）　H：身長（cm）
　A：年齢（歳）

活動係数とストレス係数の例を表16-5に示す．

エネルギー摂取量は経口摂取，経管栄養，経静脈栄養の摂取量をあわせて計算する．エネルギー摂取量からエネルギー消費量を引けば，エネルギーバランスを計算できる．肥満，高度の侵襲，不応性悪液質でない場合には，エネルギーバランスが 0 もしくはプラスであることが望ましい．エネルギーバランスがマイナスであれば，今後栄養状態は悪化すると予測できる．

4）低栄養の原因

成人の低栄養の原因は，急性疾患・損傷（急性炎症，侵襲），慢性疾患（慢性炎症，悪液質），社会生活環境（飢餓）の 3 つに分類される[9]．ここでの慢性の定義は，疾患が 3 か月以上継続する場合である．

1 侵襲

侵襲とは，生体の内部環境の恒常性を乱す可能性がある刺激である．具体的には手術，外傷，骨折，急性感染症，熱傷などの急性の炎症である．侵襲下の代謝変化は，傷害期，異化期，同化期の 3 つの時期に分類される．傷害期では一時的に代謝が低下する．異化期では筋肉のタンパク質の分解が著明で，高度の侵襲では 1 日 1kg の筋肉量が減少する．同化期では筋肉と脂肪の量を増加できる．CRP 3 mg/dL

表 16-4　主な栄養指標の項目

項目	正常	軽度障害	中等度障害	重度障害
アルブミン（Alb）(g/dL)	3.6 以上	3.1～3.5	2.5～3.0	2.5 未満
リンパ球数（/mm³）	1,600 以上	1,200～1,599	800～1,199	800 未満
総コレステロール（mg/dL）	180 以上	140～179	100～139	100 未満
トランスサイレチン（mg/dL）	22 以上	12～21	6～11	6 未満
ヘモグロビン（Hb）(g/dL)	男性 13 以上，女性 11.5 以上	10～13	10 未満	

表16-5 活動係数とストレス係数の例

活動係数	
寝たきり（意識障害，JCS2〜3桁）	1.0
寝たきり（覚醒，JCS1桁）	1.1
ベッド上安静	1.2
ベッド外活動	1.3
軽労働	1.5
中〜重労働	1.7〜2.0
機能訓練室でリハビリテーション実施	1.3〜2.0
ストレス係数	
術後3日間	手術の侵襲度によって 1.1〜1.8
骨折	1.1〜1.3
褥瘡	1.1〜1.6
感染症	1.1〜1.5
臓器不全	1臓器につき0.2追加（上限2.0）
熱傷	深達度と面積によって 1.2〜2.0

表16-6 悪液質の診断基準

以下の2つは必要条件
- 悪液質の原因疾患の存在
- 12か月で5％以上の体重減少（もしくはBMI20未満）

そのうえで以下の5つのうち3つ以上に該当
①筋力低下
②疲労
③食思不振
④除脂肪指数（筋肉量）の低下
⑤検査値異常（CRP > 0.5 mg/dL，Hb < 12.0 g/dL，Alb < 3.2 g/dL）

出典：Evans WJ, et al. Cachexia: a new definition. Clin Nutr, 27：793-799, 2008.

表16-7 低栄養の原因と予後予測

予後予測	低栄養の原因
改善	飢餓なし，侵襲なし・同化期（CRP 3 mg/dL以下），前悪液質
維持	軽中度の飢餓，軽中度の侵襲，悪液質
悪化	高度の飢餓，高度の侵襲（CRP 10 mg/dL以上），不応性悪液質

以下を同化期と判断する目安がある．現時点では侵襲を認めなくても，過去の侵襲の影響で低栄養を認めることが少なくない．

2 悪液質

　悪液質とは「併存疾患に関連する複雑な代謝症候群で，筋肉の喪失が特徴である．脂肪は喪失することもしないこともある．顕著な臨床的特徴は成人の体重減少（水分管理除く），小児の成長障害（内分泌疾患除く）である．食思不振，炎症，インスリン抵抗性，筋タンパク崩壊の増加がよく関連している．飢餓，加齢に伴う筋肉喪失，うつ病，吸収障害，甲状腺機能亢進症とは異なる[10]」．悪液質の原因疾患には，がん，膠原病，慢性感染症，慢性心不全，慢性腎臓病（CKD），慢性呼吸不全，慢性肝不全などがある．これらの疾患を合併した患者に低栄養を認める場合，悪液質を疑う．悪液質の診断基準を表16-6に示す[10]．悪液質では慢性炎症を認めるため，CRP 0.3〜0.5 mg/dL以上のことが多い．

3 飢餓

　飢餓とは，エネルギーやタンパク質の摂取量が不足する状態が持続して低栄養になっていることである．マラスムス，クワシオコール，マラスムス性クワシオコール（混合型）に分類される．しかし，マラスムス以外の飢餓を日本で認めることは稀である．飢餓時には，肝臓のグリコーゲンが12〜24時間で枯渇するため，その後は筋肉や腸管のタンパク質の異化で生じた糖原生アミノ酸からグルコースが合成される（糖新生）．さらに飢餓が悪化すると，免疫能の低下，創傷治癒遅延，臓器障害を認め，除脂肪体重の30〜40％を失うと窒素死，餓死に至る．

5）栄養の予後予測

　栄養アセスメントの後に，今後の栄養状態が改善するのか維持するのか悪化するのかの予後予測を行い，栄養管理のゴールを決める．予後予測は低栄養の原因と程度で決まる（表16-7）．

❸ 栄養ケア計画立案

　エネルギー必要量は，低栄養の原因によっ

て異なる．低栄養を認めない場合には，1日エネルギー消費量＝1日エネルギー必要量である．例えば寝たきりで1日中ベッド上安静の場合，基礎エネルギー消費量である20～22 kcal/kg体重が1日エネルギー必要量となる．しかし，筋緊張や不随意運動の有無と程度によって，15 kcal/kg体重でも体重が増加する場合や，30 kcal/kg体重でも体重減少する場合がある．そのため，栄養モニタリングで体重の増減を確認する．

1）侵襲時のエネルギー必要量

侵襲の異化期では，多くの外因性エネルギー（経口摂取，経管栄養，経静脈栄養）を投与しても筋肉のタンパク質の分解を抑制できないため，栄養状態の悪化防止を目標とする．異化期の1日エネルギー投与量は，筋肉の分解によって生じる内因性エネルギーを考慮して15～30 kcal/kg体重を目安とする．

一方，同化期ではエネルギー必要量＝エネルギー消費量＋エネルギー蓄積量（200～750 kcal）とする．計算上はエネルギーバランスを7,000 kcalプラスにすることで体重が約1kg増加する．そのため，エネルギー蓄積量を200 kcalとしたら35日，500 kcalとしたら14日で体重が1kg増加する計算となる．ただし，体重増加に伴いエネルギー消費量も増加するため，実際にはこの通りに増加しないことが多い．

2）悪液質時のエネルギー必要量

前悪液質と悪液質では，栄養管理単独での栄養改善には限度がある．エネルギー必要量＝エネルギー消費量＋エネルギー蓄積量とするが，そのほかに高タンパク質食（1.5 g/kg/日）やn-3脂肪酸（エイコサペンタエン酸（EPA）2～3 g/日）の投与を検討する．悪液質で食欲不振の場合には，六君子湯の投与を検討する．

不応性悪液質の場合，栄養改善は困難であり，過度な栄養・水分投与は浮腫，喘鳴，呼吸困難の原因となり，QOLを低下させること

になる．そのため，推定エネルギー必要量は200～600 kcal，水分量は500～1,000 mLとする．

3）飢餓時のエネルギー必要量

飢餓の場合，低栄養を改善するため，エネルギー必要量＝1日エネルギー消費量＋エネルギー蓄積量（200～750kcal）とする．飢餓の改善時には，Refeeding症候群に注意する．Refeeding症候群とは，慢性的な飢餓状態の患者が大量の糖質を摂取した際に発生する症候群で，適切に治療しないと致死的となる．糖質の大量摂取でインスリン分泌が促進され，カリウム（K）やマグネシウム（Mg）が細胞内に取り込まれることで，低カリウム血症，低マグネシウム血症となる．アデノシン三リン酸（ATP）の産生でリン（P）が消費されるため，低リン血症となる．その結果，不整脈や呼吸機能低下などを認める．Refeeding症候群は徐々にエネルギー摂取量を増やすことで予防できる．一方，肥満の場合には，エネルギー必要量＝エネルギー消費量－エネルギー蓄積量（200～750kcal）として，体重減少を目標とする．

4）栄養素の必要量

エネルギー必要量の次に3大栄養素の投与量を検討する．高齢者の3大栄養素の％エネルギー目標量は，男女ともタンパク質13～20（16.5）％，脂質20～30（25）％，糖質50～65（57.5）％である．肥満の場合には，低エネルギー高タンパク質にすると，筋肉をより維持しながら減量できる．水分は1 mL×推定エネルギー必要量，もしくは体重1 kg当たり30～35 mLで計算する．脱水や浮腫の場合には，病態に応じて投与量を増減する．ビタミン，ミネラルは基本的に1日必要量を投与量として，過剰や欠乏の場合には病態に応じて増減する．

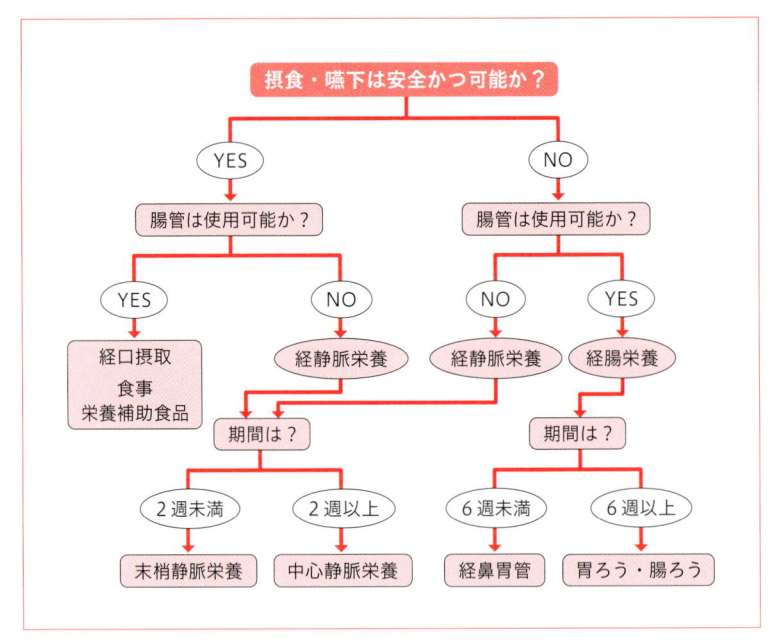

図 16-2　経口摂取を重視した栄養投与経路
出典：若林秀隆. PT・OT・STのためのリハビリテーション栄養 第2版―栄養ケアがリハを変える，p48，医歯薬出版，2015 より改変.

5）栄養投与経路

　水分・栄養摂取の投与ルートは，経口摂取，経管栄養，経静脈栄養の3種類に分けられる．投与ルートの原則は，「腸管を使用できるときは腸管を使用する」である．経静脈栄養と比較して経管栄養では，消化管粘膜の萎縮の予防，感染症の減少，重篤な合併症の少なさ，費用が安価などの利点がある．

　しかし，患者のQOL向上に最も貢献する投与ルートは，経管栄養ではなく経口摂取であるため，図16-2のフローチャート[11]で投与経路を選定することが望ましい．つまり，投与経路決定には口腔機能や嚥下機能の評価が必要である．

❹ 栄養モニタリング

　慢性期では週1回から月1回，栄養状態に問題がなければ3か月に1回，身体計測を中心にモニタリングを行う．体重減少率やMNA-SFによる再評価が，現実的かつ有用である．予測通りの体重増減を認めなかった場合には，エネルギー必要量を再検討する．

3 サルコペニア

❶ サルコペニアとその原因

　サルコペニアは進行性，全身性に認める筋肉量減少と筋力低下であり，身体機能障害，QOL低下，死のリスクを伴う[12]．サルコペニアの原因が加齢のみの場合を原発性サルコペニア，そのほかの原因（活動，栄養，疾患）の場合を二次性サルコペニアと分類する（表16-8）[12]．成人の低栄養の原因である飢餓，侵襲，悪液質は，すべて二次性サルコペニアの原因でもある．そのため，低栄養では二次性サルコペニアを認めることが多い．

　加齢とともに骨格筋は筋線維の数が減少し，筋線維自体も萎縮する．加齢によるサルコペニアで主に萎縮するのはtypeⅡ筋線維（速筋，白筋）である．一方，廃用性筋萎縮では主にtypeⅠ筋線維（遅筋，赤筋）が萎縮する．廃用性筋萎縮とは異なり，加齢によるサルコペニアでは運動ニューロンと運動単位数が減少する．骨格筋再生に重要な筋芽細胞に分化する筋衛星細胞の数も減少し，筋芽細胞への分化も抑

表16-8 サルコペニアの原因

- 原発性サルコペニア
  加齢の影響のみで、活動・栄養・疾患の影響はない
- 二次性サルコペニア
  ・活動によるサルコペニア：廃用性筋萎縮, 無重力
  ・栄養によるサルコペニア：飢餓, エネルギー摂取量不足
  ・疾患によるサルコペニア
- 侵襲
  急性疾患・炎症（手術, 外傷, 熱傷, 急性感染症など）
- 悪液質
  慢性疾患・炎症（がん, 慢性心不全, 慢性腎不全, 慢性呼吸不全, 慢性肝不全, 膠原病, 慢性感染症など）
- 原疾患
  筋萎縮性側索硬化症（ALS）, 多発性筋炎, 甲状腺機能亢進症など

制される.

　活動によるサルコペニアは、不活動、安静臥床、無重力などが原因で生じる廃用性筋萎縮である。つまり、廃用症候群（生活不活発病）の一部といえる。廃用症候群とは、疾患などのために活動性や運動量の低下した安静状態が続くことで全身の臓器に生じる二次的障害の総称である。予備力の少ない高齢者や障害者では、軽度の侵襲や短期間の安静でも廃用症候群を認めやすい。廃用症候群患者の88〜91％に低栄養を認める[13, 14].

　原疾患では、多発性筋炎・皮膚筋炎、筋萎縮性側索硬化症（ALS）、筋ジストロフィ、重症筋無力症などの神経筋疾患によって、筋肉量減少、筋力低下、身体機能低下を認める。甲状腺機能亢進症でも認めることがある。ただし、原疾患によるサルコペニアを認める患者でも、加齢、活動、栄養、侵襲、悪液質によるサルコペニアを合併する可能性がある。

❷ サルコペニアの診断

　Asian Working Group for Sarcopenia（AWGS）のサルコペニアの診断基準は、筋力低下（握力：男性26 kg未満、女性18 kg未満）もしくは身体機能低下（歩行速度0.8 m/秒未満）を認め、筋肉量減少も認めた場合である[15]. AWGSの筋肉量減少のカットオフ値は、四肢骨格筋量（kg）÷身長（m）÷身長（m）で計算した数値が二重エネルギーX線吸収測定法（Dual-Energy X-ray Absorptiometry：DXA）では男性7.0, 女性5.4, 生体インピーダンス法（Bioelectrical Impedance Analysis：BIA）では男性7.0, 女性5.7である。

　臨床での筋肉量減少の目安は、下腿周囲長が男性34 cm未満、女性33 cm未満とする[16].

❸ 原発性サルコペニアの栄養療法

1）カロリーリストリクション

　カロリーリストリクションにサルコペニア予防効果があることは、アカゲザルで検証されているが、ヒトでの明確なエビデンスは存在していない。カロリーリストリクションによるエネルギー摂取は、1日摂取エネルギー＝体重(kg)×0.4単位（1単位＝80 kcal）が1つの目安である。

　低栄養を合併しているサルコペニアの場合、カロリーリストリクションによって低栄養とサルコペニアが悪化するため、カロリーリストリクションは禁忌である。一方、肥満を合併しているサルコペニア肥満の場合、筋肉量をなるべく保ちながら減量するためにカロリーリストリクションの適応となる。ただし、筋肉量を維持するには、レジスタンストレーニングなど運動療法の併用が必要である。1日摂取エネルギー＝体重(kg)×0.4単位、もしくは1日エネルギー必要量より200〜750 kcal少ない食事とする。

2）タンパク質・分岐鎖アミノ酸・HMB

　高齢者では、タンパク質摂取量が少ないと筋肉量減少を認めやすい。コクランレビューでは、高齢者に対するエネルギー・タンパク質補給で、体重が2.2％（95％信頼区間：1.8

～ 2.5）増加し，低栄養の高齢者では死亡率が減少した（相対リスク 0.79，95％信頼区間：0.64 ～ 0.97）[17]．しかし，機能改善や入院期間の短縮は認めなかった[17]．サルコペニアの高齢者に対する栄養補給の系統的レビューでは，高齢者の筋肉量と筋力を改善させた[18]．

血中の分岐鎖アミノ酸（branched-chain amino acids：BCAA（バリン，ロイシン，イソロイシン））濃度が高いと，骨格筋タンパク質の刺激効果も高くなる．また，糖質をタンパク質と同時に摂取すると，摂取したタンパク質の利用効率が高まり，筋タンパク質合成を高める．具体的には，タンパク質 10 g，BCAA 2 g 以上が必要で，ロイシン単独ではなく多種類の必須アミノ酸の摂取が望ましい．

β-ヒドロキシ-β-メチル酪酸（β-hydroxy-β-methylbutyrate：HMB）は，ロイシンから体内で生合成される物質である．高齢者のサルコペニアに HMB の有用性が示唆されている[19,20]．

3）ビタミンD

ビタミンD欠乏症はサルコペニアや筋力低下の原因の1つであり，ビタミンD投与によって改善する．ビタミンD投与による筋力増強効果をみた17論文のランダム化比較試験（RCT）のメタ解析では，血中 25（OH）D 濃度が 25 nmol/L 以上の場合，筋力増強は認めなかった[21]．一方，血中 25（OH）D 濃度が 25 nmol/L 未満であった2論文では，ビタミンD投与で股関節筋力が増強した[21]．以上より，ビタミンD欠乏症や血中 25（OH）D 濃度が 25 nmol/L 未満の場合のみ，ビタミンD投与による筋力改善を期待できる．

4）魚油

魚油に含まれる n-3 系多価不飽和脂肪酸（EPA，ドコサヘキサエン酸（DHA））には抗炎症作用があり，サルコペニアに有用な可能性がある．高齢女性で筋力増強訓練に魚油を併用すると，筋力増強訓練単独よりも筋力と身体機能がより改善した[22]．また，健常高齢者に魚油由来の n-3 系多価不飽和脂肪酸を6か月間投与すると，コーン油と比較して筋肉量と筋力が有意に増加した[23]．

❹ サルコペニアの治療 ——リハビリテーション栄養

1）リハビリテーション栄養とは

サルコペニアでは原因にあわせた介入が必要であり，リハビリテーション栄養（以下，リハ栄養）の考え方が有用である．リハ栄養とは，栄養状態も含めて国際生活機能分類（International Classification of Functioning Disability and Health：ICF）で評価を行ったうえで，障害者や高齢者の機能，活動，参加を最大限発揮できるような栄養管理を行うことである[24]．リハ栄養管理の主な内容は，低栄養や不適切な栄養管理下におけるリハビリテーションのリスク管理，リハビリテーションの時間と負荷が増加した状況での適切な栄養管理，筋力・持久力などのさらなる改善の3つである．

2）リハ栄養評価

リハ栄養評価のポイントは表16-9の5つである．今後の栄養状態は，栄養も含めた全身状態と栄養管理の内容によって，改善，維持，悪化のいずれかと予測する．今後の栄養状態が飢餓，侵襲異化期，不応性悪液質のために悪化

表 16-9　リハ栄養評価のポイント

項目	内容
栄養障害	栄養障害を認めるか評価する．何が原因か評価する
サルコペニア	サルコペニア（広義）を認めるか評価する．何が原因か評価する
嚥下障害	摂食嚥下障害を認めるか評価する
予後予測	現在の栄養管理は適切か，今後の栄養状態はどうなりそうか判断する
訓練内容判断	機能改善を目標としたリハビリテーションを実施できる栄養状態か評価する

と予測される場合，体重，筋肉量，持久力は低下する可能性が高い．この状況で筋肉量増強目的のレジスタンストレーニングや持久力改善目的の持久性トレーニングを行うと，かえって栄養状態が悪化して筋力や持久力が低下するので禁忌である．

3) 活動と原疾患によるサルコペニアの栄養療法

活動によるサルコペニアでは，廃用期間中にタンパク質を十分に摂取することで廃用性筋萎縮を緩和できるエビデンスがある[25]．少なくとも栄養によるサルコペニアを合併させないために，適切な栄養管理を行うことが必要である．さらにタンパク質と必須アミノ酸のサプリメントで廃用性筋萎縮を緩和できる可能性がある[25]．

原疾患によるサルコペニアの場合，神経筋疾患の進行による筋肉量・筋力低下はやむをえないことが多い．しかし，飢餓と廃用によるサルコペニアの予防は可能である．原疾患に飢餓と廃用を合併した場合，リハ栄養管理でサルコペニアを一時的に改善できることがある．

4 サルコペニアの摂食嚥下障害

サルコペニアの摂食嚥下障害とは，全身及び嚥下関連筋の筋肉量低下，筋力減少による摂食嚥下障害である[24,26]．サルコペニアや全身筋肉量は，摂食嚥下障害と関連する[27,28]．例えば誤嚥性肺炎では，高齢者に多く急性炎症による侵襲を認めるため，全身や嚥下関連筋のサルコペニアが進行しやすい．誤嚥性肺炎では「とりあえず安静」「とりあえず禁食」とされることが臨床で多く，廃用によるサルコペニアを合併しやすい．さらに末梢静脈栄養で水・電解質輸液のみといった不適切な栄養管理が行われた場合，飢餓によるサルコペニアも合併する．つまり，誤嚥性肺炎ではサルコペニアの4つの原因すべてを合併しやすい（図16-3）[29]．このうち活動と栄養によるサルコペニアは，医原

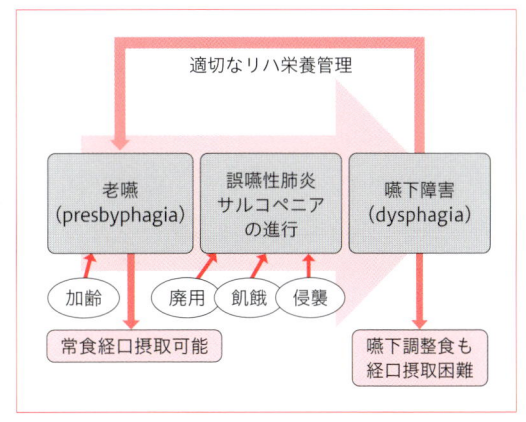

図16-3 誤嚥性肺炎・サルコペニアによる嚥下障害

図16-4 サルコペニアの摂食嚥下障害診断基準案

性サルコペニアといえる．

その結果，誤嚥性肺炎の前は老嚥や軽度の摂食嚥下障害で常食を経口摂取可能であったにもかかわらず，誤嚥性肺炎の治癒後にサルコペニアの摂食嚥下障害となり，経口摂取困難となることがある．サルコペニアの摂食嚥下障害の診断基準案を図16-4に示す[26]．

サルコペニアの摂食嚥下障害の予防と治療には，摂食嚥下リハビリテーション，栄養改善，サルコペニアの治療が含まれる[26]．低栄養がサルコペニアの摂食嚥下障害の一因であるため，攻めの栄養管理による栄養改善が，摂食嚥下障害の予防と治療になる．

誤嚥性肺炎の場合，入院当日からの早期離

床，早期経口摂取，適切な栄養管理が，サルコペニアの摂食嚥下障害の予防と治療に重要である．高齢の肺炎入院患者では，入院後2日以内に経口摂取を開始した場合，より早期に経口摂取で退院できる[30]．ただし，適切な摂食嚥下機能評価と摂食嚥下リハビリテーションの実施が必要である．誤嚥性肺炎の入院高齢患者では，入院後3日以内に理学療法を開始したほうが，死亡率が有意に低い[31]．また低栄養の場合に，全量経口摂取が遅れやすい[32]．これらより誤嚥性肺炎の場合，入院当日から早期リハ栄養を行うべきである．

5 おわりに

栄養管理，サルコペニア，サルコペニアの摂食嚥下障害について解説した．サルコペニアには身体機能障害，QOL低下，死のリスクを伴い，二次性サルコペニアの原因には飢餓，侵襲，悪液質が含まれる．つまり，低栄養が機能障害，活動制限，参加制約，QOL低下の一因であり，栄養改善で機能，活動，参加，QOLの改善を期待できる．リハ栄養管理のゴールは，体重増加や検査値改善ではなく，機能，活動，参加，QOLのさらなる改善である．これらの改善に貢献できる栄養管理を，慢性期医療で実践してほしい．

▶引用文献

1) 日本専門医機構総合診療専門医に関する委員会：「総合診療専門医に関する委員会」からの報告．
http://www.japan-senmon-i.jp/document/150421.pdf
2) Makhija S, Baker J：The Subjective Global Assessment: a review of its use in clinical practice. Nutr Clin Pract, 23: 405-409, 2008.
3) Vellas B, et al：Overview of the MNA® - Its History and Challenges. J NutrHealth Aging, 10：456-465, 2006.
4) Rubenstein LZ, et al：Screening for Undernutrition in Geriatric Practice: Developing the Short-Form Mini Nutritional Assessment(MNA-SF). J Geront, 56A：M366-377, 2001.
5) Guigoz Y：The Mini-Nutritional Assessment (MNA®)Review of the Literature - What does it tell us? J Nutr Health Aging, 10：466-487, 2006.
6) MNA．
http://www.mna-elderly.com/forms/mini/mna_mini_japanese.pdf
7) 日本栄養アセスメント研究会身体計測基準値検討委員会：日本人の新身体計測基準値(JARD2001)．栄養-評価と治療，19(Suppl)，2002.
8) Harris JA, Benedict FG：A biometric study of human basal metabolism. Proc Natl Acad Sci USA, 4：370-373, 1918.
9) White JV, et al：Characteristics recommended for the identification and documentation of adult malnutrition(undernutrition). JPEN, 36：275-283, 2012.
10) Evans WJ, et al：Cachexia: a new definition. Clin Nutr, 27：793-799, 2008.
11) 若林秀隆：PT・OT・STのためのリハビリテーション栄養 第2版—栄養ケアがリハを変える，p48，医歯薬出版，2015.
12) Cruz-Jentoft AJ, et al：Sarcopenia: European consensus on definition and diagnosis: Report of the European Working Group on Sarcopenia in Older People. Age Ageing, 39：412-423, 2010.
13) Wakabayashi H, Sashika H：Association of nutrition status and rehabilitation outcome in the disuse syndrome: a retrospective cohort study. General Med, 12：69-74, 2012.
14) Wakabayashi H, Sashika H：Malnutrition is associated with poor rehabilitation outcome in elderly inpatients with hospital-associated deconditioning: a prospective cohort study. J Rehabil Med, 46：277-282, 2014.
15) Chen LK, et al：Sarcopenia in Asia: consensus report of the asian working group for sarcopenia. J Am Med Dir Assoc, 15：95-101, 2014.
16) Kawakami R, et al：Calf circumference as a surrogate marker of muscle mass for diagnosing sarcopenia in Japanese men and women. Geriatr Gerontol Int, 15：969-976, 2015.
17) Milne AC, et al：Protein and energy supplementation in elderly people at risk from malnutrition. Cochrane Database Syst Rev CD003288, 2009.
18) Malafarina V, et al：Effectiveness of nutritional supplementation on muscle mass in treatment of sarcopenia in old age: a systematic review. J Am Med Dir Assoc, 14：10-17, 2013.
19) Cruz-Jentoft AJ, et al：Prevalence of and interventions for sarcopenia in ageing adults: a systematic review. Report of the International Sarcopenia Initiative(EWGSOP and IWGS). Age Ageing, 43：748-759, 2014.
20) Hickson M：Nutritional interventions in sarcopenia: a critical review. Proc Nutr Soc, 74：378-386, 2015.
21) Stockton KA, et al：Effect of vitamin D supplementation on muscle strength: A systematic review and meta-analysis. Osteoporos Int, 22：859-871, 2011.
22) Rodacki CL, et al：Fish-oil supplementation enhances the effects of strength training in elderly women. Am J Clin Nutr, 95: 428-436, 2012.
23) Smith GI, et al：Fish oil-derived n-3 PUFA therapy increases muscle mass and function in healthy older adults. Am J Clin Nutr, 102：115-122, 2015.
24) Wakabayashi H, Sakuma K：Rehabilitation nutrition for sarcopenia with disability: a

24) combination of both rehabilitation and nutrition care management. J Cachexia Sarcopenia Muscle, 5：269-277, 2014.
25) Wall BT, van Loon LJ：Nutritional strategies to attenuate muscle disuse atrophy. Nutr Rev, 71：195-208, 2013.
26) Wakabayashi H：Presbyphagia and sarcopenic dysphagia: association between aging, sarcopenia, and deglutition disorders. J Frailty Aging, 3：97-103, 2014.
27) Maeda K, Akagi J：Sarcopenia is an independent risk factor of dysphagia in hospitalized older people. Geriatr Gerontol Int, doi: 10.1111/ggi.12486, 2015.
28) Wakabayashi H, et al：Skeletal muscle mass is associated with severe dysphagia in cancer patients. J Cachexia Sarcopenia Muscle, 6：351-357, 2015.
29) 若林秀隆：誤嚥性肺炎. 若林秀隆, 藤本篤士編. サルコペニアの摂食・嚥下障害-リハビリテーション栄養の可能性と実践, p127, 医歯薬出版, 2012.
30) Koyama T, et al：Early commencement of oral intake and physical function are associated with early hospital discharge with oral intake in hospitalized elderly individuals with pneumonia. J Am Geriatr Soc, 63：2183-2185, 2015.
31) Momosaki R, et al：Effect of early rehabilitation by physical therapists on in-hospital mortality after aspiration pneumonia in the elderly. Arch Phys Med Rehabil, 96：205-209, 2015.
32) Momosaki R, et al：Predictive factors for oral intake after aspiration pneumonia in older adults. Geriatr Gerontol Int, doi: 10.1111/ggi.12506, 2015.

Chapter 17 慢性期医療における口腔管理とチームアプローチ

阪口英夫

1 はじめに

　口腔は栄養摂取やコミュニケーションにとって重要な器官である．特に長期療養が必要な慢性期病床に入院する患者や在宅療養中の患者では，歯科診療が十分に受けられないために療養中に口腔環境が悪化し，摂食嚥下障害やコミュニケーション障害が起こることがある．口腔の機能が低下することは，長期療養患者が最も楽しみとしている食事の機会を奪うだけでなく，誤嚥性肺炎や内臓真菌症などの重篤な全身疾患の原因となることが近年明らかになっている．本章では，口腔ケアを中心に，慢性期医療における口腔管理について解説する．

2 口腔ケアとは

　口腔ケアとは，口腔におけるケアである．しかし，健常者における虫歯や歯周病予防の歯磨きである口腔衛生とは，やや趣を異にするものであると考える．口腔ケアは口腔衛生を基本とするが，その対象は，病床にあるか，障害があるために自立した口腔清掃や口腔機能の維持が困難になった人であり，そういった人への援助である．このような意味合いから，本書における口腔ケアの定義は，以下のように記す．

> **口腔ケアとは**
> 「病床にあるか障害がある患者に対して，口腔衛生を基軸として，口腔及び全身の疾病予防，口腔機能の維持・向上のための技術のことをいう」

　この定義の主体である口腔衛生は，文字通り口腔を清潔に保つ技術である．ADLの低下した障害者や要介護高齢者，慢性期医療を受けている患者は，すべて口腔を清潔に保つ必要がある．口腔ケアは歯科医療関係者が行う口腔衛生管理だけでなく，看護・介護職が行う日常の口腔衛生処置を含む口腔へのケア全般のことを示す用語である．

3 口腔ケアの歴史

　口腔ケアの起源は，長い間あまり知られてはいなかった．しかし，近年の研究で，その発祥は死生学にあることがわかった[1]．その起源を知る書籍が1973年に米国にて出版された『The Terminal Patient：Oral care（終末期患者の口腔ケア）』（写真17-1）である．この書籍は，コロンビア大学のKustcher教授を中心に編纂されたもので，当時の死生学を学ぶ人たち向けにシリーズ化されたものの1冊であった．Oral care（口腔ケア）について書かれている書籍としては，本書が世界で一番古いと考えられている．Kustcher教授は，多くの死生学研究者を育て，その考え方を後世に残している．わが国では上智大学名誉教授アルフォンス・デーケン氏がその1人であり，世界的に有名なシシリー・ソンダースやエリザベス・キューブラ＝ロスにも影響を与えたと伝えられている．当時の米国においても，医科歯科連携にて口腔管理がなされた事例は少なく，Kustcher教授は書籍で，以下のように述べている．

> Unfortunately, two of the principal team members – the physician and the

dentist- often do not share that part of working together for the welfare of the patient which they should.

「残念なことに，主要なチームメンバーのうちの 2 人—医者と歯科医師—は，しばしば，患者の福祉のために一緒に働くことが必要であるにもかかわらず，その活動を共有しません」

写真 17-2 は過去，慢性期医療病棟において頻繁にみられた口腔ケアが十分になされていない患者の口腔内である．かつて医療や介護の現場において，口腔はあまり注目されていなかった．そのため，ADL が低下し，自立した口腔清掃が行えない患者の口腔内はみるも無残な状態になってはいたが，当時の医療関係者にその知識も少なく，ほぼ放置された状態であった．専門知識をもつ歯科医師・歯科衛生士にあってもそのような現場へ赴くことが少なく，積極的な参加がなかったばかりか，他の医療職を説得できるほどの，科学的根拠もほとんどな

かった．そのような現実のなか，Kustcher 教授は次のように述べ，口腔ケアの重要性を訴えた．

The extraordinary importance of the mouth to the dying patient makes imperative the need for maintaining all of its structures in the best possible condition and for providing a degree of comfort that will permit the patient to live out his days with a minimum of discomfort and a maximum of dignity

「終末期患者において口腔は非常に重要であるので，その最期の日まで，最小限の不快と最大限の尊厳がもたらされるように，できる限りすべての口腔の器官が快適でよい状態に保たれるようにケアされることは，必要不可欠なことである」

口腔ケアの基本は，身体の清潔を重要視することである．それは，「いつもきれいな姿でいたい」と願う万人の基本的な考えを尊重したものである．口腔ケアの基本は，人の基本的な尊厳を守るために行う行為として行われるべきと Kustcher 教授は説いたのである．

1999（平成 11）年，英国の 2 大医学誌の 1 つといわれる『Lancet』に日本人歯科医師が書いた口腔ケアに関する論文が掲載された．そ

写真 17-1　The Terminal Patient : Oral care
Austin H, Kutscher, Bernard Schoenberg, et al. 1973

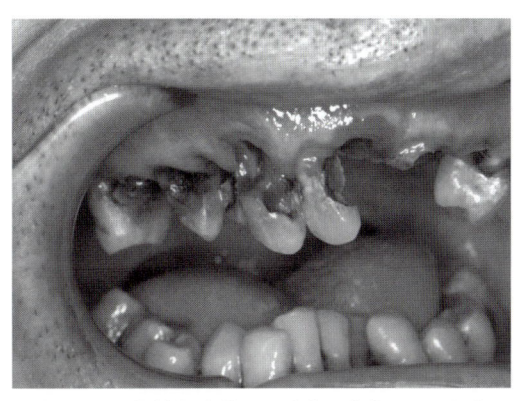

写真 17-2　慢性期病棟に入院中の患者にみられた口腔内
う蝕が進行し，口腔内は崩壊状態である．

の論文は，特別養護老人ホームにおける口腔ケアの効果に関する研究で，知識のある歯科衛生士が行う口腔ケアを受けた入所者と看護・介護職員だけの口腔ケアを受けた入所者の肺炎発症率を比較した研究であった．結果は歯科衛生士の口腔ケアを受けた入所者は，肺炎の発症率が約40％も減少することが示された[2]．この研究を起点とし，誤嚥性肺炎予防に口腔ケアが有用であることが証明され，それに伴い，医科歯科連携による口腔管理が現在のように普及するようになったのである．

4 慢性期医療における口腔ケアの効果

❶ 摂食機能の維持・向上

　口腔の機能で最も重要であるのが摂食機能である．摂食機能には，口腔への食物の摂り込み，咀嚼，食塊形成，咽頭への食物の送り込みなどの動作がある．これらは健常者では正常に行われるが，脳神経系の障害はもとより，加齢による機能退行によってもバランスが失われ，摂食機能が低下することが頻繁にみられる．口腔機能の低下は，要介護状態になる以前よりみられ，長期経過をたどるなかで栄養障害に結びつくといわれる．

　埼玉県狭山市において要支援・要介護高齢者を除いた75歳以上の一般高齢者を対象に調査した結果では，運動・生活機能が低下するのと同様に口腔機能が低下することが報告されている[3]．

　この結果から，慢性期医療を受けている患者では，口腔機能の低下が進行し，栄養状態の低下に至っている例が多いと推測される．摂食機能の障害は，栄養摂取に障害をもたらすだけでなく，食べる楽しみの喪失から生活意欲の低下につながり，活動性をも低下させる．また，介護を行う周囲にとっても，食形態の工夫や食事介助により，よけいに介護力を費やさねばならず，この点からも摂食機能の障害は直接介護度の重症化に結びつくと考えられる．

❷ 味覚の回復とそれにつながる栄養状態の改善

　摂食機能の回復に伴う食欲の増進は，単に食材の調整などでは補えない部分の「生活としての食」を生きる喜びに結びつける重要な要素となる．摂食嚥下リハビリテーションや栄養ケアマネジメントを行う現場では，「食の趣向」が重要であることが経験により明らかであることは誰もが感じていることであろう．味覚や食感は正常な機能が保たれた上に，清潔な口腔によって発揮されるものであり，その維持，向上には口腔ケアが欠かせない．

　これは単に「味見」による「おいしさ」が，十分な口腔環境をもたない者が感じる「味」と同程度であると錯覚してはならない．医療者と対象者が同じ環境になってこそ「味・食感」のレベルは評価できると考えたい．食材の「おいしさ」を実感することにより，食欲の増進が促され，栄養状態の改善へとつながる．

　食事は単に栄養が摂れればよいというだけでなく，QOLの大きな源になっていることを再考し，その環境づくりとして口腔ケアが重要であることを再認識すべきである（写真17-3）．

❸ 誤嚥性肺炎の予防

　日本人の死亡原因の第3位が肺炎である．

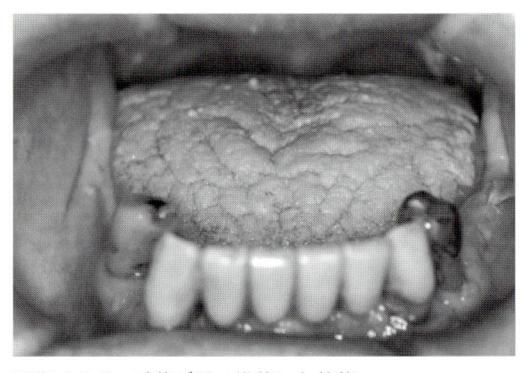

写真17-3　舌苔が厚く堆積した状態
これでは味覚は十分な機能を発揮していないと考えられる．

その95%が高齢者の肺炎であり，65歳以上の死亡原因の第1位である．寝たきりの原因を調査した報告でも，肺炎からの寝たきりで廃用症候群に導かれたケースなどが報告されている．

高齢者の摂食嚥下機能の低下は前述したが，加齢に伴わなくても誤嚥は頻繁に起こるものであり，それらを完全に予防できるものではない．すなわち，誤嚥があっても肺炎につながらない努力をすることが必要であり，その誤嚥性肺炎の予防には，口腔を清潔に保つことが最重要であると考えられる．前記した口腔ケアにおける誤嚥性肺炎の予防の研究においても，週1回の歯科衛生士による口腔衛生管理を受けた患者は有意に肺炎に罹患していない．通常の口腔ケアだけでなく，歯科医療関係者によるさらなる口腔ケアが，誤嚥性肺炎予防には必要である．

❹ コミュニケーション能力の維持・向上

コミュニケーションは人間の基本的社会活動である．コミュニケーション能力が阻害されると，対人関係において不調和をきたすことになり，閉じこもりや意欲低下を助長させることはいうまでもない．高齢者にみられる歯牙の喪失や口腔機能の低下は，コミュニケーション能力の低下に直結しやすく，認知症などの精神機能障害と相まって介護度を重症化させていることは，高齢者介護を行う者にとって日常的に出会うことである．

コミュニケーション能力を維持するためにも口腔ケアは重要である．いったん低下した口腔機能は回復することが難しく，治療での回復も困難である．コミュニケーション能力の維持に対しても口腔ケアは重要なのである．

❺ 審美的要素の重要性

認知症をもつ高齢者へ，化粧や普段着への着替えなどを実施している施設は多くあると聞く．口腔は顔の一部を構成しており，特に前歯は審美的な要素に重要な役割を果たしているといわれている．高齢者は加齢変化により前歯の喪失をきたしているケースが多いが，審美的観点から前歯の喪失を気にする高齢者は多く，日常の歯科診療でも「前歯だけは入れてほしい」と懇願する高齢者を多く経験する．歯牙を喪失した場合，歯科医学的には義歯を装着するという方法で解決するが，義歯は機能維持や管理に労力を必要とし，要介護高齢者では自立した義歯管理ができないために前歯の喪失がそのまま放置されているケースも少なくない．

軽度の要介護高齢者では前歯の喪失により審美的な問題から，活動を控えるケースがみられることもある．これら義歯の管理や維持のための口腔ケアも重要な問題である．

5 各職種の口腔ケアにおける役割[4]

ここでは，口腔ケアを提供する職種のそれぞれの役割について述べる．

❶ 歯科医師

口腔全般の疾患治療を担う職種であり，業務範囲では医師と重複する部分も多いが，歯科医師に独占的な業務とされているのが，「充填・補綴・矯正」である．充填は歯牙に詰め物をする業務であり，補綴とは義歯の作製・装着・調整及び冠を被せることである．矯正は歯列を健常に修正することである．歯牙・口腔の疾病や摂食嚥下障害の治療全般に知識をもち，口腔・歯科疾患の診断には欠かせない存在である．

口腔ケアでは口腔の評価を正しく行い，もっている機能障害に応じた口腔ケアの方法を選択することが必要である．そのなかには口腔疾患に対応したケアもあり，薬剤を使用するケースもある．このような場合，歯科医師の指示やアドバイスが必要であり，口腔ケアを実施する際

には，歯科医師の診察や診断は欠かせないものであることはいうまでもない．

療養病床をもつ病院の多くが，常勤や非常勤の歯科医師を雇用するか，開業歯科医師に往診を依頼している．口腔ケアを行う際に何らかの形で参画する必要がある職種であるといえる．

❷ 歯科衛生士

口腔ケアを提供する職種としては，中心となる職種であり，特にPTC[*1]（またはPMTC）と呼ばれる専門的口腔ケアは技術的に歯科衛生士のみが提供できる行為である．また，摂食機能療法として，摂食嚥下訓練ができる職種（医師・歯科医師の指示により，看護師・言語聴覚士（ST）・歯科衛生士の3職種が嚥下訓練も可能である．作業療法士（OT），理学療法士（PT）はともに嚥下訓練はできない）にも含まれている．

歯科衛生士はその数が増え，2015（平成27）年現在，全国に10万人以上の従事者がいる．法的には歯科衛生士のできる医療行為は歯科医師の指示が必要とされ，実際の口腔ケアを提供する際にも，歯科医師の診察後，その指示により行っているのが現状である．近年の療養病床でも，歯科衛生士の雇用が促進され，病棟における口腔ケアに従事するケースが増えている．

❸ 言語聴覚士（ST）

言語聴覚士は主たる業務として言語機能療法を施行するが，摂食・嚥下リハビリテーションを施行する中心的な職種としても位置付けられる．歯科関係職種が常時滞在することがない施設では，口腔ケアの実施・指導を行っている職種でもある．近接医学の知識をもっていることで，歯科との連携を図ることができる職種であり，介護保険における経口維持の取組みなどに歯科医師とともにチームの一員として参加しているケースもある．

❹ 看護師

日常の口腔ケアや歯科衛生士，言語聴覚士が不在の施設・環境では専門的口腔ケアを実施している中心的存在である．過去の調査でも，80％以上の療養病床で看護師により口腔ケアが提供されているという報告があった．看護師には法的に，口腔ケア，摂食嚥下リハビリテーションの施行が許されており，さらに総合的なケアの統一，プランニング，管理をする職種としても，重要な立場であると思われる．それは個々の評価や口腔ケアを他職種に任せたとしても，全体の総合的マネジメントは看護師でなければ難しいことに起因する．

❺ 介護福祉士

2005（平成17）年に厚生労働省から出された通知「医師法第17条，歯科医師法第17条及び保健師助産師看護師法第31条の解釈について」（平成17年7月26日医政発第0726005号）によると，口腔内を歯ブラシや綿棒または巻き綿子で清拭するなどの行為は医療行為ではないため介護職でも可能であるという見解になった．このことから，介護福祉士が一歩踏み込んだ口腔ケアに従事することも可能になったといえる．実際の現場では，歯科衛生士，言語聴覚士がかかわらない日常の「口腔機能向上」を，介護福祉士がそれぞれの職種からのアドバイスに沿って，利用者に提供する方法が一般的になると思われる．それは毎日の行為であり，目的達成の観点からも重要性をもつものとなる．

❻ 各職種の連携

上記の職種以外にも，医師・管理栄養士・薬剤師・理学療法士・作業療法士など，多くの職種が口腔ケアにはかかわる．もちろん，歯科医師や歯科衛生士，言語聴覚士，看護師，介護福祉士のいずれの職種でも，単独で口腔ケアがで

きるわけではない．総じてケア全般にいえることであるが，十分な効果を発揮する口腔ケアを実施するには，各職種の連携や協力が必須であり，それを総合的にマネジメントする体制が重要である．

❼ 口腔ケアにおける多職種連携の必要性

　口腔ケアを施行する対象者は何らかの疾病により，自立した口腔清掃が不可能になっている場合や，摂食嚥下機能が障害されている場合がほとんどであるといえる．さらに口腔ケアを提供する対象者の疾病はさまざまであり，疾病別に口腔ケアの問題点を抽出するには，深い専門知識とその治療に対する経験が必要となる．これらの知識は単一職種が抱えるにはあまりにも膨大であり，職種の免許にかかわる医療行為許容範囲の問題もある．

　そのため，対象者が抱える疾病の問題を安全かつ効果的に解決するには，多職種による専門的アプローチが必要であり，それぞれの専門職がもてる知識や経験を最大限に有効活用することによって，効果的かつ効率的な口腔ケアが提供できるようになるのである．

　口腔ケアは日常ケアの一部である．日常ケアとは対象者が常に受けているべきケアであり，普遍的に提供されなければならない．例えば，歯科衛生士による口腔ケアを1日3回，毎日受けることができればよいが，特別の場合を除けばそれはほぼ不可能である．そのためにチームとして口腔ケアに取り組み，歯科以外の職種や家族介護者が提供しても，歯科衛生士が提供する口腔ケアに近づけるようにしなければならない．そのためにチームとして連携をとることが重要になるのである．

6 慢性期医療における口腔管理においてみられる口腔のトラブル[5]

❶ 歯のトラブル

　近年では口腔ケアの重要性が知られることにより，歯科関係者が療養中の患者にかかわることが多くなってきているが，いざ入院後に歯科診察を行うと，う蝕が多数あって，その多くが残根状態である患者（写真17-4）も少なくない．う蝕により歯が鋭利（写真17-5）になっている場合には，削合により鋭利な部分を落とすこと（写真17-6）や，光重合レジンなどで充填を行い，舌や粘膜の受傷を防止する必要がある．また，重度の歯周病のため動揺がひどくなっているなどの場合には，抜歯処置を必要とすることもある．またブリッジや連結冠など

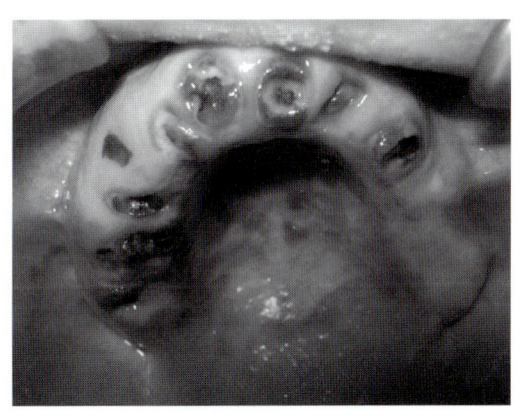

写真17-4　う蝕が進行したまま放置され，残根状態になった歯のみが残った口腔

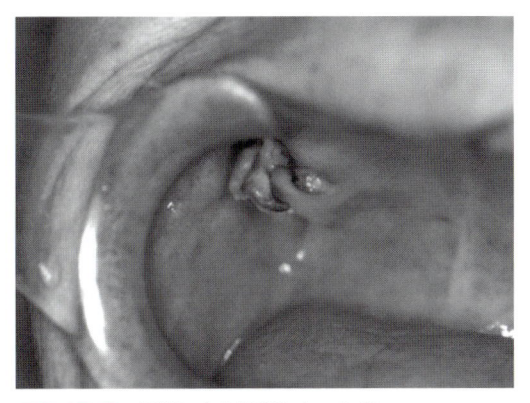

写真17-5　う蝕により鋭利になった歯

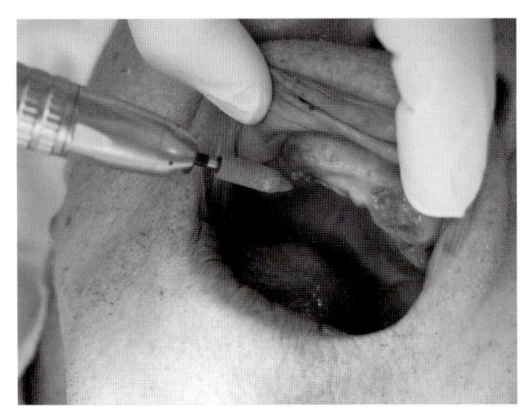

写真 17-6 鋭利な歯をカーボランダムポイントで削合する

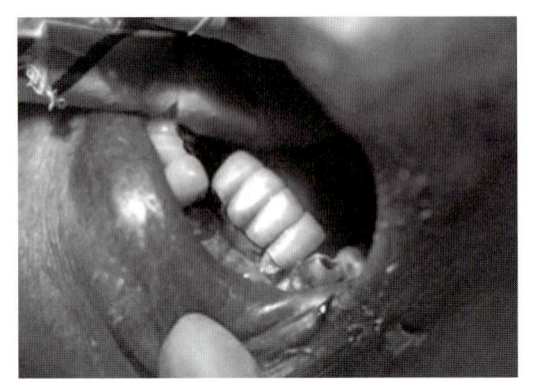

写真 17-7 ブリッジの支台歯が取れてしまった危険な状態

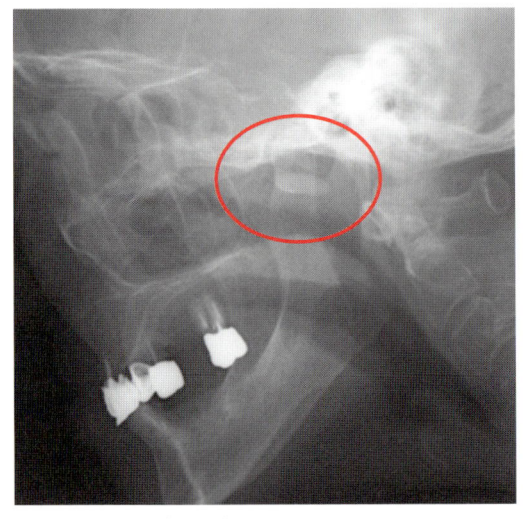

写真 17-8 誤嚥した歯
赤丸部分に誤嚥した歯がみえている.

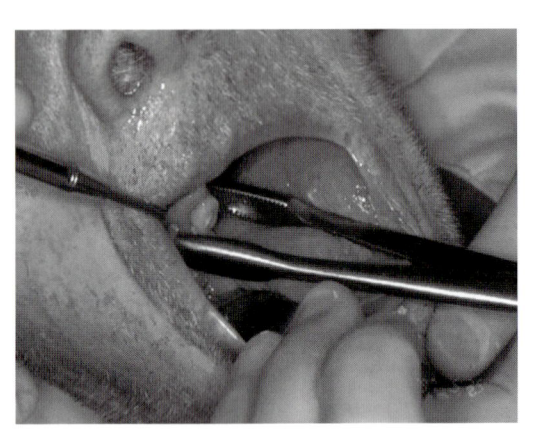

写真 17-9 義歯を誤嚥し,麦粒鉗子にて摘出しているところ

では,数本の歯で維持されているだけで,傾いてしまっているケース(**写真 17-7**)も散見される.比較的早期から経過をみるようにしないと,動揺が極度になってから,診察を依頼され,抜歯までの間に脱離・誤飲してしまうケースもある(**写真 17-8**).

慢性期で療養中の患者は,抜歯が選択されることが多くなるが,抜歯の可否について主治医の理解,協力とともに,家族にも了承を得ることが必要である.特に施設入所中の患者などでは,家族が長期間来所せず,その間に患者の前歯がなくなっているのに気づき驚くこともある.そのようなトラブルを回避するためにもどのような抜歯でも,家族に連絡し,了解を得ることを忘れないようにする.

❷ 義歯のトラブル

歯のトラブルと同様によく起こるのは義歯のトラブルである.義歯の破損や人工歯の脱離など通常のトラブルから,義歯を誤嚥してしまうケース(**写真 17-9,17-10**)や,認知症のある患者では異食により義歯の一部を食べてしまうこともある.そして,完全管理されている施設や病院でも義歯の紛失もトラブルとして散見される.

障害や疾病,認知症などをもつ患者に義歯を新しく製作する場合には,歯科医師側のテクニックだけでなく,患者側の機能面も十分に評価しなくてはならない.

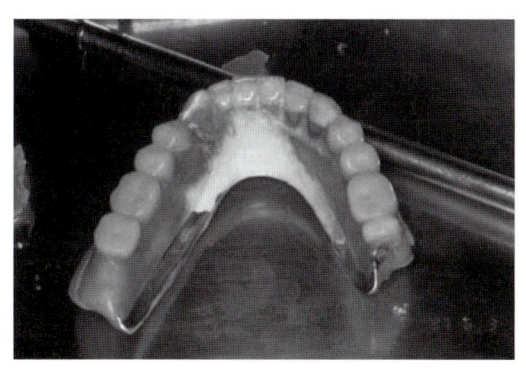

写真17-10　摘出された義歯

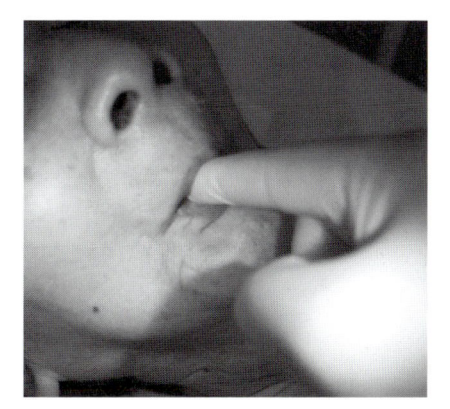

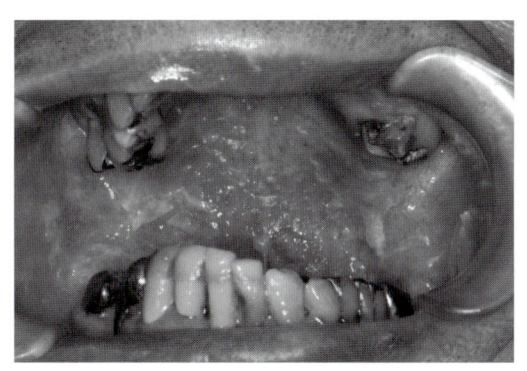

写真17-11　吸啜反射

写真17-12　口腔乾燥を伴い，不潔な状態になった口腔

　また，総義歯のように着脱が簡単な義歯ならばよいのであるが，部分床義歯のように複雑な形態をしていると着脱時の痛みから装着を拒否するケースもある．義歯を装着するテクニックは周囲環境であり，その良し悪しで義歯が使用できなくなるケースもある．義歯の使用可否は，患者が置かれた環境に依存するケースが多くみられ，義歯を使用するために十分なケアが提供できる環境があるかどうかが重要なキーとなる．特に終末期の患者では，全身状況の悪化から，多少の変化によって食事量が変わることもあり，できるだけ大きな変化を与えることのないよう，注意する必要がある．義歯トラブルに関しては，看護・介護者と十分に話し合い，周囲環境に合致した適切な方法が選択されるべきである．

　認知症の進行などにより，義歯が使用できるかどうかの指標として使われるのが，原始反射の再出現である．口腔関連の原始反射は「吸啜反射」（写真17-11）や「咬反射」「把持反射」などがあるが，これらの反射が再出現している状況であると，通常では義歯の使用は困難であるとされる．

❸ 口腔粘膜のトラブル

　慢性期病棟で療養している患者では，口腔内が乾燥しているケースが多い．口腔粘膜の乾燥は，疾病を誘発しやすい．例えば，終末期に呼吸状態が悪くなり，換気量を増やすために口呼吸になり，口腔粘膜の乾燥から口腔内が不潔になってしまうことなどが頻繁にみられる（写真17-12）．経管栄養や胃ろうなどの非経口摂取の患者では，口腔乾燥の改善を目標とする口腔ケアが施行されることが多い．これら慢性期病棟に入院中の患者に比較的頻繁にみられる口腔粘膜トラブルを疾患別に示す．

1）口腔カンジダ症

　口腔乾燥が亢進すると，口腔内の汚染も亢進する．そのために発生するのが口腔カンジダ症である（写真17-13）．口腔カンジダ症自体は強い症状は示さない．しかし，口腔内にカンジダが繁殖することによって，混合感染を誘発し重篤な疾患へと誘導される．さらにカンジダ菌の芽胞は血小板とほぼ同じ大きさのために血行移行性が高く，移行先で繁殖して重篤な内臓真菌症を発症することが知られている．口腔カンジダ症を未然に防ぐには，抗真菌性をもった

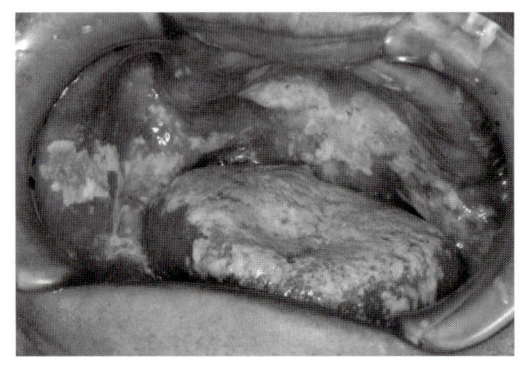

写真 17-13　口腔カンジダ症

口腔保湿剤を使用して、口腔の湿潤を保つほか、早期に口腔カンジダ症を発見し、治療することが必要である。

2）白板症及び扁平苔癬、剥離性歯肉炎

慢性期で療養中の患者では、口腔内の粘膜角化異常も多くみられる。扁平苔癬はアレルギーが原因ともいわれるが、高齢の患者では原因不明のものも多い。ステロイド治療薬を用いた通常の治療のほか、口腔の清潔を保つように継続的な口腔ケアを実施することが重要である。

白板症は投薬での治療は困難であるが、必要であれば確定診断を行い、経過を十分に観察することが望ましい。写真 17-14 に口腔がん化した白板症の経過を示す。

また、皮膚の類天疱瘡などと同様に原因不明で歯肉の剥離を示す疾患もみられることがある。若年者の剥離性歯肉炎とは病型に差異があると考えられるが、剥離した歯肉から出血し、強い接触痛を示すこともある（写真 17-15）。

3）咬傷や咬合性外傷

意識障害などがあり、口腔周囲のコントロールができなくなった患者などでは、残存歯で咬みこんでしまい口腔粘膜に傷をつけてしまう場合（写真 17-16, 17-17）や、挺出した歯牙が、対向する歯槽堤に食い込んでしまうような状態になることもある。このような場合は当該歯を削合・抜歯するなどの処置を行っている。また、このような状態では口腔乾燥がみられるために、粘膜面に傷をつけやすくなること

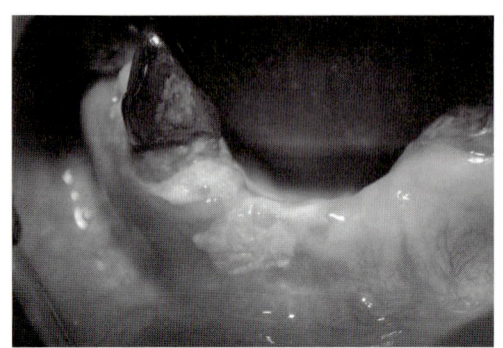

2000 年 1 月

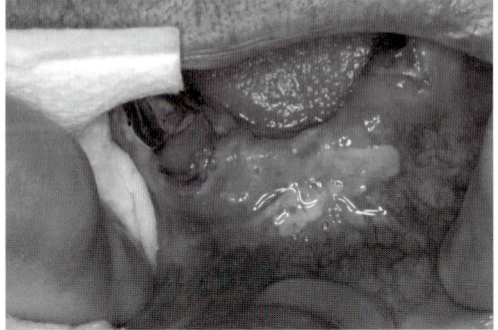

2006 年 11 月

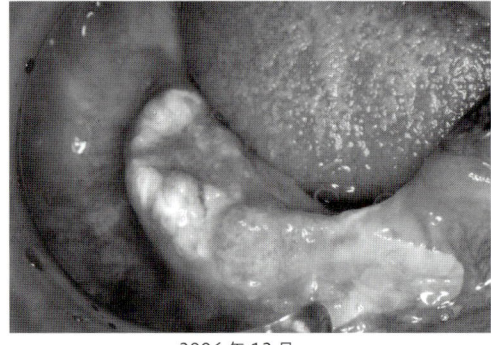

2006 年 12 月

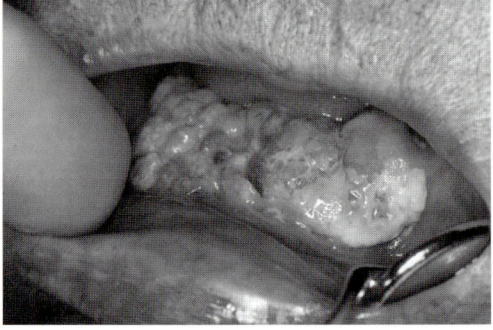

2008 年 4 月

写真 17-14　がん化した白板症事例

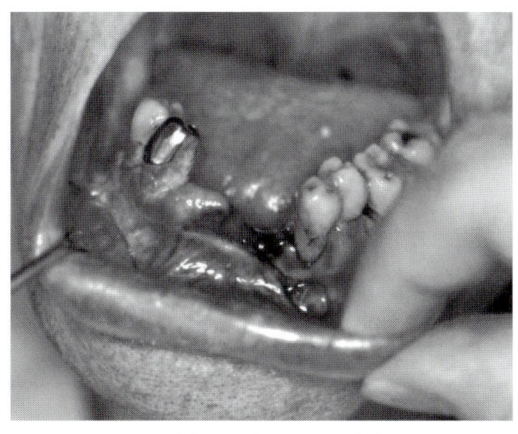

写真 17-15　口腔内に発生した類天疱瘡

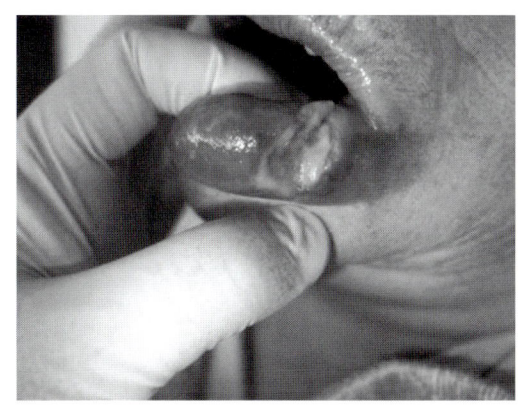

写真 17-16　歯が口唇に当たってしまっているが，意識障害のためにコントロールできない

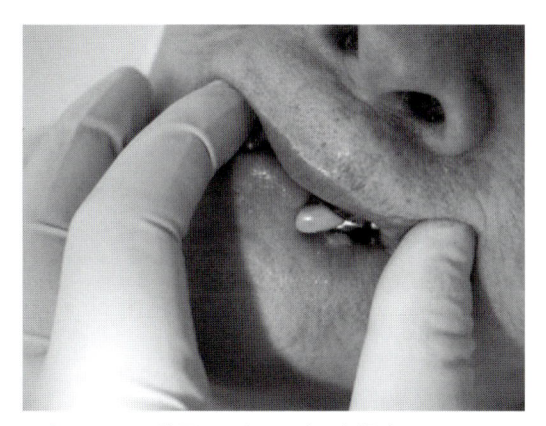

写真 17-17　結果，できてしまった褥瘡

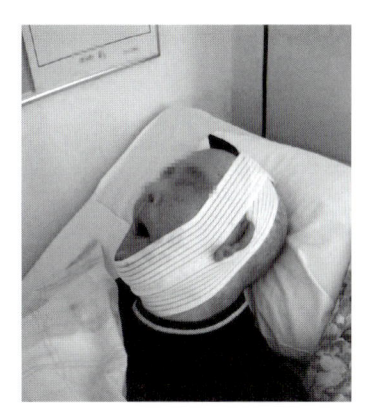

写真 17-18　フェイシャルバンドを利用した顎運動抑制

から，口腔保湿に重点を置いた口腔ケアを頻繁に行う必要がある．

❹ 顎関節のトラブル

認知症や意識障害がある患者で，医療関係者を悩ますのが「顎関節脱臼を起こす患者」である．健常な頃から習慣性に脱臼する傾向があった人は特になりやすいと考えられるが，そのような傾向がなかった人でも，認知症や脳血管障害などで，口腔機能のコントロールが利かなくなると習慣性に顎関節脱臼を繰り返すことがある．特に認知症が重度になり，自制ができなくなったようなケースでは，顎関節脱臼を整復しても，自ら脱臼させてしまい固定が困難なケースもある．そのような場合は経口摂取が不可能になるばかりではなく，舌根の沈下により気道閉塞の危険も増加する．

患者の顎関節脱臼を発見した場合には，呼吸状態を確認し，気道閉塞しにくいように，側臥位や座位を保持させて，医師・歯科医師による顎関節整復術を実施する．実施後，フェイシャルバンドなどで顎関節を固定し（写真 17-18）様子をみる．固定しても頻繁に脱臼を繰り返す場合は，そのたびに整復を実施する．残念ながら強力に固定する方法はない．

---

*1　PTC（または PMTC）Professional(Mechanical)Tooth Cleaning：専門的口腔ケアとも呼ばれ，歯垢や歯石の徹底除去など医療行為を含む口腔ケアのこと．歯石除去は歯科衛生士の専門的技術であり，現在の日常歯科臨床では歯科衛生士が行っている．これらを含めた口腔ケアであると，技術的には歯科衛生士の専門的口腔ケアであるといえよう．

▶引用文献

1) 阪口英夫：口腔ケアの歴史．日本口腔ケア学会誌，12 (1)：5-14, 2008.
2) Yoneyama T, et al：Oral care and pneumonia. Lancet, 354：515, 1999.
3) 埼玉県狭山市高齢者福祉課：【健康寿命100調査】について報告書，p107-121, 2008.
4) 阪口英夫：口腔ケアの基礎．日本療養病床機関誌，14 (1)：21-27, 2006.
5) 阪口英夫：口腔の緩和医療．杉原一正，岩渕博史監，大田洋二郎，阪口英夫，平野浩彦編．口腔緩和医療・緩和ケア，p105-110, 永和書店, 2013.

Index

索引

数字

1 日のエネルギー消費量	171
2 段階の在宅・生活復帰支援	075
三段階除痛ラダー	109
3 つの受け入れ機能	075
4 つのヘルプ	049
6 つのコアコンピテンシー	077

欧文

AC	170
ADL	119
ADL 加算	067
adverse drug reactions	162
adverse event	125
AMA	170
AMC	170
arm circumference	170
BADL	119
basal energy expenditure	171
BEE	171
BMI	170
Body Mass Index	170
calf circumference	170
CC	170
CGA	114
CGA7	118
CGA の視点	120
CI	114
Clinical Indicator	114
community-based care	047
Comprehensive Geriatric Assessment	114
DPC データ	118
FIM	032
FMEA	127
Functional Independence Measure	032
Happy End of Life Care	160
Harris-Benedict の式	171
IADL	119
integrated care	047
KYT	128
medical error	125
midupper arm muscle area	170
midupper arm muscle circumference	170
Mini Nutritional Assessment Short Form	170
MNA-SF	170
PAINAD	109
pain assesment in advanced dementia	109
polypharmacy	164
RCA	127
respite care	149
SGA	170
skilled nursing residence	027
SNR	027
Subjective Global Assessment	170
TEE	171
total energy expenditure	171
triceps skinfolds	170
TSF	170
WHO 三段階除痛ラダー	109

あ

アートの視点	114
愛する気もち	159
アウトカム	114
アウトカム指標	117
悪液質	172
アクシデント	127
安全管理	125

い

医師会	053
維持期リハ	065
一般病床の補完・代替機能	075
一包化調剤	167
医療安全	125
医療介護総合確保推進法	038
医療過誤	125
医療間多職種連携	053
医療資源投入量	020, 050
医療事故	125
医療事故調査制度	130
医療事故防止対策	125
医療的ケアが必要な子ども	144
医療的マインド	049
医療の質	114
インシデント	127

う

動く重症児	144

え

栄養アセスメント	170
栄養管理	169
栄養ケア計画	172
栄養スクリーニング	170
エネルギーバランス	171
エネルギー必要量	172
エンドオブライフケア	063

か

介護報酬	041

介護保険事業計画	042
介護予防・日常生活支援総合事業	040
改善への動機付け	115
ガイドライン	115
回復期機能	020
回復期リハビリテーション	034, 065
回復期リハビリテーション病棟入院料	065
顎関節のトラブル	189
家族ケア	106
下腿周囲長	170
活動係数	171
過程	114
カロリーリストリクション	175
簡易栄養状態評価表	170
がんの緩和ケア	093
がんの終末期	107
肝不全	090
緩和ケア	063, 105

き

飢餓	172
危険予知トレーニング	128
義歯のトラブル	186
基礎エネルギー消費量	171
機能的自立度評価表	032
機能別病床	020
基本的日常生活活動	119
客観的評価	115
ギャッチベッド座位	071
急性期医療の定義	016
急性期からの受け入れ	075
急性期機能	020
急性心不全	088
協業	071
共助	049
局所性廃用症候群	069
起立性低血圧	070
緊急時の受け入れ	075

く

薬ケース	167
薬よりケア	090
暮らしの保健室	142
グリーフケア	106
クリニカルパス	115

け

ケア付きコミュニティ	048
ケアマネジャー	051
結果	114
健康寿命	095
言語聴覚士	184
原発性サルコペニア	174
権利の回復	067

こ

口腔カンジダ症	187
口腔管理	180
口腔ケア	180
口腔粘膜のトラブル	187
咬合性外傷	188
拘縮	069
公助	049
咬傷	188
構造	114
拘束	155
高度急性期機能	020
高齢者ケア	136
高齢者総合機能評価	114, 118
誤嚥性肺炎の予防	182
互助	049
骨折	092
子どもと家族が抱える10の課題	151
コミュニケーション能力の維持	183
根本原因分析法	127

さ

在宅医療	059

在宅医療・介護連携の推進	051
在宅医療経営	085
在宅患者訪問リハビリテーション指導管理料	066
サブアキュート	075
サルコペニア	174
残薬チェック	166

し

幸せな支援	161
歯科医師	183
歯科衛生士	184
自己決定権	067
自助	049
失敗モード影響分析法	127
社会的環境	120
社会的ケア	105
社会福祉法人	041
重症障害児	144
重症心身障害児	144
終末期意思確認用紙	099
終末期医療	095
終末期の臨床経過	108
終末期リハ	066
主観的包括的評価	170
主治医意見書	052
手段的日常生活活動度	119
小児ケア	144
小児在宅医療	094, 144
少量頻回リハ	068
上腕筋囲	170
上腕筋面積	170
上腕三頭筋皮下脂肪厚	170
上腕周囲長	170
褥瘡	070
自立支援	049
死を迎える場所	096
侵襲	171
信州型総合医	079
身体計測	170
身体拘束	154

身体拘束禁止の対象	155
身体拘束ゼロへの手引き	156
身体的ケア	105
審美的要素	183
心不全	088
腎不全	089
診療の質	114
診療報酬請求業務	086

す

数値化	115
ストラクチャー	114
ストラクチャー指標	117
ストレス係数	171
スピリチュアルケア	105

せ

生活機能重視	058
生活期リハ	065
生活支援型医療	075
生活支援サービス	040
生活としての食	182
生活の視点	049
生活を支える観点	137
精神的ケア	105
成績比較	115
脊髄損傷	093
積極的嚥下訓練	032
摂食嚥下障害	177
摂食機能の回復	182
全身性廃用症候群	070
全人的医療	058
全人的苦痛	105
全人間的復権	067
専門職の地域展開	053

そ

臓器不全の終末期	107
総合診療医に求められる診療の質	114
総合診療専門医の6つのコア	

コンピテンシー	077
尊厳死	101
尊厳の保持	155

た

第19番目の専門医	124
退院後カンファレンス	112
退院支援	054
退院時カンファレンス	054
退院時カンファレンス参加時の在宅主治医心得	056
退院調整	054
体格指数	170
第三者評価	115
体重減少率	170
多剤服用	164
建物のない病院組織	085
短期滞在手術等基本料3	075

ち

地域医療構想	050
地域医療構想策定	020, 040
地域医療構想策定ガイドライン	044
地域医療構想調整会議	026
地域における医療及び介護の総合的な確保を推進するための関係法律の整備等に関する法律	038
地域包括ケアシステム	039, 047
地域包括ケア病棟	075
地域包括診療料	052
地域包括診療料の条件（介護保険制度）	052
地域を基盤とするケア	047
チームアプローチ	071
超重症児（者）・準超重症児（者）の判定基準	144
超重症児スコア	144
治療可能な認知症	091

つ

通所リハ	066

て

低栄養	171
定量化	115
データ提出加算	118
点数化	115

と

統合ケア	047
トータルペイン	106
ドールセラピー	156
特定除外患者	017

な

治らない認知症	090

に

二次性サルコペニア	174
日常生活活動	119
認知症	090
認知症疾患医療センター	061
認知症初期集中支援チーム	062
認知症短期集中リハビリテーション	063

ね

寝たきり高齢者	070

は

配食サービス	040
廃用症候群	069
廃用性筋萎縮	070
廃用性骨萎縮	070
廃用性心肺機能低下	070
白板症	188
剥離性歯肉炎	188
歯のトラブル	185

ひ

悲嘆ケア	106
非薬物療法	156
病院での死	098
病院内施設化	027
病床機能報告制度	020, 040, 049
病床の機能区分	017
病診連携	053
病病連携	053

ふ

副作用	162
服薬アドヒアランス	166
服薬カレンダー	167
服薬管理	162, 166
復権	067
復権の医療	072
プラスの医学	069
プロセス	114
プロセス指標	115, 117

へ

平均在院日数	018
平均寿命	095
変形性関節症	092
変性疾患	091
ベンチマーク	115
扁平苔癬	188

ほ

訪問看護	060, 136
訪問看護サービスを受けるまでの流れ	141
訪問看護指示書	052
訪問リハビリテーション	061, 066
ポストアキュート	075

ま

慢性期医療の範囲	019
慢性期医療の臨床指標（改訂版：Ver. Ⅱ）	116
慢性期機能	020
慢性期治療力	036
慢性期リハビリ力	036
慢性呼吸不全	089
慢性腎臓病	089
慢性心不全	089

み

味覚の回復	182

や

薬剤起因性老年症候群	165
薬物吸収	163
薬物動態	163
薬物排泄	163
薬物反応性	163
薬物分布	163
薬物有害作用	162
薬物療法	162
薬力学の加齢変化	163

り

リーダーシップ	072
リスクマネジメント	125
リハビリスタッフの夜間介入	031
リハビリ提供体制の抜本改革	031
リハビリテーション	031, 065
リハビリテーション栄養	176
リハビリテーション計画指示書	052
療養病床入院基本料1	018
臨死期のケア	111
臨床指標	114

れ

レスパイトケア	149
レスパイト入院	075

ろ

老衰による終末期	107

あとがき

Afterword

　本書の表題である『総合診療医テキスト』に「慢性期医療」の文字はないが，構成は第1巻が「慢性期医療概論」，第2巻が「慢性期医療における疾患の管理」である．ここには「19番目の専門医と位置付けられる『総合診療医』の専門性を担保する基盤は『慢性期医療』を理解することである」という強いメッセージを込めている．特にわが国の医療供給体制における「慢性期医療」は，高度急性期医療や臓器別専門医療とは異なる専門性の上に成り立っている．

　日本慢性期医療協会（日慢協）は，「急性期」とは「高度急性期」のことであり，「手術や急性期の治療・処置が終了して数日間」と定義する．そして，「高度急性期を除いたすべて」をカバーするのが「慢性期医療」の領域であるという考え方に立つ．本書における「慢性期医療」も同義であり，多様な診療の場としての外来医療，救急医療，病棟医療，在宅医療の内容が含まれるが，「高度急性期」で実施される治療や処置の詳細については記載されていない．

　「在宅医療へのシフト」「地域包括ケアネットワークの構築」の推進が加速したことで，それらの中心的担い手としての「総合診療医」に求められる医師像が明確になってきた．総合診療医に必要なものは第一に，臨床医としての臓器別複数科に及ぶ幅広い知識と診療技術，軽度から中等度の急性疾患や慢性疾患の急性増悪時に対応できるプライマリケア能力，高齢者総合機能評価（CGA）の視点を加味した包括的な診療能力，多職種からなる医療チームをまとめるコミュニケーション能力である．加えて第二に，国の政策や医療・介護保険制度に精通し，地域包括ケアシステムの中で，後方病院との円滑な連携の強化，介護保険サービスの有効かつ適切な活用などを，総合的・包括的な視点から実践・指導・マネジメント出来るか否かも問われている．第一の能力はもちろんのこと，とりわけ後者の第二の能力は，臓器別専門医の養成においてほとんど重要視されてこなかったものである．しかしこれらは，「慢性期医療」の領域においてはとりたてて特殊な能力ではない．したがって「総合診療医」の養成を目的としたテキストには，わが国の「慢性期医療」を熟知した人間の視点が必須なことは明白である．今後「総合診療医」の主たる活躍の場は，ますます「慢性期医療」の現場にシフトする．日慢協が「総合診療専門医」養成の流れに呼応して，2014（平成26）年11月に「第1回総合診療医認定講座」を開設し，その後本テキストの発

あとがき

刊に着手したことは必然であった．

　本書の執筆者は，これまで日慢協の教育・研修活動に深く関わってきた研究者，教育者と，「慢性期医療」の現場で実際の診療に携わってきた臨床医の方々である．総論的な位置付けの第1巻は，慢性期医療の理念，制度・政策などの社会医学的側面，家庭医療学，リハビリテーション医学，老年医学，緩和医療学などを基盤とした内容から構成されている．各論に対応する第2巻は，Common diseaseの知識と管理を中心に構成され，同時に臓器別専門性の意義も強調した内容となっている．本書は「総合診療医テキスト」であると同時に，日慢協がリードするわが国の「慢性期医療」の内容を熟知するためのテキストとしても使用出来る．

　本書の内容は必ずしも医師だけではなく，「総合診療医」に関わる多くの医療者をも対象としているが，特に日頃は「慢性期医療」になじみの薄い方々にも広く活用していただくことを切望する．

2016年6月

編集責任者　　矢野　諭

Profile
執筆者紹介

編集

一般社団法人日本慢性期医療協会

慢性期医療に携わる医療機関等の代表者を会員とし，慢性期医療の質の向上に寄与することを目的とする．

- 1992（平成 4）年　介護力強化病院連絡協議会設立
- 1998（平成 10）年　介護療養型医療施設連絡協議会に改称
- 2003（平成 15）年　日本療養病床協会に改称
- 2008（平成 20）年　日本慢性期医療協会に改称
- 2009（平成 21）年　一般社団法人日本慢性期医療協会に移行

執筆者（執筆順）

武久洋三（たけひさ・ようぞう） ……………………………………… Chapter 1
　一般社団法人日本慢性期医療協会会長／
　医療法人平成博愛会　博愛記念病院理事長

小山秀夫（こやま・ひでお） ………………………………………… Chapter 2
　兵庫県立大学大学院経営研究科教授

池端幸彦（いけばた・ゆきひこ） …………………………………… Chapter 3
　医療法人池慶会　池端病院理事長・院長

鳥羽研二（とば・けんじ） …………………………………………… Chapter 4
　国立研究開発法人　国立長寿医療研究センター理事長

橋本康子（はしもと・やすこ） ……………………………………… Chapter 5
　医療法人社団和風会　橋本病院・千里リハビリテーション病院理事長

仲井培雄（なかい・ますお） ………………………………………… Chapter 6
　医療法人社団和楽仁　芳珠記念病院理事長

照沼秀也（てるぬま・ひでや） ……………………………………… Chapter 7
　医療法人社団いばらき会　いばらき診療所理事長

中川　翼（なかがわ・よく） ………………………………………… Chapter 8
　医療法人渓仁会　定山渓病院名誉院長

高世秀仁（たかせ・ひでひと） ……………………………………… Chapter 9
　社会福祉法人信愛報恩会　信愛病院緩和ケア部長

矢野　諭（やの・さとし） …………………………………………… Chapter 10
　医療法人社団大和会　多摩川病院理事長

飯田達能（いいだ・たつよし） ……………………………………… Chapter 11
　医療法人社団永生会　永生病院院長

秋山正子（あきやま・まさこ） ……………………………………… Chapter 12
　株式会社ケアーズ　白十字訪問看護ステーション統括所長

執筆者紹介

髙橋昭彦（たかはし・あきひこ） ……………………………… Chapter 13
　ひばりクリニック院長／認定特定非営利活動法人うりずん理事長

田中志子（たなか・ゆきこ） …………………………………… Chapter 14
　医療法人大誠会　内田病院理事長

秋下雅弘（あきした・まさひろ） ……………………………… Chapter 15
　東京大学大学院医学系研究科加齢医学講座教授

若林秀隆（わかばやし・ひでたか） …………………………… Chapter 16
　公立大学法人横浜市立大学附属市民総合医療センターリハビリテーション科

阪口英夫（さかぐち・ひでお） ………………………………… Chapter 17
　医療法人永寿会　陵北病院歯科診療部部長

総合診療医テキスト　第1巻
慢性期医療概論

2016年8月15日　初版発行

編　　集	一般社団法人日本慢性期医療協会
発 行 者	荘村明彦
発 行 所	中央法規出版株式会社
	〒110-0016　東京都台東区台東 3-29-1 中央法規ビル
	営　　業　TEL 03-3834-5817　FAX　03-3837-8037
	書店窓口　TEL 03-3834-5815　FAX　03-3837-8035
	編　　集　TEL 03-3834-5812　FAX　03-3837-8032
	http://www.chuohoki.co.jp/

本文デザイン	大下賢一郎
装幀デザイン	有限会社 春高デザイン
印刷・製本	ルナテック

ISBN978-4-8058-5398-6
定価はカバーに表示してあります．

本書のコピー，スキャン，デジタル化等の無断複製は，著作権法上での例外を除き禁じられています．
また，本書を代行業者等の第三者に依頼してコピー，スキャン，デジタル化することは，たとえ個人や家庭内での利用であっても著作権法違反です．

落丁本・乱丁本はお取り替えします．